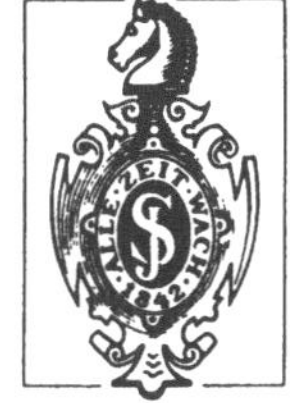
ALLE·ZEIT·WACH
1842

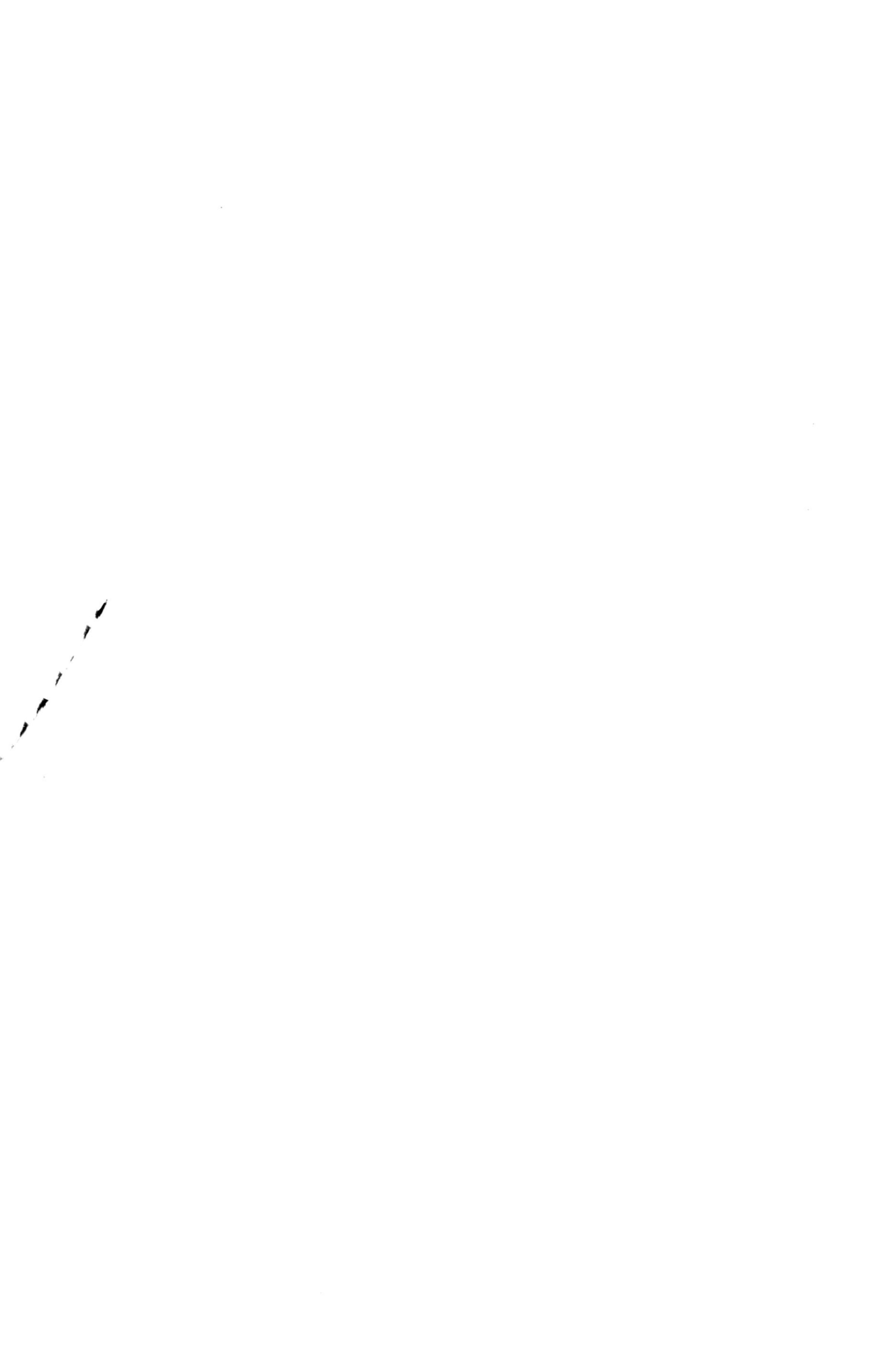

H. Heidrich H. Böhme W. Rogatti (Hrsg.)

Prostaglandin E_1

Wirkungen und therapeutische Wirksamkeit

Mit 85 Abbildungen und 53 Tabellen

Springer-Verlag
Berlin Heidelberg New York
London Paris Tokyo

Prof. Dr. med. H. Heidrich
Innere Abteilung, Franziskus-Krankenhaus,
Burggrafenstraße 1, 1000 Berlin 30

Prof. Dr. med. H. Böhme
Institut für Gefäßerkrankungen
Zentralkrankenhaus Gauting
Unterbrunner Straße 85, 8035 Gauting

Dr. med. Waltraud Rogatti
Schwarz Pharma GmbH, Med. Abteilung
Mittelstraße 11–13
4019 Monheim

ISBN-13:978-3-642-73944-6 e-ISBN-13:978-3-642-73943-9
DOI: 10.1007/978-3-642-73943-9

Softcover reprint of the hardcover 1st edition 1988

Gesamtverarbeitung: F. W. Wesel, 7570 Baden-Baden
2127/3140/543210

Vorwort

Bei kritischer Betrachtung der Literatur zur klinischen Wirksamkeit von Prostaglandin E_1 fällt auf, daß kontrollierte Studien bisher fehlten oder lediglich in geringem Umfang vorhanden waren, offene Therapiestudien meist nur mit geringen Fallzahlen arbeiteten und das Patientengut dieser Studien häufig divergierte, so daß die Beurteilung des therapeutischen Stellenwertes von Prostaglandin E_1 insgesamt problematisch erschien.

Um so erfreulicher ist es, daß jetzt zahlreiche kontrollierte Therapiestudien vorgelegt werden können, die den empirisch gut fundierten Eindruck vom therapeutischen Nutzen des Prostaglandin E_1 sowohl bei intraarterieller als auch bei intravenöser Applikation stützen.

Darüber hinaus geben die klinisch-pharmakologischen Untersuchungen Hinweise auf weitere mögliche Wirkungsmechanismen von Prostaglandin E_1. Neben den bekannten vasodilatierenden und thrombozytenfunktionshemmenden Eigenschaften sind sicher von besonderem Interesse der positive Einfluß auf die Pathogenese der Atherosklerose durch Hemmung der proliferativen und mitotischen Aktivität der Gefäßwandzellen, die Stimulierung der endogenen Fibrinolyse, die gesteigerte Glucoseutilisation, die Hemmung der Neutrophilen-Aktivierung sowie ganz allgemein die Verbesserung der Mikrozirkulation.

Insgesamt spiegeln die in diesem Band zusammengefaßten Arbeiten den aktuellen Kenntnisstand zu Prostaglandin E_1 wider. Sie erlauben gleichzeitig, das mögliche therapeutische Spektrum für Prostaglandin E_1 abzustecken und im klinischen Alltag zu nutzen.

H. Heidrich
H. Böhme
W. Rogatti

Inhaltsverzeichnis

Klinisch-pharmakologische Wirkungen

Therapeutische Wirksamkeit

Mitarbeiterverzeichnis

Alexander, K., Prof. Dr.
Abteilung Angiologie, Zentrum Innere Medizin und Dermatologie, Medizinische Hochschule Hannover, Konstanty-Gutschow-Straße 8, 3000 Hannover 61

v. Bary, S., Prof. Dr.
Abteilung Chirurgie, Kreiskrankenhaus Marienhöhe, Mauerfeldchen 25, 5102 Würselen

Böhme, H., Prof. Dr.
Institut für Gefäßerkrankungen, Zentralkrankenhaus Gauting, Unterbrunner Straße 85, 8035 Gauting

Bollinger, A., Prof. Dr.
Dept. Innere Medizin, Medizinische Poliklinik, Rämistraße 100, 8091 Zürich, Schweiz

Brülisauer, M., Dr.
Medizinische Abteilung, Kanton-Spital, 5000 Aarau, Schweiz

Camci, M., Dr.
Abteilung Chirurgie, Kreiskrankenhaus Marienhöhe, Mauerfeldchen 25, 5102 Würselen

Caspary, L., Dr.
Abteilung Angiologie, Zentrum Innere Medizin und Dermatologie, Medizinische Hochschule Hannover, Konstanty-Gutschow-Straße 8, 3000 Hannover 61

Creutzig, A., Prof. Dr.
Abteilung Angiologie, Zentrum Innere Medizin und Dermatologie, Medizinische Hochschule Hannover, Konstanty-Gutschow-Straße 8, 3000 Hannover 61

Diehm, C., Privat-Dozent Dr.
Abteilung für Kardiologie/Angiologie, Medizinische Universitätsklinik Heidelberg, Bergheimer Straße 58, 6900 Heidelberg 1

Dietze, G., Prof. Dr.
II. Medizinische Abteilung, Rotkreuz-Krankenhaus, Nymphenburger Straße 163, 8000 München 19

Ehrly, A. M., Prof. Dr.
Abteilung für Angiologie, Universitätsklinikum Frankfurt,
Theodor-Stern-Kai 7, 6000 Frankfurt/Main 70

Fietze-Fischer, B., Dr.
Hautklinik, Städtische Kliniken, Mönchebergstraße 41–43, 3500 Kassel

Fitscha, P., Dr.
Kardiologische Universitätsklinik, 2. Medizinische Abteilung der Allgemeinen
Poliklinik, Atheroskleroseforschungsgruppe, Schwarzspanierstraße 17,
1090 Wien, Österreich

Frölich, J. C., Prof. Dr.
Abteilungen für Klinische Pharmakologie und Pneumologie, Medizinische
Hochschule Hannover, Konstanty-Gutschow-Straße 8, 3000 Hannover 61

Gruss, J. D., Dr.
Abteilung für Gefäßchirurgie, Kurhessisches Diakonissenkrankenhaus,
Goethestraße 85, 3500 Kassel

Härtel, U., Dr.
Institut für Gefäßerkrankungen, Zentralkrankenhaus Gauting,
Unterbrunner Straße 85, 8035 Gauting

Harenberg, J., Privat-Dozent Dr.
Abteilung Innere Medizin III, Medizinische Universitätsklinik Heidelberg,
Bergheimer Straße 58, 6900 Heidelberg 1

Heidrich, H., Prof. Dr.
Innere Abteilung, Franziskus-Krankenhaus, Burggrafenstraße 1, 1000 Berlin 30

Horsch, S., Prof. Dr.
Krankenhaus Porz, Urbacher Weg 19, 5000 Köln 90

Hübsch-Müller, C.
Abteilung für Kardiologie/Angiologie, Medizinische Universitätsklinik
Heidelberg, Bergheimer Straße 58, 6900 Heidelberg 1

Knoch, M., Dr.
Abteilung für Anästhesie und Intensivtherapie, Klinikum der
Philipps-Universität Marburg, Baldinger Straße 1, 3550 Marburg

Kroh, U., Dr.
Abteilung für Anästhesie und Intensivtherapie, Klinikum der
Philipps-Universität Marburg, Baldinger Straße 1, 3550 Marburg

Kübler, W., Prof. Dr.
Abteilung Innere Medizin III, Medizinische Universitätsklinik Heidelberg,
Bergheimer Straße 58, 6900 Heidelberg 1

Lennartz, H., Prof. Dr.
Abteilung für Anästhesie und Intensivtherapie, Klinikum der Philipps-Universität Marburg, Baldinger Straße 1, 3550 Marburg

Maass, U., Privat-Dozent, Dr.
Fachklinik „Der Fürstenhof", Brunnenallee 39, 3590 Bad Wildungen

Mehnert, H., Prof. Dr.
III. Medizinische Abteilung, Städtisches Krankenhaus, Kölner Platz 1, 8000 München 22

Peters, A., Dr.
Innere Abteilung, Franziskus-Krankenhaus, Burggrafenstraße 1, 1000 Berlin 30

Porst, H., Prof. Dr.
Urologische Universitätsklinik, Sigmund-Freud-Straße 25, 5300 Bonn 1

Radeke, U.
Abteilung Angiologie, Zentrum Innere Medizin und Dermatologie, Medizinische Hochschule Hannover, Konstanty-Gutschow-Straße 8, 3000 Hannover 61

Ranft, J., Dr.
Innere Abteilung, Franziskus-Krankenhaus, Burggrafenstraße 1, 1000 Berlin 30

Ranke, C., Dr.
Abteilung Angiologie, Zentrum Innere Medizin und Dermatologie, Medizinische Hochschule Hannover, Konstanty-Gutschow-Straße 8, 3000 Hannover 61

Rett, K., Dr.
III. Medizinische Abteilung, Städtisches Krankenhaus, Kölner Platz 1, 8000 München 22

Rieger, H., Prof. Dr.
Medizinische Abteilung II, Aggertalklinik, 5250 Engelskirchen

Rogatti, W., Dr.
Schwarz Pharma GmbH, Medizinische Abteilung, Mittelstraße 11–13, 4019 Monheim

Rudofsky, G., Prof. Dr.
Abteilung für Innere Medizin, Bundeswehrkrankenhaus Ulm und Zentrum zur Prävention degenerativer Gefäßerkrankungen, Oberer Eselsberg 40, 7900 Ulm/Donau

Rummel, S., Dr.
Innere Abteilung, Franziskus-Krankenhaus, Burggrafenstraße 1, 1000 Berlin 30

Saeger-Lorenz, F. K.
Abteilung für Angiologie, Universitätsklinikum Frankfurt,
Theodor-Stern-Kai 7, 6000 Frankfurt/Main 70

Sinzinger, H., Univ.-Dozent, Dr.
Kardiologische Universitätsklinik, 2. Medizinische Abteilung der Allgemeinen Poliklinik, Atheroskleroseforschungsgruppe,
Schwarzspanierstraße 17, 1090 Wien, Österreich

Specht, S., Dr.
Abteilung Angiologie, Zentrum Innere Medizin und Dermatologie, Medizinische Hochschule Hannover, Konstanty-Gutschow-Straße 8, 3000 Hannover 61

Scheffler, A., Dr.
Medizinische Abteilung II, Aggertalklinik, 5250 Engelskirchen

Schenk, J., Dr.
Abteilung für Angiologie, Universitätsklinikum Frankfurt,
Theodor-Stern-Kai 7, 6000 Frankfurt/Main 70

Schrör, K., Prof. Dr.
Institut für Pharmakologie, Universität Düsseldorf,
Moorenstraße 5, 4000 Düsseldorf 1

Stadler, J.
Abteilung Innere Medizin III, Medizinische Universitätsklinik Heidelberg,
Bergheimer Straße 58, 6900 Heidelberg 1

Stiegler, H., Dr.
III. Medizinische Abteilung, Städtisches Krankenhaus,
Kölner Platz 1, 8000 München 22

Thiemermann, C., Dr.
William Harvey Research Institute, St. Bartholomew's Hospital,
Medical College, Charterhouse Square, London EC IM 680, England

Tilsner, V., Prof. Dr.
Abteilung für Blutgerinnungsstörungen, Chirurgische Universitätsklinik Hamburg-Eppendorf, Martinistraße 52, 2000 Hamburg 20

Trübestein, G., Prof. Dr.
Medizinische Universitäts-Poliklinik, Wilhelmstraße 35–37, 5300 Bonn 1

Virgolini, I., Dr.
Kardiologische Universitätsklinik, 2. Medizinische Abteilung der Allgemeinen Poliklinik, Atheroskleroseforschungsgruppe,
Schwarzspanierstraße 17, 1090 Wien, Österreich

Wicklmayr, M., Privat-Dozent Dr.
III. Medizinische Abteilung, Städtisches Krankenhaus,
Kölner Platz 1, 8000 München 22

Wilkens, H., Dr.
Abteilungen für Klinische Pharmakologie und Pneumologie, Medizinische Hochschule Hannover, Konstanty-Gutschow-Straße 8, 3000 Hannover 61

Wilkens, J. H., Dr.
Abteilungen für Klinische Pharmakologie und Pneumologie, Medizinische Hochschule Hannover, Konstanty-Gutschow-Straße 8, 3000 Hannover 61

Wolf, H. R. D., Dr.
Medizinische Abteilung, Diakonissenkrankenhaus,
Diakonissenstraße 28, 7500 Karlsruhe 51

Zimmermann, R., Prof. Dr.
Abteilung Innere Medizin III, Medizinische Universitätsklinik Heidelberg,
Bergheimer Straße 58, 6900 Heidelberg 1

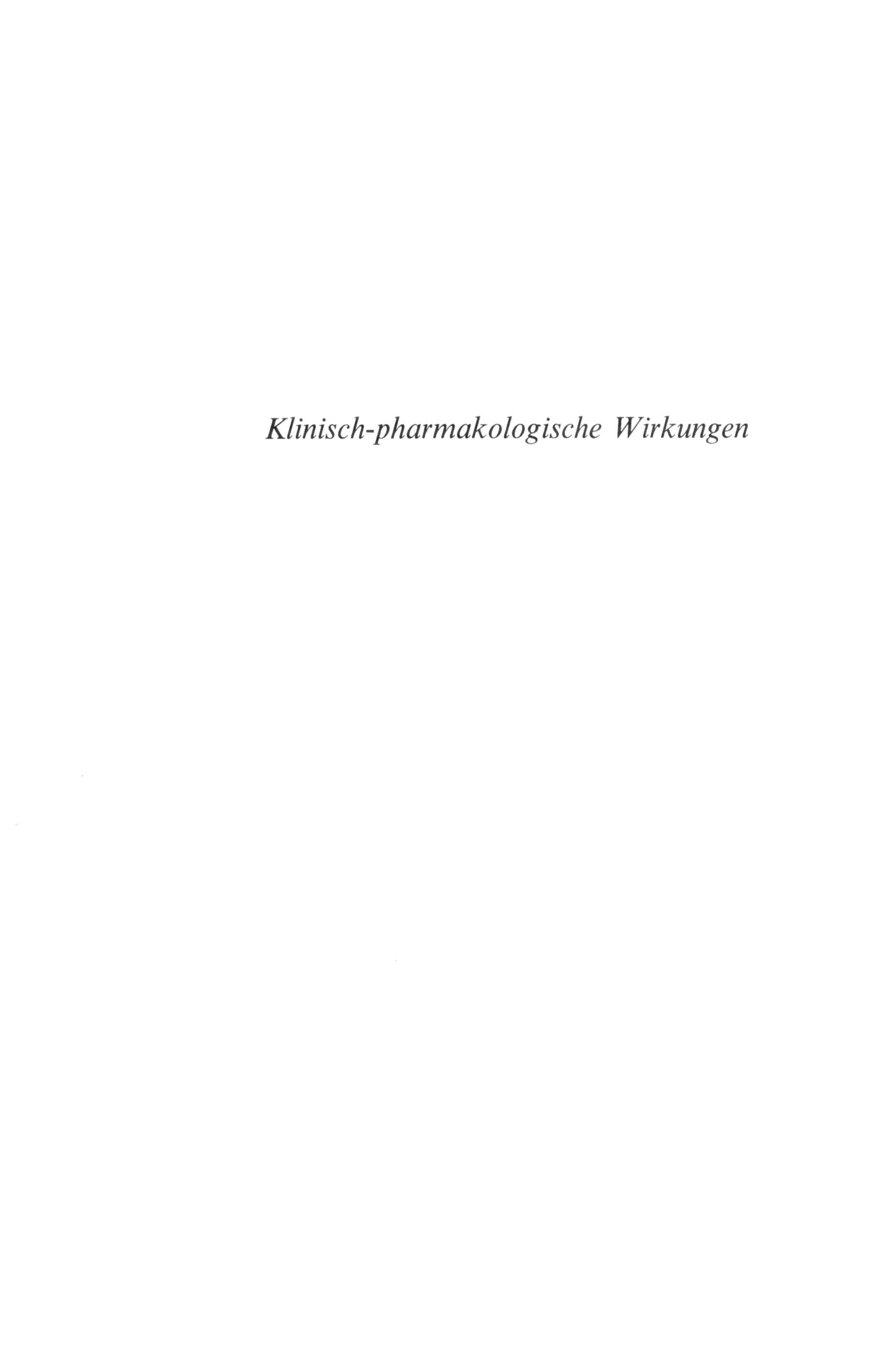

Klinisch-pharmakologische Wirkungen

Prostaglandine und Atherosklerose

K. Schrör

Arachidonsäurestoffwechsel und Plättchenfunktion bei Atherosklerose

Für die Entstehung und Progression atherosklerotischer Gefäßwandveränderungen wird heute eine gestörte Interaktion zwischen Gefäßwand (Endothel, glatte Muskelzellen) und Zellen des strömenden Blutes (Thrombozyten, Makrophagen) als entscheidend angesehen [56]. Eine Hyperreaktivität der Thrombozyten mit Adhäsion an der Gefäßwand und Sekretion von Inhaltsstoffen ist dabei ein initialer Vorgang [4]. Fehlen Thrombozyten oder wird ihre Aktivierung pharmakologisch verhindert, dann treten im Tierversuch Proliferationen der Gefäßintima nicht auf [26] und die Progression der atherosklerotischen Gefäßwandveränderungen wird verzögert [27]. Hierbei ist die Freisetzung mitogener Faktoren aus Plättchen sowie Makrophagen und eventuell dem geschädigten Endothel entscheidend für die Proliferation der glatten Muskelzellen, die ebenfalls mitogene Faktoren bilden können [63]. Unabhängig von den im einzelnen noch unklaren pathogenetischen Zusammenhängen kann daher angenommen werden, daß aktivierte Thrombozyten nicht nur entscheidend für die akuten thromboembolischen Komplikationen der Atherosklerose (Myocardinfarkt, Schlaganfall, Verschluß peripherer Gefäße) sind, sondern auch zur Entstehung und Progression der Erkrankung beitragen.

Der Aktivitätszustand von Zellen des strömenden Blutes und der Gefäßwand unterliegt überwiegend humoralen Kontrollmechanismen. Hierzu gehören die Peroxidationsprodukte der Arachidonsäure (*Eikosa*tetraensäure) – die Eikosanoide, d. h. Prostaglandine und verwandte Substanzen. Störungen des Arachidonsäurestoffwechsels bei der Atherosklerose sind seit langem bekannt. Hierzu gehören vor allem eine herabgesetzte Bildung des endothelialen PGI_2 sowie eine erhöhte Bildung des funktionellen Antagonisten Thromboxan A_2 und eine gesteigerte Lipidperoxidation [46]. Diese Veränderungen können insgesamt zu den für die Atherosklerose typischen pathophysiologischen Veränderungen, d. h. Hyperreaktivität von Thrombozyten, Störungen des Cholesterinstoffwechsels sowie erhöhte Bildung und Freisetzung von Mitogenen wie dem „platelet derived growth factor" (PDGF) aus Makrophagen, Plättchen und Gefäßwand beitragen (Tabelle 1). Damit steht ein gestörter Arachidonsäurestoffwechsel an zentraler Stelle der Thrombozytenhyperreaktivität bei Atherosklerose. Eine Übersicht über Wirkungen von Arachidonsäuremetaboliten auf die Gefäßwand und Zellen des strömenden Blutes zeigt Tabelle 2.

Tabelle 1. Veränderungen im Arachidonsäurestoffwechsel bei Atherosklerose

Reduzierte lokale PGI_2-Bildung im Bereich von Intimaläsionen bei erhöhtem Prostacyclin-Bedarf
Thrombozytenhyperreaktivität mit erhöhter Thromboxanfreisetzung und verminderter Hemmbarkeit durch Prostacyclin
Erhöhung des Cholesteringehalts der Zellmembranen als gemeinsame Determinante?

Tabelle 2. Bildung von Arachidonsäuremetaboliten in Gefäßwand und Zellen des strömenden Blutes und wichtige biologische Wirkungen

Metabolit	Syntheseort	Wirkort	Effekt
PGI_2	Gefäßendothel	Thrombozyt	Hemmung (Aggregation, Sekretion, PDGF-Freisetzung, Adhäsion)
		Gefäßmuskulatur	Tonusabnahme
		Makrophage	Hemmung (PDGF-Freisetzung)
TXA_2	Thrombozyt	Thrombozyt	Stimulation (Aggregation, Sekretion)
		Gefäßmuskulatur	Tonuszunahme
PGE_2	Gefäßmuskulatur Endothel	Gefäßmuskulatur	Tonus(abnahme)
	andere Zellen	Leukozyten	Hemmung (Sekretion)
12-H(P)ETE	Thrombozyt Endothel Gefäßmuskulatur	Leukozyten	Förderung (Chemotaxis)
	andere Zellen	Gefäßmuskulatur	Tonus (Zunahme)
LTB_4	Granulozyt	Granulozyt	Förderung (Sekretion, Chemotaxis)
		Gefäßwand	Permeabilität (Zunahme)
LTC_4 LTD_4	Leukozyten	Gefäßwand	Permeabilität und Tonus (Zunahme)

Tabelle 3. Therapeutische Konzepte zur Reduktion von akuten thromboembolischen Komplikationen der Artherosklerose über eine Beeinflussung des Arachidonsäurestoffwechsels

Substitution von Prostacyclin durch Prostacyclinmimetika (PGI_2, Iloprost, PGE_1)
Selektive Antagonisierung von Thromboxanen (Hemmung der Synthese; Blockade der Rezeptoren)
Hemmung der Thromboxanbildung bei wenig beeinflußter Prostacyclinbildung (-wirkung) durch „low-dose"-Azetylsalizylsäure oder mehrfach ungesättigte Fettsäuren (Eikosapentaensäure)
Normalisierung der Thrombozytenhyperreaktivität durch Senkung des erhöhten Cholesterinspiegels (Simvastatin u. a.)

Als Pharmaka zur Behandlung einer Thrombozytenfunktionsstörung stehen neben Azetylsalizylsäure (ASS) seit einiger Zeit Mittel zur Verfügung, mit denen ein selektiverer Eingriff in den Arachidonsäurestoffwechsel möglich ist. Hierzu gehören (i) Prostacyclinmimetika, (ii) Inhibitoren von Thromboxan A_2, und (iii) Pharmaka, die die Hyperreaktivität von Thrombozyten durch eine Senkung des (erhöhten) Cholesterinspiegels normalisieren. Ein weiterer interessanter Ansatz, auf den hier nicht näher eingegangen wird, ist die Zufuhr von n-3 mehrfach ungesättigten Fettsäuren wie Eikosapentaensäure [38] (Tabelle 3).

Prostacyclin (PGI_2) und Prostacyclinmimetika

Prostacyclin (PGI_2) ist das dominierende Produkt des Arachidonsäurestoffwechsels des Gefäßendothels. Es ist der wirkungsstärkste endogene Inhibitor der Thrombozytenaggregation. Daneben hat PGI_2 eine Reihe weiterer Wirkungen auf den Cholesterinstoffwechsel und die Bildung von Wachstumsfaktoren (PDGF, s. unten), die die Substanz als äußerst attraktiven Faktor für die Kontrolle des atherosklerotischen Geschehens machen [46]. Fettsäureperoxide hemmen nachhaltig die PGI_2-Synthese isolierter Endothelzellen [23, 42] und zeigen darüber hinaus noch eine Reihe weiterer Wirkungen, die für das atherosklerotische Geschehen bedeutsam sind. Fettsäureperoxide hemmen ähnlich wie PGE_2 [19] den Arachidonsäurestoffwechsel in Makrophagen [31] und führen in vitro zu einer Zunahme des Gefäßtonus. Tierexperimentelle Hinweise für eine erhöhte Bildung solcher Produkte bei Atherosklerose [25] und Aufnahme in die Endothelzellen [54, 59] sowie Makrophagen-Schaum-Zellen [43] liegen vor.

Auch in Cholesterin-gefütterten Kaninchen und Schweinen ist die PGI_2-Synthese von isolierten Gefäßsegmenten reduziert [12, 69]. Trotz gegenteiliger Befunde in Tierversuchen [61, 79] scheint beim Menschen die PGI_2-Bildung atherosklerotisch veränderter Gefäßwandabschnitte herabgesetzt zu sein [55, 67]. Der ebenfalls erhobene Befund einer erhöhten Gesamtkörperproduktion von PGI_2 bei Patienten im fortgeschrittenen Stadium einer Atherosklerose [16] ist zunächst überraschend, aber eventuell durch eine (reaktive) Zunahme der PGI_2-Bildung in gesunden Gefäßabschnitten zu erklären. Auch können andere Zellen, die bei der in vitro-Inkubation isolierter Blutgefäße nicht erfaßt werden, z. B. Leukozyten [44], zur PGI_2-Bildung beitragen. Insgesamt spricht die Mehrzahl der heute vorliegenden Befunde für eine verminderte lokale Bildung und Freisetzung von PGI_2 im Bereich der atherosklerotisch geschädigten Gefäßwand und einem damit verbundenen erhöhten Risiko akuter thrombembolischer Komplikationen.

Neben der Beeinflussung von Gefäßtonus und Thrombozytenfunktion zeigen Prostacyclinmimetika auch Wirkungen auf den Cholesterinstoffwechsel. PGI_2, Iloprost und PGE_1 hemmen die Sterolsynthese von mononukleären Leukozyten [36] und die Cholesterinakkumulation in kultivierten glatten Muskelzellen der Aorta [24]. Außerdem stimuliert PGI_2 die Cholesterinester-Hydrolase und reduziert die zellulären Cholesterinspiegel in kultivierten Intimazellen aus der atherosklerotischen menschlichen Aorta [49, 73].

Mitogene, d. h. Wachstumsfaktoren wie der „platelet-derived growth factor“ (PDGF), sind für die Progression der Atherosklerose von entscheidender Be-

Tabelle 4. Antiatherosklerotische Wirkungen von Prostacyclinmimetika

Hemmung der Thrombozytenfunktion (Thromboxansynthese, Serotoninfreisetzung, Freisetzung mitogener Faktoren)
Hemmung der PDGF-Freisetzung aus Thrombozyten, glatten Muskelzellen und Endothelzellen
Hemmung der Cholesterinaufnahme in Endothelzellen, Senkung des Cholesterinspiegels in glatten Muskelzellen
Dilatation von Arterien und Verbesserung der regionalen Perfusion
Hemmung von Leukozytenfunktionen ($PGE_1 = PGE_2 \gg$ Iloprost $= PGI_2$)

deutung [63]. PGI_2 hemmt die Freisetzung von PDGF aus stimulierten Thrombozyten und lipid„beladenen" Makrophagen [66, 70, 82]. Ein solcher Effekt ist für PGI_2 bereits in Konzentrationen nachweisbar, die die Thrombozytenaggregation noch nicht hemmen [82].

Ein relativer (gemessen am Bedarf) oder absoluter Mangel an PGI_2 ist daher sowohl für die Progression atherosklerotischer Gefäßwandveränderungen als auch für die akuten thrombembolischen Komplikationen von Bedeutung. Es ist daher naheliegend, diesen Mangel durch exogene Zufuhr des fehlenden Faktors nach Art einer Substitutionstherapie zu beheben. Tabelle 4 faßt einige relevante antiatherosklerotische Effekte von Prostacyclinmimetika zusammen.

Klinische Erfahrungen mit der Anwendung von Prostacyclinmimetika bestehen für PGI_2, Iloprost und PGE_1, einem natürlich vorkommenden Prostaglandin mit PGI_2-artigen Wirkungen [60]. In kontrollierten Studien konnte für PGI_2 und Iloprost [11, 29, 30] sowie für PGE_1 [13, 14, 75] positive Effekte beobachtet werden: hierzu gehört insbesondere eine deutliche Herabsetzung der Schmerzschwelle bei schweren Graden peripherer arterieller Durchblutungsstörungen. Ein weiterer interessanter aber hinsichtlich seiner klinischen Bedeutung noch unklarer Befund ist die Hemmung der Neutrophilenaktivierung durch PGE_1 und andere E-Prostaglandine [62].

Prostacyclin selbst bietet für ein Therapeutikum schlechte Voraussetzungen. Hierzu gehören neben der chemischen Instabilität vor allem die praktisch gleichstarken Wirkungen auf Gefäßtonus (Blutdruckabfall) und Thrombozytenfunktion. PGE_1, ein natürlich vorkommendes Prostaglandin mit PGI_2-artiger Wirkung, ist in therapeutischer Dosierung nicht blutdrucksenkend wirksam [7, 81], ist aber auch ein wesentlich (ca. 10fach) schwächerer Inhibitor der Thrombozytenfunktion und wird weitgehend [21] (65–80 %) bei der Lungenpassage metabolisiert [18, 20, 65]. Dieser „first-pass"-Effekt bei intravenöser Gabe von PGE_1 ist nur bei schwerwiegenden pulmonalen Funktionsstörungen (ARDS) beeinträchtigt [18, 10]. Von den möglichen Metaboliten besitzt das 13,14-dihydro-PGE_1 eine dem PGE_1 vergleichbare Antiplättchen-, glattmuskuläre und Gefäßwirkung während das 15-Keto-13,14-dihydro Derivat bei einem qualitativ identischen Wirkungsspektrum erheblich schwächer auf diese Parameter wirkt [1, 47, 80]. Iloprost ist als Antiplättchensubstanz gleichwirksam zu PGI_2, zeigt aber in therapeutischer, d. h. plättchenfunktionshemmender Dosierung von ca. 2 ng/kg $\times$ min noch keine Blutdrucksenkung [11]. Iloprost ist chemisch stabil, wird –

wie PGI_2 – in der intakten Lunge nicht metabolisiert und ist, soweit bekannt, dem PGI_2 mit Ausnahme der Blutdrucksenkung in der molaren Wirkungsstärke vergleichbar.

Besonderer Vorteil der Anwendung von Prostacyclinmimetika für die Therapie atherosklerotischer Gefäßerkrankungen ist eine Substitution eines fehlenden Faktors und damit ein zentraler Angriffspunkt an den Ursachen der Thrombozytenhyperreaktivität. Dies beinhaltet aber auch einen signifikanten Plasmaspiegel des biologisch aktiven Produkts, der unter physiologischen Bedingungen, d. h. *lokaler* Bildung der Substanz, nicht auftritt. Vorteile, die sich daraus ergeben, sind wirksame Konzentrationen der Substanz an den Zellen des strömenden Blutes im arteriellen und venösen Bereich sowie eventuell ein gewebeschützender („zytoprotektiver") Effekt, der auch nach Absetzen der Infusion nachweisbar ist. Nachteilig ist neben der hypotensiven Wirkung höherer Dosen eine Abnahme der Substanzwirkung bei langdauernder (Tage) Gabe [68]. Beides ist allerdings durch geeignete Dosierung sowie Intervalltherapie zu kontrollieren.

Eine interessante Beobachtung ist, daß die thrombozytenfunktionshemmende Wirkung von PGI_2 nach Vorbehandlung mit ASS verstärkt ist. ASS führt in Dosierungen von 100–600 mg keineswegs zu einer *vollständigen* Hemmung der vaskulären Prostacyclinbildung. Es gibt auch keine Hinweise darauf, daß eine Reduktion der PGI_2-Bildung um 60–80 % auch mit einer entsprechend reduzierten biologischen Wirkung einhergeht. Im Gegenteil: nach 325 mg ASS wurde eine erhöhte Sensitivität der Thrombozyten gegenüber PGI_2 ex vivo nachgewiesen [52] und in neueren Untersuchungen auch für 30 mg/die [32] gezeigt. Damit kann ASS die Antiplättchenwirkung von Prostacyclinmimetika verstärken.

Andererseits ist ASS kein Therapeutikum bei bestehender myokardialer Ischämie und erhöht z. B. nicht die Belastungstoleranz von Patienten mit stabiler Angina pectoris [17]. Auch scheint ASS die (reduzierte) Plättchenüberlebenszeit bei Atherosklerose nicht entscheidend zu verlängern. ASS zeigt aufgrund seines ubiquitären Wirkungsmechanismus bei den heute in der Bundesrepublik üblichen Dosierungen von 500–1000 mg/die unerwünschte Wirkungen, vorzugsweise im Magen-Darm-Trakt und hemmt im Gegensatz zu Prostacyclinen weder die primäre, d. h. von der Plättchensekretion unabhängige Phase der Thrombozytenaggregation, noch die Thrombozytenaggregation nach höheren Konzentrationen der beiden in vivo wohl wichtigsten plättchenstimulierenden Faktoren: Thrombin und Kollagen. Die klinische Bedeutung von „low"-Dose ASS zur sekundären und primären Prävention des Myokardinfarktes wird zur Zeit kontrovers diskutiert [2, 51, 71].

Antagonismus von Thromboxan A_2 (TXA_2)

Thromboxan A_2 (TXA_2) ist das dominierende Eikosanoid in Humanthrombozyten. Seine beiden biologischen Hauptwirkungen sind Förderung der Thrombozytenaggregation und Vasokonstriktion. Bei thrombotischen Erkrankungen im Zusammenhang mit einer Atherosklerose sind Prostaglandinendoperoxid- [37] und Thromboxanbildung in Plättchen und Gefäßwand [28, 58] gesteigert. Eine unzureichende lokale PGI_2-Bildung verstärkt diese Effekte zusätzlich. Dies gilt besonders für „aktive“ atherosklerotische Gefäßwandläsionen, in denen ein erhöhter Bedarf an PGI_2 besteht [15, 67]. Zwei Konzepte einer selektiven Hemmung von Thromboxanen werden zur Zeit in der Klinik überprüft: selektive Hemmung der Thromboxansynthese und Blockade der Thromboxanrezeptoren.

Hemmung der Thromboxansynthese

Der Vorteil von selektiven Inhibitoren der Thromboxansynthese gegenüber „nichtselektiven“ Inhibitoren der Cyclooxygenase vom Acetylsalizylsäure(ASS)-Typ wurde in der unbeeinflußten oder eher gesteigerten PGI_2-Bildung der Gefäßwand gesehen [77]. Ähnlich wie ASS lassen auch diese Substanzen nur eine Hemmung solcher Formen der Plättchenaggregation erwarten, die eine endogene TX-Bildung als essentiellen ersten Schritt erfordern.

In vivo ergab sich mit Dazoxiben bei einer maximal wirksamen Dosis von ca. 200 mg oral (2.7 mg/kg) eine etwa 95%ige Hemmung der TX-Bildung im Serum nach 1 h und etwa 50 % Hemmung nach 6 h [76]. Eine Hemmung adrenerg induzierter Gefäßkontraktionen wurde gezeigt [9]. Allerdings war die therapeutische Effektivität hinsichtlich subjektiver (Schmerz) und objektiver (Hand- und Fingertemperatur) Kriterien bei Patienten mit M. Raynaud oder Raynaud-Symptomatik bei 4 × 100 mg Dazoxiben oral gering [8]. Erst nach 6wöchiger Behandlung wurde in einer Studie über positive Ergebnisse bei Vergleich mit Placebo berichtet [3]. Plasmakonzentrationen von 40–80 μM Dazoxiben hemmten nur bei einem Teil der Probanden die Thrombozytenaggregation [5, 50]. Mögliche Erklärung hierfür ist eine Akkumulation der Prostaglandinendoperoxidvorstufen, die den natürlichen Liganden TXA_2 am Plättchenrezeptor ersetzen.

Auch wenn bei kombinierter Anwendung von ASS + Dazoxiben eine gewisse Effektverstärkung zu erwarten ist [6], ist eine klinische Überlegenheit von Dazoxiben gegenüber ASS bei der Verhinderung thrombembolischer Komplikationen bisher nicht belegt. Dies gilt wahrscheinlich auch für Dazoxiben bei der Behandlung der myokardialen Ischämie bei chronisch ischämischer Herzkrankheit [74]. Damit haben Thromboxansynthesehemmer die von manchen Autoren in sie gesetzten hohen Erwartungen in der Klinik nicht erfüllt, wozu eine ungünstige Pharmakokinetik mit kurzer Plasmahalbwertszeit von 2–3 h (Dazoxiben) nicht unwesentlich beigetragen hat.

Antagonismus von Thromboxanrezeptoren

Eine selektive Hemmung von TX-Rezeptoren an der glatten Muskulatur der Gefäßwand und am Thrombozyten gilt heute als aussichtsreiches Alternativkonzept zur Hemmung einer Thromboxan-assoziierten Thrombozyteninaktivierung. Eine auch beim Menschen wirksame Substanz ist das Sulfonamidanalog Sulotroban (BM 13.177) [22, 50], das in einer Dosierung von 800 mg oral bei unveränderter thrombozytärer Thromboxansynthese zu einer weitgehenden Hemmung der Thromboxanwirkung, gemessen anhand der Thrombozytenaggregation und Serotoninsekretion, führt. Im Zusammenhang damit konnte auch eine Aufhebung der spasmogenen Wirkung dieser Thrombozytenprodukte auf isolierte Gefäßpräparate in vitro nachgewiesen werden [78]. Umfangreichere klinische Erfahrungen mit dieser Substanz bestehen bisher nicht.

Senkung des Cholesterinspiegels

Cholesterin ist natürlicher Bestandteil von Zellmembranen. Wenn Cholesterin vermehrt im Plasma auftritt, kann es daher auch vermehrt in Zellmembranen eingelagert werden und ihre Verformbarkeit und Permeabilität beeinflussen. Eine erhöhte Inkorporation von Cholesterin in die Thrombozytenmembran führt zur Hyperreaktivität [64] und erhöhten Thromboxanfreisetzung [72]. Dagegen ist die endotheliale PGI_2-Bildung eher herabgesetzt (s. oben).

Die Anzahl der PGI_2-Rezeptoren auf Thrombozyten ist bei Patienten mit Hypercholesterinämie vermindert [41]. Eine medikamentöse Senkung des erhöhten Cholesterinspiegels durch Hemmung der endogenen Cholesterinbiosynthese mit Simvastatin erhöht signifikant die Anzahl der PGI_2-Rezeptoren an Humanthrombozyten und führt gleichzeitig zu einer Normalisierung der herabgesetzten Empfindlichkeit der Thrombozyten gegenüber Prostacyclin [41]. Ähnliche Befunde, d. h. eine Normalisierung der Plättchenreaktivität gegenüber Prostacyclin, wurden auch für eine Senkung des Cholesterinspiegels nach Cholestyramin beschrieben [40].

Damit ist auch durch eine effektive Senkung eines erhöhten Plasmacholesterinspiegels eine günstige Wirkung auf den Arachidonsäurestoffwechsel zu erwarten, die zur klinischen Effektivität dieser Pharmaka beitragen kann.

Zusammenfassung

Entstehung und Progression atherosklerotischer Gefäßwandveränderungen zeigen einen engen Zusammenhang zum Aktivitätszustand zirkulierender Thrombozyten. Dieser wird wesentlich durch humorale Faktoren bestimmt, wobei heute die Arachidonsäuremetabolite PGI_2 und TXA_2 besonderes therapeutisches Interesse finden. Eine Substitution von PGI_2 durch Prostacyclinmimetika (Iloprost, PGE_1) oder ein selektiver Antagonismus von Thromboxan A_2 (Sulotroban) werden klinisch erprobt und scheinen vor allem für die Akuttherapie thrombembolischer Komplikationen in Kombination mit Azetylsalizylsäure aussichtsreich. Andererseits ist offenbar auch von einer Normalisierung erhöhter Cholesterinspiegel *per se* eine günstige Wirkung auf die endogene Prostacyclin- und Thromboxanbildung zu erwarten, die zur klinischen Effektivität dieser Substanzen beiträgt. Die bisher vorliegenden klinischen Ergebnisse mit diesen Substanzen sind allerdings noch lückenhaft.

Literatur

1. Änggard E (1966) The biological activity of three metabolites of prostaglandin E_1. Acta Physiol Scand 66:509–510

2. Antiplatelet trialists' collaboration (1988) Secondary prevention of vascular disease by prolonged antiplatelet treatment. Br Med J 296:320–331
3. Belch JJF, Cormie J, Newman P, McLaren M, Barbenel J, Capell H, Lieberman P, Forbes CD, Prentice CRM (1983) Dazoxiben, a thromboxane synthetase inhibitor, in the treatment of Raynaud's syndrome: A double blind trial. Br J Clin Pharmacol 15:1135–1165
4. Benner KU, Geeren M, Burstedde V, Everts B (1984) Platelet aggregation abnormalities in arterial occlusive diseases. J Med 15:23–34
5. Bertelé V, Falanga A, Tomasiak M, Chiabrando C, Cerletti C, de Gaetano G (1984) Pharamcological inhibition of thromboxane synthetase and platelet aggregation: modulatory role of cyclooxygenase products. Blood 63:1460–1466
6. Bertelé V, Falanga A, Tomasiak M, Dejana E, Cerletti C, de Gaetano G (1983) Platelet thromboxane synthetase inhibitors with low doses of aspirin: Possible resolution of the "Aspirin Dilemma". Science 220:517–519
7. Brecht Th, Ayaz M (1985) Circulation parameters during intravenous and intraarterial administration of increasing doses of prostaglandin E_1 in healthy subjects. Klin Wschr. 63:1201–1204
8. Coffman JD, Rasmussen HM (1984) Effect of thromboxane synthetase inhibition in Raynaud's phenomenon. Clin Pharmacol Ther 36:373
9. Cowley AJ, Jones EW, Hanley SP (1984) Effects of dazoxiben, an inhibitor of thromboxane synthetase, on forearm vasoconstriction in response to cold stimulation and human blood vessel prostacyclin production. Br J Clin Pharmacol 15:1075–1125
10. Cox JW, Andreadis NA, Bone RC, Maunder RJ, Pullen RH, Ursprung JJ, Vassar MJ (1988) Pulmonary extraction and pharmacokinetics of prostaglandin E_1 during continuous intravenous infusion in patients with adult respiratory distress syndrome. Am Rev Resp Dis 137:5–12
11. Darius H, Hossmann V, Schrör K (1986) Antiplatelet and blood pressure lowering effects of iloprost in patients with peripheral arterial obliterative disease: A placebo-controlled dose-response study. Klin Wschr 64:545–551
12. Dembinska-Kiec A, Gryglewska T, Zmuda A, Gryglewski RJ (1977) The generation of prostacyclin by arteries and by the coronary vascular bed is reduced in experimental atherosclerosis. Prostaglandins 14:1025–1034
13. Diehm C, Stammler F, Hübsch C, Eckstein HH (1987) Behandlung von Ruheschmerzen bei peripherer arterieller Verschlußkrankheit (PAVK) mit intravenösen Prostaglandin-Infusionen. Vasa Suppl 20:204–205
14. Eklund AE, Erikson G, Olsson GA (1982) A controlled study showing significant short-term effect of prostaglandin E_1 in healing of ischaemic ulcers in the lower limb in man. Prostaglandins Leukotr Med 8:265–276
15. Fitscha P, Kaliman J, Sinzinger H (1985) Gamma-camera imaging after autologous human platelet labeling with ^{111}In-oxine-sulfate: A key for assessing the efficacy of prostacyclin treatment in active atherosclerosis? In: Prostaglandins and other eicosanoids in the cardiovascular system, K. Schrör (ed), Karger Basel, pp. 352–357
16. FitzGerald GA, Smith B, Pedersen AK, Brash AR (1984) Increased prostacyclin biosynthesis in patients with severe atherosclerosis and platelet activation. New Engl J Med 310:1065–1068
17. Frishman WH, Christodoulou J, Weksler BB, Smithen C, Killip T, Scheidt S (1976) Aspirin therapy in angina pectoris: effects on platelet aggregation, exercise tolerance, and echocardiographic manifestations of ischemia. Am Heart J 92:3–10
18. Gillis CN, Pitt BR, Wiedemann P, Hammond GL (1986) Depressed prostaglandin E_1 and 5-hydroxytryptamine removal in patients with adult respiratory distress syndrome. Am Rev Resp Dis 134:739–744
19. Goldyne ME, Stobo JD (1981) Immunoregulatory role of prostaglandins and related lipids. CRC Critical Reviews Immunol 189
20. Golub M, Zia P, Matsuno M, Horton R (1975) Metabolism of prostaglandin A_1 and E_1 in man. J Clin Invest 56:1404–1410
21. Granström E (1967) On the metabolism of prostaglandin E_1 in man. Prostaglandins and related factors 50. Progr Biochem Pharmacol 3:89–93

22. Greselé P, Arnout J, Janssens W, Deckmyn H, Lemmens J, Vermylen J (1984) BM 13.177, a selective blocker of platelet and vessel wall thromboxane receptors, is active in man. Lancet 1:991–993
23. Hadjiagapiou C, Spector AA (1986) 12-hydroxyeicosatetraenoic acid reduces prostacyclin production by endothelial cells. Prostaglandins 31:1135–1144
24. Hajjar DP, Weksler BB, Falcone DJ, Hefton IM, Tack-Goldman K, Minick CR (1982) Prostacyclin modulates cholesteryl ester hydrolytic activity by its effect on cyclic adenosine monophosphate in rabbit aortic smooth muscle cells. J Clin Invest 70:479–488
25. Hammarström S, Örning L, Bernström K (1985) Metabolism of Leukotrienes. Mol Cell Biochem 69:7–16
26. Harker LA, Harlan JM, Ross R (1983) Effect of sulfinpyrazone on homocysteine-induced endothelial injury and atherosclerosis in baboons. Circ Res 53:731–739
27. Hess H, Mietaschk A, Deichsel G (1985) Drug-induced inhibition of platelet function delays progression of peripheral occlusive arterial disease. Lancet 1:415–419
28. Hirsh PD, Campbell WB, Willerson JT, Hillis LD (1981) Prostaglandins in ischemic heart disease. Am J Med 71:1009–1015
29. Hossmann V, Auel H, Rücker W, Schrör K (1984) Prolonged infusion of prostacyclin in patients with advanced stages of peripheral vascular disease: A placebo-controlled crossover study. Klin Wschr 62:1108–1114
30. Hossmann V, Heinen A, Auel H, FitzGerald GA (1981) A randomized, placebo-controlled trial of prostacyclin (PGI_2) in peripheral arterial disease. Thromb Res 22:481–490
31. Humes JL, Opas EE, Galavage M, Soderman D, Bonney RJ (1986) Regulation of macrophage eicosanoid production by hydroperoxy- and hydroxyeicosatetraenoic acids. Biochem J 233:199–206
32. Jakubowski JA, Stampfer MJ, Vaillancourt R, Faigel D, Deykin D (1986) Low-dose enteric coated aspirin: a practical approach to continuous-release low-dose aspirin and presystemic acetylation of human platelet cyclooxygenase. J Lab Clin Med 108:616–621
33. Kannel WB, Castelli WP, Gordon T, McNamara PM (1971) Serum cholesterol, lipoprotein and the risk of coronary heart disease. The Framingham Study. Ann Int Med 74:1–12
34. Jaschonek K, Weisenberger H, Karsch KR, Renn W, Daiss W, Schenzle D, Ostendorf P (1984) Impaired platelet prostacyclin binding in acute myocardial infarction. Lancet 2:1341
35. Jones EW, Hawkey CJ (1983) A thromboxane synthetase inhibitor in Raynaud's phenomenon. Prostaglandins Leukotrienes Med 12:67–71
36. Krone W, Kaczmarczyk P, Müller-Wieland D, Greten H (1985) The prostacyclin analogue iloprost and prostaglandin E_1 suppress cholesterol synthesis in freshly isolated human mononuclear leukocytes. Biochim Biophys Acta 835:154–157
37. Lagarde M, Dechavanne M (1977) Increase of platelet prostaglandin cyclic endoperoxides in thrombosis. Lancet 1:88
38. Leaf A, Weber PC (1988) Cardiovascular effects of n-3 fatty acids. New Engl J Med 318:549–557
39. Lipid Research Clinics Program: The Lipid Research Clinics Coronary primary Prevention Trials Results. II. The relationship of reduction in incidence of coronary heart disease to cholesterol lowering. JAMA 251:365–374
40. Löbel P, Steinhagen-Thiessen E, Schrör K (1988) Cholestyramine treatment of type IIa hypercholesterolaemia normalizes platelet reactivity against prostacyclin. Eur J Clin Invest 18:256–260
41. Löbel P, Steinhagen-Thiessen E, Schrör K (1987) Synvinolin reduces platelet thromboxane (TX) formation and improves PGI_2 sensitivity in FH patients. Circulation 76:1918
42. Mayer B, Moser R, Gleispach H, Kukovetz WR (1986) Possible inhibitory function of endogenous 15-hydroperoxyeicosatetraenoic acid on prostacyclin formation in bovine aortic endothelial cells. Biochim Biophys Acta 875:641–653
43. Mathur SN, Field FJ, Spector AA, Armstrong ML (1985) Increased production of lipoxygenase products by cholesterol-rich mouse macrophages. Biochim Biophys Acta 837:13–19
44. Mehta J, Mehta P, Lawson DL, Ostrowski N, Brigmon L (1985) Influence of selective thromboxane synthetase blocker CGS-13080 on thromboxane and prostacyclin biosynthe-

sis in whole blood: Evidence for synthesis of prostacyclin by leukocytes from platelet-derived endoperoxides. J Lab Clin Med 106:246–252

45. Menys VC, Davies JA (1983) Selective inhibition of thromboxane synthetase with dazoxiben–basis of its inhibitory effect on platelet adhesion. Thromb Haemostas (Stuttgart) 49:96–101
46. Moncada S (1982) Prostacyclin and arterial wall biology. Arteriosclerosis 2:193–207
47. Nakano J (1971) Effects of the metabolites of prostaglandin E_1 of the systemic and peripheral circulations in dogs. Proc Soc Exp Biol Med 136:1265–1268
48. Nawroth PP, Stern DM, Kaplan KL, Nossel HL (1984) Prostacyclin production by perturbed bovine aortic endothelial cells in culture. Blood 64:801
49. Orekhov AN, Tertov VV, Smirnov VN (1983) Prostacyclin analogues as antiatherosclerotic drugs. Lancet 2:527
50. Patscheke H, Staiger C, Neugebauer G, Stegmeier K (1985) Inhibition of platelet activation in man by the selective thromboxane receptor antagonist BM 13.177. In: Schrör K (Hrsg): Prostaglandins and other Eicosanoids in the Cardiovascular System, pp 504–508. Karger, Basel
51. Peto R, Gray R, Collins R, Wheatley K, Hennekens C, Jamrozik K, Warlow C, Hafner B, Thompson E, Norton S, Gilliland J, Doll R (1988) Randomised trial of prophylactic daily aspirin in British male doctors. Br Med J 296:313–316
52. Philp RB, Paul ML (1983) Low-dose aspirin (ASA) renders human platelets more vulnerable to inhibition of aggregation by prostacyclin (PGI_2). Prostagl Leukotr Med 11:131
53. Poole JCF, Florey HW (1958) Changes in endothelium of the aorta and the behaviour of macrophages in experimental atheroma of the rabbit. J Path Bacteriol 75:245–252
54. Richards CF, Johnson AR, Campbell WB (1986) Specific incorporation of 5-hydroxy-6,8,11,14-eicosatetraenoic acid into phosphatidylcholine in human endothelial cells. Biochim Biophys Acta 875:569–581
55. Rolland PH, Jouve R, Pellegrin E, Mercier C, Serradigmini A (1984) Alteration in prostacyclin and prostaglandin E_2 production. Correlation with changes in human aortic atherosclerotic disease. Arteriosclerosis 4:70–78
56. Ross R (1986) The pathogenesis of atherosclerosis – an update. New Engl J Med 314:488–500
57. Saito H, Salmon JA, Moncada S (1986) Influence of cholesterol feeding on the production of eicosanoids, tissue plasminogen activator and superoxide anion (O_2-) by rabbit blood monocytes. Atherosclerosis 61:141–148
58. Saldeen P, Nilsson IM, Saldeen T (1983) Increased synthesis of thromboxane and $PGF_{2\alpha}$ in veins of patients with deep venous thrombosis. Thromb Res 32:461–467
59. Schafer AI, Takayama H, Farrell S, Gimbrone MA (1986) Incorporation of platelet and leukocyte lipoxygenase metabolites by cultured vascular cells. Blood 67:373–378
60. Schrey A (Hrsg) (1985) Prostaglandin E_1. Therapie der arteriellen Verschlußkrankheit. Wolf & Sohn, München
61. Schrör K, Latta G, Seidel H, Smith EF III, Palmer M (1986) Thromboxane and prostacyclin generation in hearts, platelets and aorta of cholesterol-fed rabbits in relation to platelet function. Naunyn-Schmiedeberg's Arch Pharmacol 332:R 35
62. Schrör K, Hecker G (1987) Potent inhibition of superoxide anion generation by PGE_1 and the PGE_1 analogue OP-1206 in human PMN's – unrelated to its antiplatelet PGI_2-like activity. VASA, Suppl 17, 11–16
63. Schwartz SM, Reidy MA (1987) Common mechanisms of proliferation of smooth muscle in atherosclerosis and hypertension. Human Pathol 18:240–247
64. Shattil SJ, Anaya-Galiudo R, Bennett J et al (1975) Platelet hypersensitivity induced by cholesterol incorporation. J Clin Invest 55:636–643
65. Simmet Th, Peskar BA, Wolf HRD (1986) On the metabolism of prostaglandin E_1 in patients suffering from arterial occlusive disease. In: Prostaglandin E_1 in Atherosclerosis, Sinzinger H, Rogatti W (eds) Springer Berlin–Heidelberg–New York, pp 8–12
66. Sinzinger H, Matejka M, Steurer G, Kaliman J, Ettl K (1986) The interaction between the platelet-derived growth factor (PDGF) and prostaglandin $(PG)I_2$ is important for atherogenesis. Abstr 6th International Conference on Prostaglandins, p 14

67. Sinzinger H, Silberbauer K, Feigl W, Wagner O, Winter M, Auerswald W (1979) Prostacyclin activity is diminished in different types of morphologically controlled human atherosclerotic lesions. Thromb Haemostasis 42:803–804
68. Sinzinger H, Silberbauer K, Horsch AK, Gall A (1981) Decreased sensitivity of human platelets to PGI_2 during long-term intraarterial prostacyclin infusion in patients with peripheral vascular disease – a rebound phenomenon? Prostaglandins 21:49–51
69. Sinzinger H, Silberbauer K, Winter M (1979) Effects of experimental atherosclerosis on prostacyclin (PGI_2) generation in arteries of the miniature swine. Artery 5:448–457
70. Smith DL, Willis AL, Nguyen N, Dave S, Yih R, Nakamura G (1986) Antiatherosclerotic properties of prostacyclins on release of mitogens from platelets and endothelial cells. Excerpta Medica Intern Cong Ser 696:453–456
71. Steering Committee of the physicians' health study research group (1988). Preliminary report: Findings from the aspirin component of the ongoing physicians' health study. New Engl J Med 318:262–264
72. Stuart MJ, Gerrard JM, White JG (1980) Effect of cholesterol on production of thromboxane B_2 by platelets in vitro. New Engl J Med 302:6–10
73. Tertov VV, Orekhov AN, Repin VS, Smirnov VN (1982) Biochem Biophys Res Comm 109:1228–1233
74. Thaulow E, Dale J, Myhre E (1984) Effects of a selective thromboxane synthetase inhibitor, dazoxiben, and acetylsalicylic acid on myocardial ischemia in patients with coronary artery disease. Am J Cardiol 53:1255–1258
75. Trübestein G, Ludwig M, Diehm C, Gruß JD, Horsch S (1987) Prostaglandin E_1 bei arterieller Verschlußkrankheit im Stadium III und IV. Dtsch Med Wschr 112:955–959
76. Tyler HM, Saxton CAPD, Parry MJ (1981) Administration to man of UK-37,248-01, a selective inhibitor of thromboxane synthetase. Lancet 1:629–632
77. Tyler HM (1983) Dazoxiben: a pharmacological tool or clinical candidate. Br J Clin Pharmacol 79:953–964
78. Verheggen R, Schrör K (1986) The modification of platelet-induced coronary vasoconstriction by a thromboxane receptor antagonist. J Cardiovasc Pharmacol 8:483–490
79. Voss R, Don JA, Ten Hoor F (1983) Prostacyclin formation by the rabbit aorta: Relation to atherosclerosis. Prostaglandins Leukotrienes Med 11:451–456
80. Westwick J (1976) The effect of pulmonary metabolites of prostaglandins E_1, E_2 and $F_{2\alpha}$ on ADP-induced aggregation of human and rabbit platelets. Proc Br Pharmacol Soc, July 15–16, 297P
81. Wilkens JH, Wilkens H, Elger B, Cassidy F, Caspary L, Creutzig A, Frölich JC (1987) Cardiac and microcirculatory effects of different doses of prostaglandin E_1 in man. Eur J Clin Pharmacol 33:133–137
82. Willis AL, Smith DL, Vigo C, Kluge AF (1986) Effects of prostacyclin and orally active stable mimetic agent RS-93427-007 on basic mechanisms of atherogenesis. Lancet II: 682–683

Wirkungsmechanismen von Prostaglandin E_1 bei Atherosklerose

H. Sinzinger, I. Virgolini und *P. Fitscha*

Einleitung

Seit der Entdeckung und Strukturaufklärung von Prostaglandin (PG) E_1 durch Bergström [1] und die bald darauffolgende klinische Erstanwendung durch Carlson und Mitarbeiter [2, 3] stand der Einfluß der Substanz auf die Plättchenfunktion im Zentrum der pathophysiologischen und therapeutischen Überlegungen. Erst die umfangreichere klinische Anwendung bei Patienten mit peripherer arterieller Verschlußkrankheit sowie Bemühungen der letzten Jahre, die Therapieform zu optimieren und Näheres über den Wirkungsmechanismus zu erfahren, führten zu einer wesentlichen Erweiterung des Wissenstandes.

Wir wollen hier eine Zusammenstellung der von uns erhobenen experimentellen und klinischen Grundlagenuntersuchungen über PGE_1 sowie eine Auflistung anderer Mechanismen, die dem klinischen Therapieerfolg zugrundeliegen könnten, geben.

Einfluß von PGE_1 auf die Plättchenfunktion in-vivo

PGE_1 hemmt die Thrombozytenaggregation [3, 5, 9] und die Freisetzung von Inhaltsstoffen aus den α-Granula, wie den Plättchenfaktor 4 (PF4) oder β-Thromboglobulin (β-TG) (Abb. 1). Dieser Vorgang wird primär durch eine Bindung von PGE_1 an Rezeptoren der Plättchenoberfläche eingeleitet und sekundär über eine Erhöhung des intrazellulären cAMP mediiert.

Nach Markierung autologer Thrombozyten mit 100 µCi 111-Indium-oxin (Dr. P. Angelberger, Abt. für Chemie, SGAE Seibersdorf, Österreich) zeigt sich bei Patienten mit Atherosklerose häufig eine Verminderung der Plättchenhalbwertzeit als Maß der in-vivo-Plättchenaktivierung und der gestörten Plättchen-Gefäßwand-Interaktion.

Bei Patienten mit peripherer arterieller Verschlußkrankheit war PGE_1 imstande, sowohl nach intraarterieller (1 ng/kg/min) als auch nach intravenöser (5 ng/kg/min) Verabreichung die Thrombozytenhalbwertszeit signifikant zu verlängern. Darüber hinaus konnte an aktiven atherosklerotischen Läsionen, die durch eine gesteigerte Plättchenansammlung unter der Gamma-Kamera [16] identifiziert wurden (Abb. 2a–d), eine Reduktion der Zahl der angelagerten Plättchen

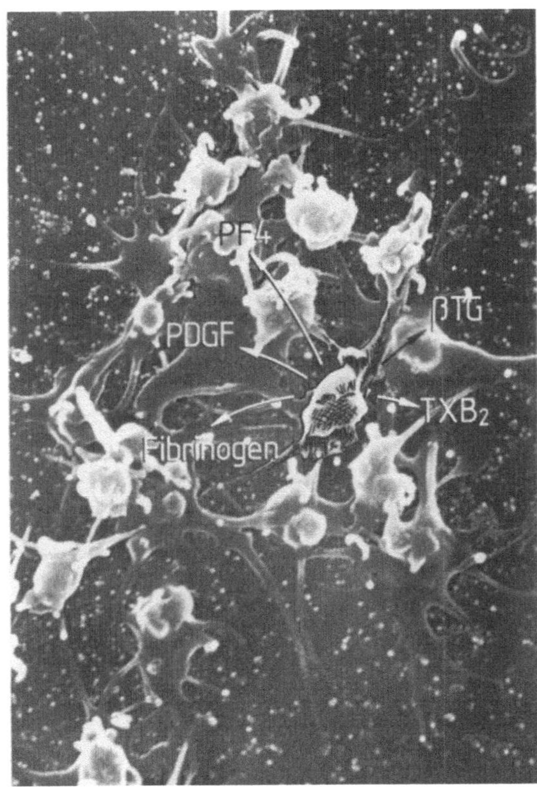

Abb. 1. Freisetzung von Substanzen aus aktivierten Thrombozyten. Abkürzungen: β-TG: β-Thromboglobulin, PDGF: Platelet derived growth factor, TXA_2: Thromboxan A_2, PF4: Plättchenfaktor 4

erreicht werden. Zwischen den Dosierungen von 5 bzw. 20 ng/kg/min (intravenös) konnte kein Unterschied, weder in der Wirkung auf die Halbwertszeit noch auf die Plättchenablagerung, beobachtet werden [20].

Diese Befunde deuten auf eine geringere Thrombogenität der Gefäßwand unter PGE_1 hin. Dieser Effekt ist bei intravenöser Zufuhr von 5 ng/kg/min PGE_1 vergleichbar mit einer intraarteriellen Gabe von 1 ng/kg/min.

Einfluß von PGE_1 auf die plasmatische Gerinnung

Der Nachweis der Steigerung der fibrinolytischen Aktivität an menschlichen Fibroblasten wurde erstmals durch Crutchley und Mitarbeiter [4] geführt.

Unter therapeutischer Applikation von PGE_1 beim Menschen kommt es zu einer deutlichen Stimulation der Fibrinolyse [15] und einem beträchtlichen Einfluß auf die Parameter der plasmatischen Gerinnung (Abbildung 3a–e). Die Werte für Plasminogen ($p < 0{,}01$–$0{,}0025$), Plasmin ($p < 0{,}01$), Plasminogen-Gewebsaktivator und Fibrinopeptid A ($p < 0{,}01$–$0{,}0025$) steigen signifikant an. Dieser Effekt ist erstaunlicherweise zwischen intraarterieller und intravenöser Applikation nicht unterschiedlich ausgeprägt und zeigt darüber hinaus bei einer

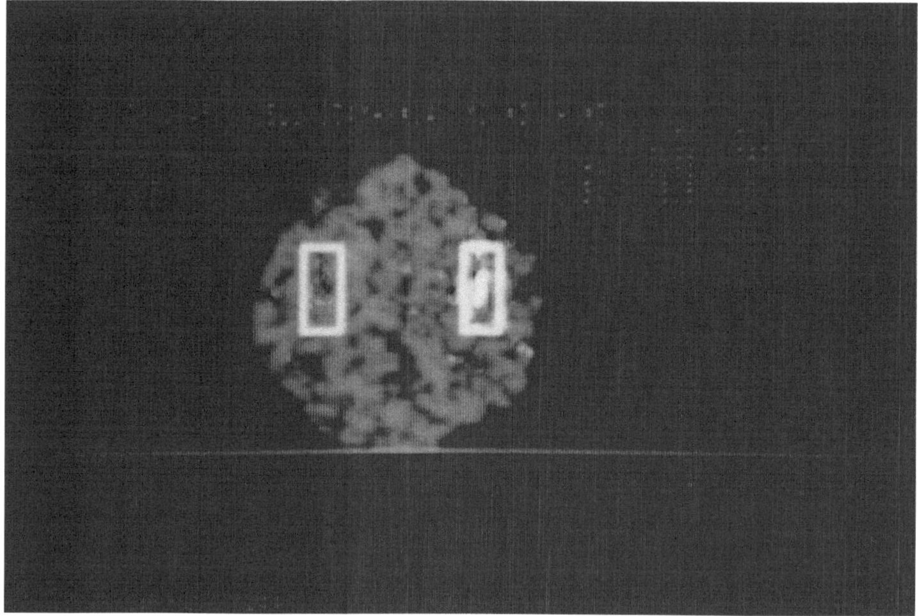

a

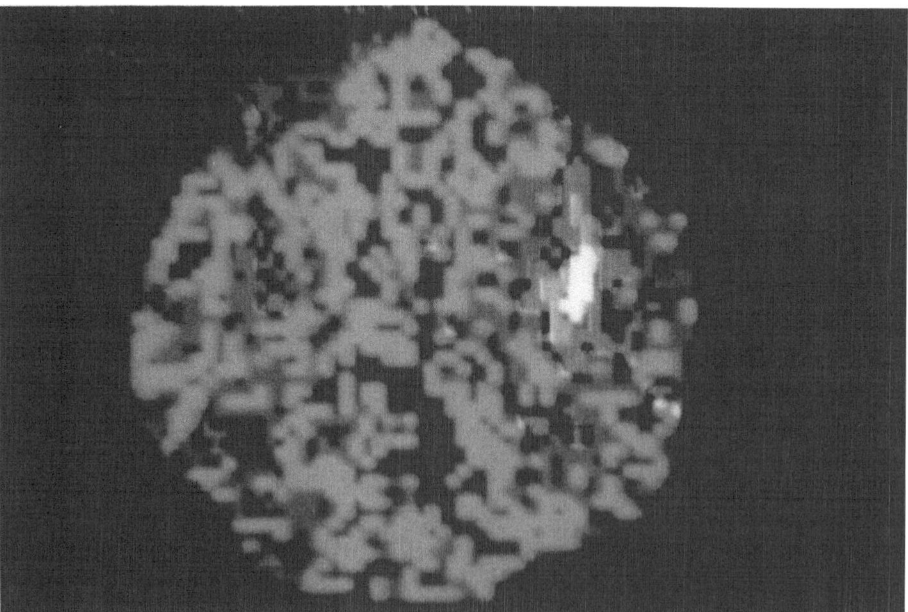

b

Abb. 2a–d. *a)* Aktivierte atherosklerotische Läsion (platelet uptake ratio (PUR): 1,40 im Bereich der linken A. femoralis bei einem 64jährigen Patienten mit peripherer arterieller Verschlußkrankheit; *b)* links: Läsion vergrößert; rechts: kontralaterale nicht befallene Seite; *c)* Areale mit vermehrtem Einstrom autologer LDL vor allem über der rechten A. femoralis bei einem 62jährigen Mann mit peripherer arterieller Verschlußkrankheit; *d)* Regionen über zwei Läsionen rechts und Kontrollarealen links (LER 1,96 bzw. 1,09)

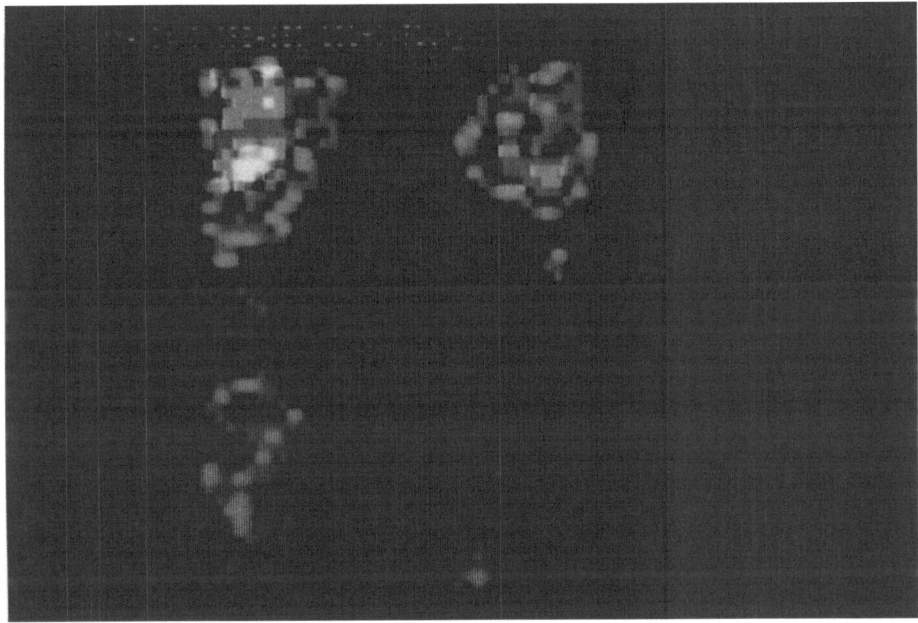

Abb. 2c

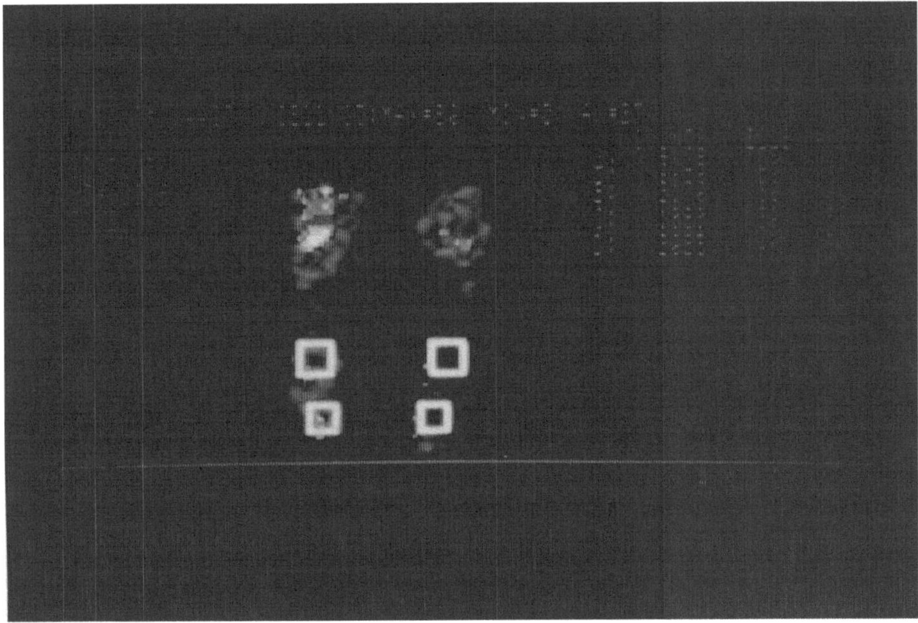

Abb. 2d

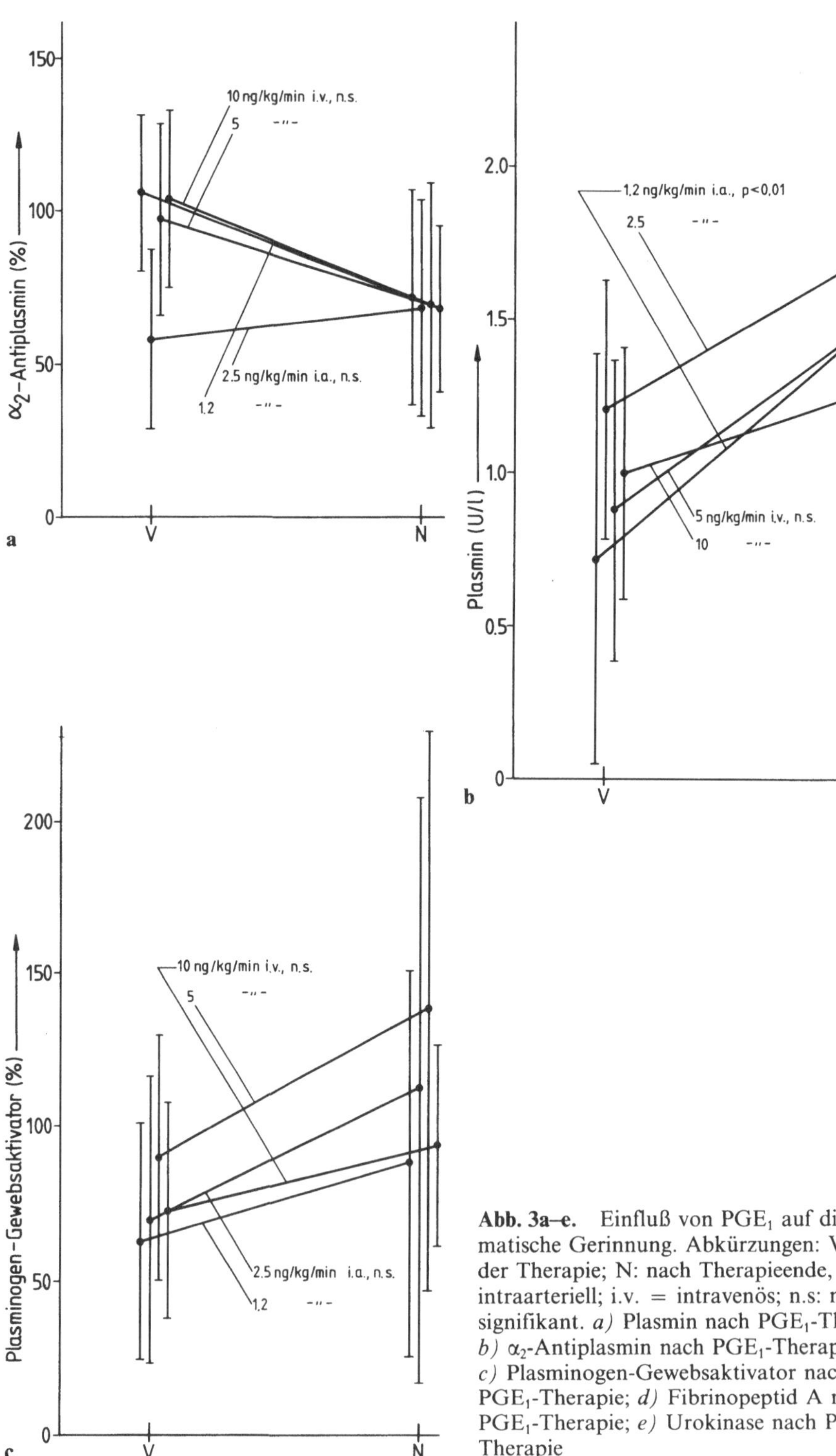

Abb. 3a–e. Einfluß von PGE_1 auf die plasmatische Gerinnung. Abkürzungen: V: vor der Therapie; N: nach Therapieende, i.a. = intraarteriell; i.v. = intravenös; n.s: nicht signifikant. *a)* Plasmin nach PGE_1-Therapie; *b)* α_2-Antiplasmin nach PGE_1-Therapie; *c)* Plasminogen-Gewebsaktivator nach PGE_1-Therapie; *d)* Fibrinopeptid A nach PGE_1-Therapie; *e)* Urokinase nach PGE_1-Therapie

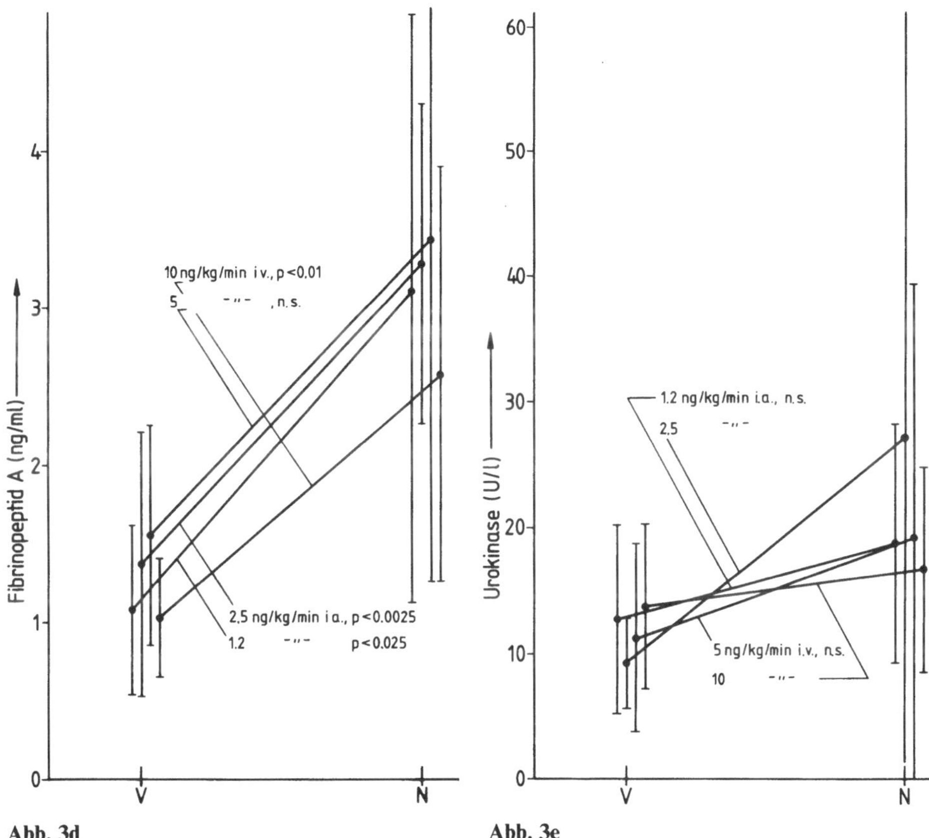

Abb. 3d **Abb. 3e**

intraarteriellen Dosierung von 1,25 bzw. 2,5 sowie bei einer intravenösen von 5 bzw. 10 ng/kg/min keinen Unterschied.

Dieser Effekt auf die plasmatische Gerinnung hält auch nach Therapieende weiter an. Der fehlende Unterschied zwischen intravenöser und intraarterieller Applikation zeigt, daß die Wirksamkeit vor der Lungenpassage [24] mediiert wird, oder aber stabilere PGE_1-Metabolite nach der Lungenpassage ihre Wirkung entfalten wie PGE_1 vor Metabolisierung.

Einfluß von PGE_1 auf die mitotische Aktivität von Gefäßwandzellen

Die mitotische Aktivität als Maß der Zellteilung wird durch atherogene Noxen gesteigert [23]. Dies kann durch den Einbau von radioaktiv markiertem Thymidin, nachfolgende Autoradiographie und Quantifizierung am histologischen Schnitt erfaßt werden.

Nach intramuskulärer Injektion von 10 mg Desoxycorticosterontrimethylacetat (DCS, Percorten, CIBA-Geigy AG, Basel, Schweiz) bzw. 20 mg ACTH

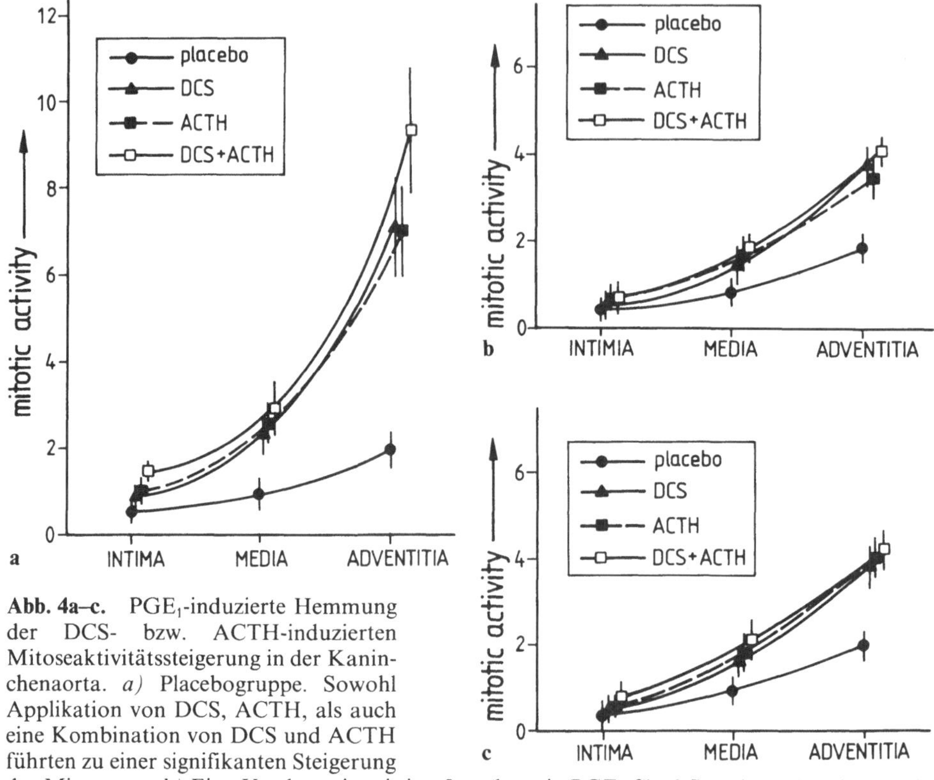

Abb. 4a–c. PGE_1-induzierte Hemmung der DCS- bzw. ACTH-induzierten Mitoseaktivitätssteigerung in der Kaninchenaorta. *a)* Placebogruppe. Sowohl Applikation von DCS, ACTH, als auch eine Kombination von DCS und ACTH führten zu einer signifikanten Steigerung der Mitoserate; *b)* Eine Vortherapie mit i.v. 2 ng/kg/min PGE_1 für 6 Stunden zeigt eine signifikante Hemmung der DCS-, ACTH- wie auch der DCS- und ACTH-induzierten Mitosesteigerung; *c)* Eine Vortherapie mit i.v. 2 ng/kg/min PGE_1 für 6 Stunden und eine gleiche Therapie nach Gabe der Stressoren führte zu keiner wesentlichen Änderung der Hemmung der Mitoserate. Der Effekt ist bei Vorbehandlung etwas stärker ausgeprägt

(Sanabo, Wien, Österreich) kommt es zu einer Steigerung der mittels 1 mCi/ml [3H]Thymidin-Inkorporation (Amersham International, Buckinghamshire, UK, 2,0 Ci/mmol, 8,3 mCi/mg) (6 Stunden vor dem Töten intravenös appliziert) gemessenen mitotischen Aktivität. Durch Applikation von PGE_1 wird diese erhöhte Mitoserate signifikant reduziert [18]; wobei der Effekt bei Vorbehandlung noch deutlicher ausgeprägt ist (Abb. 4a–c).

Biochemische Analysen deuten darauf hin, daß dieser antiatherosklerotische, antimitotische Effekt von PGE_1 durch eine Wirkung auf das Adenylatzyklase-System der Gefäßwandmuskelzellen mediiert wird.

Einfluß von PGE_1 auf die Synthese von Grundsubstanz und Fasern

Glatte Muskelzellen produzieren normalerweise Grundsubstanz und Fasern. Diese Produktion kann durch 35S- bzw. 14C-Prolin-Einbau in Glykosaminoglykane bzw. Kollagen nach Autoradiographie quantifiziert werden [7]. Aktivierte Mus-

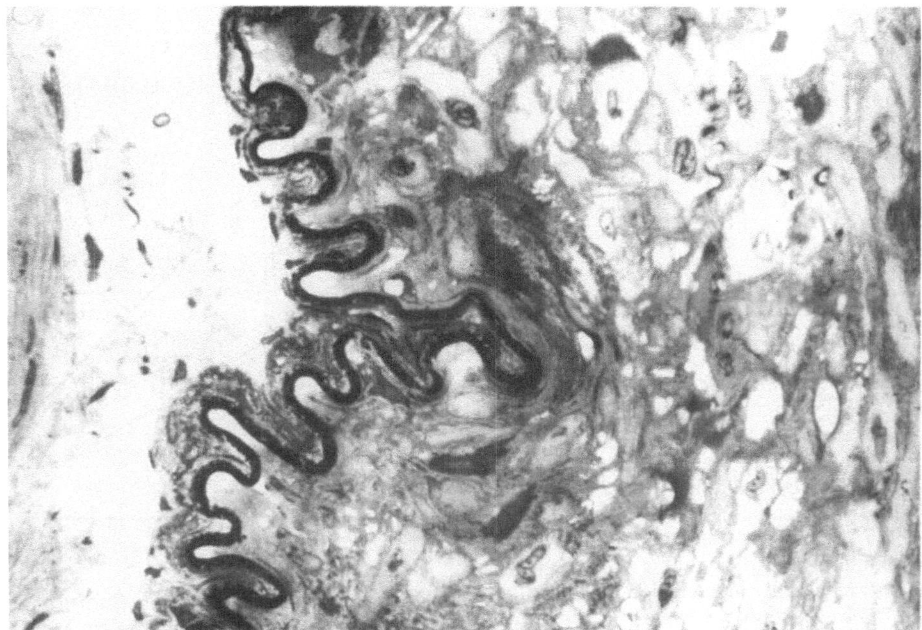

Abb. 5. Aktivierte glatte Muskelzellen (Operationspräparat)

kelzellen (Abb. 5) produzieren vermehrt Grundsubstanz und Fasern, was zu einer Vermehrung des Interstitiums führt. Der Vorstufeneinbau und damit die Synthese von Kollagen bzw. Glykosaminoglykanen [21] wird durch eine intraarterielle PGE_1-Therapie um etwa 25 % reduziert (Abb. 6).

Auch hier ist die Wirkung um so ausgeprägter, je früher vor bzw. während einer experimentellen Noxe die PGE_1-Therapie einsetzt. Eine Spezifizierung, welche Kollagentypen bzw. welche Glykosaminoglykane hier involviert sind, ist derzeit noch in Untersuchung. Dies ist von wesentlicher Bedeutung, da davon die Interaktion mit den Elementen des Blutstroms abhängt [10].

Einfluß von PGE_1 auf die Proliferation glatter Muskelzellen

Aktivierte glatte Muskelzellen in der menschlichen Gefäßwand zeigen eine vermehrte Proliferation und Synthese extrazellulärer Matrix. Die spezifischen Organellen sind zugunsten der unspezifischen deutlich reduziert ([6] Abb. 5). Dies ist ein sehr wesentlicher Pathomechanismus der Atherosklerose in ihren temporären aktiven Stadien.

Eine PGE_1-Therapie von 6 Stunden Dauer über 5 Tage verabreicht in einer intraarteriellen Dosierung von 1 ng/kg/min konnte eine deutliche Verminderung der Zahl der aktivierten glatten Muskelzellen [17, 19] sowohl in der Intima wie auch der benachbarten Media induzieren (Abb. 7).

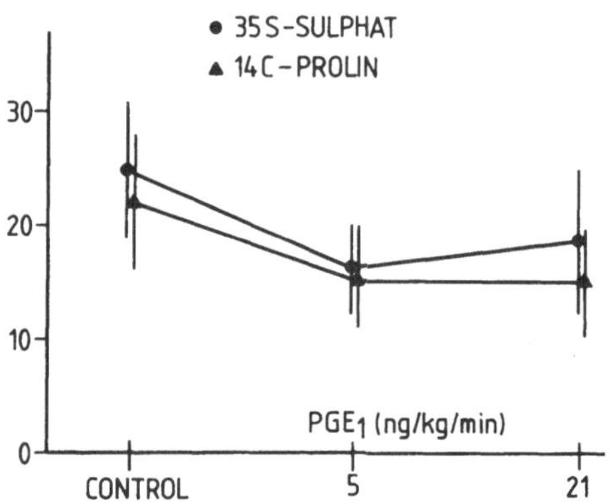

Abb. 6. Quantifizierte Aufnahme von 14C- und 35S-Prolin in die Aorta von PGE_1-behandelten Kaninchen mit Hilfe der Autoradiographie. Nach einer 5tägigen jeweils 2stündigen Behandlung mit 5 ng/kg/min PGE_1 (intraarteriell) kann ein signifikanter Abfall ($p < 0{,}01$) der Kollagen bzw. -Glykosaminoglykan-Biosynthese v.a. in der Gefäßintima und der inneren Gefäßmedia auf etwa 75 % des Kontrollwertes für beide Marker gezeigt werden. Die Infusion einer höheren PGE_1-Dosis führte allerdings zu keinem weiteren Absinken der Biosynthese

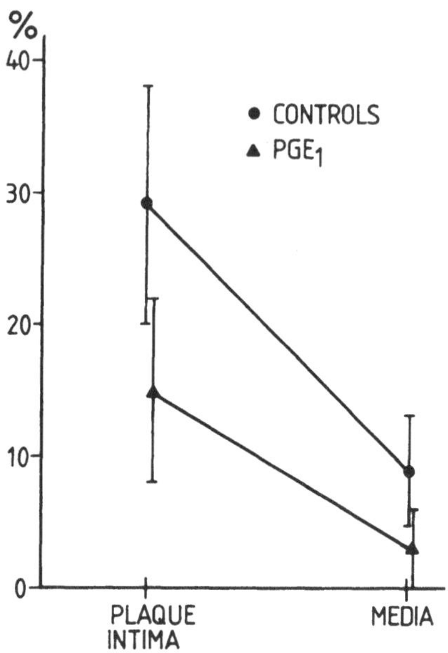

Abb. 7. Verminderung der Zahl der aktivierten glatten Muskelzellen durch PGE_1. Die Infusion von PGE_1 (6 Stunden/ 5 Tage/1 ng/kg/min) bewirkte im Menschen eine etwa 50%ige Reduktion aktivierter glatter Muskelzellen in der Intima und der angrenzenden Media

Grundlagenuntersuchungen zu anderen Mechanismen

Leukozyten

Die Aktivierung und Freisetzung von toxischen Stoffwechselprodukten liefert einen wesentlichen Beitrag zur Zerstörung von Geweben bei Ischämie. PGE_1 hemmt die durch chemotaktische Peptide und PAF-induzierte Freisetzung von Sauerstoffradikalen und lysosomalen Enzymen aus menschlichen Leukozyten [8]. PGE_1 hat somit einen wesentlichen Mechanismus gegen Neutrophilenaktivierung.

Lipidmetabolismus

Erste Befunde deuten darauf hin, daß PGE_1 zu einer mäßigen Senkung der Blutfette, einer Verminderung des Nettogehaltes an Lipiden in der Gefäßmuskelzelle [20] und zu einer Verminderung der Fetteinlagerung nach Markierung der autologen (mit 123-I markierten) Low-density Lipoproteine (LDL) in der menschlichen Gefäßwand beitragen kann. Darüber hinaus wurde eine dosisabhängige Hemmung der Cholesterinsynthese [11], Abnahme der LDL-Rezeptoraktivität und Steigerung der Cholesterinmobilisierung [22] aus der Gefäßwandmuskelzelle beobachtet.

Erythrozytenverformbarkeit

Die Verformbarkeit der Erythrozyten ist für die optimierte Durchströmung der terminalen Strombahn von wesentlicher Bedeutung. Sie ist unter PGE_1 signifikant verbessert [12]. Die Erythrozytenaggregation ist sowohl unter intraarterieller als auch intravenöser PGE_1-Infusion beim Menschen vermindert [14].

Sauerstoffutilisation

Die vermehrte Verfügbarkeit von Sauerstoff und Glukose und die verbesserte Substratutilisation sind ein weiterer wesentlicher Faktor [13] für die Metabolite im ischämischen Gewebe.

Ausblick

Diese Zusammenfassung zeigt, daß mittlerweile eine Vielzahl von möglichen Wirkungsmechanismen für PGE_1 nicht nur im Tierexperiment beschrieben, sondern tatsächlich auch beim Menschen in-vivo bestätigt wurden. Es wird in Zukunft zu klären sein, welcher der genannten Mechanismen zum günstigsten klinischen Effekt der derzeitig geübten Therapieform beiträgt und ob nicht eine verlängerte Therapie durch eine andere Anwendungsform eventuell einen noch günstigeren Effekt erzielen könnte.

Für die wertvolle Mitarbeit an verschiedenen Einzeluntersuchungen danken wir den Herren T. Simmet, B. A. Peskar (Bochum), V. Tilsner (Hamburg), J. O'Grady (London), K. Silberbauer (Eisenstadt), J. Kaliman, K. Klein, O. Wagner, T. Zidek (Wien) sowie den radiologisch- und medizinisch-technischen Assistentinnen Judith Bednar, Gabriele Cafourek, Helga Fischer, Marianne Freudmann, Susanne Granegger und Sonja Reiter.

Literatur

1. Bergström S, Ryhage R, Samuelsson B, Sjövall J (1963) Prostaglandins and related factors. The structures of prostaglandin and E_1, $F_{1\alpha}$ and $F_{1\beta}$. J Biol Chem 238:2355–3564
2. Carlson LA, Eriksson G (1973) Femoral artery infusion of prostaglandin E_1 in severe peripheral vascular disease. Lancet i:155–156
3. Carlson LA, Irion E, Orö L (1968) Effect of infusion of prostaglandin E_1 on the aggregation of blood platelets in man. Life Sci 7:85–89
4. Crutchley DJ, Cananan LB, Maynard JR (1982) Stimulation of fibrinolytic activity in human skin fibroblasts by prostaglandins E_1, E_2 and I_2. J Pharmacol Exp Ther 222:544–549
5. Emmons PR, Hampton JR, Harrison MJG, Honour AJ, Mitchell JRA (1967) Effect of prostaglandin E_1 on platelet behaviour in vitro and in vivo. Brit Med J 2:468–472

6. Feigl W, Sinzinger H, Wagner O, Leithner C (1975) Quantitative morphologic investigations on smooth muscle cells in vascular surgical specimens and their clinical importance. Experientia 31:1352–1353
7. Gerber GV, Gerber G, Altman KI (1969) Studies on the metabolism of tissue proteins. I. Turnover of collagen labeled with proline 14 C in young rats. J Biol Chem 235:2653–2657
8. Hecker G, König E, Ney P, Schrör K (1987) Potent inhibition of PAF-stimulated human platelets and polymorphonuclear leucocytes by the PGE_1 analog OP-1206. In: Prostaglandins in Clinical Research, Eds. H. Sinzinger, K. Schrör (Hrsg), Alan Liss Inc, NY, 242, pp 317–322
9. Kinlough-Rathbone RL, Packham MA, Mustard JF (1970) The effect of prostaglandin E_1 on platelet function in vitro and in vivo. Brit J Haematol 19:559–571
10. Klein K, Stachelberger H, Sinzinger H, Silberbauer K, Leithner C (1980) Effect of proteoglycans (Pg) and glycosaminoglycans (GAG) on prostacyclin (PGI_2) and PGE_1-formation of rat arteries. Artery 8:37–42
11. Krone W, Klass A, Nägele H, Behnke B, Greten H (1986) Effects of prostaglandin E_1 on low-density lipoprotein receptor activity and cholesterol synthesis in freshly isolated human mononuclear leucocytes. In: Prostaglandin E_1 in Atherosclerosis, H. Sinzinger, W. Rogatti (Hrsg), Springer-Verlag, Berlin–Heidelberg–New York, pp 32–38
12. Kury PG, Ramwell PW, McConnel HM (1974) The effect of prostaglandin E_1 and E_2 on the human erythrocyte as monitored by spin labels. Biochem Biophys Res Comm 56:478–483
13. Rudofsky G (1986) Zur Wirkung von PGE_1 am Ischämiemodell. Klin Wochenschrift 64 (Suppl):257
14. Rudofsky G (1986) The effect of intra-arteriell and intravenous PGE_1 in a model of ischaemia in healthy volunteers. In: Prostaglandin E_1 in Atherosclerosis, H. Sinzinger, W. Rogatti (Hrsg), Springer-Verlag, Berlin–Heidelberg–New York, pp 49–53
15. Simmet T, Fitscha P, Peskar BA, Sinzinger H, Rogatti W (1987) Studies on pharmacokinetics, platelet function and fibrinolytic activity under various prostaglandin E_1 infusion regimens. In: Prostaglandins in Clinical Research. Eds. H. Sinzinger, K. Schrör (Hrsg), Alan Liss Inc., New York, 264, pp 365–373
16. Sinzinger H, Fitscha P (1984) Scintigraphic detection of femoral atherosclerosis with 111-indium-labelled autologous platelets. VASA 13:350–353
17. Sinzinger H, Fitscha P, Wagner O, Kaliman J, Rogatti W (1986) Prostaglandin E_1 decreases activation of arterial smooth muscle cells. Lancet i:156–157
18. Sinzinger H (1986) Inhibition of mitotic and proliferative activity of smooth muscle cells by prostaglandin E. In: Prostaglandin E_1 in Atherosclerosis. H. Sinzinger, W. Rogatti (Hrsg), Springer-Verlag, Berlin–Heidelberg–New York, pp 39–48
19. Sinzinger H, Fitscha P, Zidek T, Firbas W (1987) Beneficial effect of prostaglandin E_1 on smooth muscle cell proliferation. In: Prostaglandins in Clinical Research. H. Sinzinger, K. Schrör (Hrsg), Alan R. Liss Inc., Philadelphia–New York, 242, pp 351–355
20. Sinzinger H, Fitscha P (1987) Influence of PGE_1 on in-vivo accumulation of radiolabelled platelets and LDL on human arteries. VASA 17:5–10
21. Sinzinger H, Zidek T, Rogatti W (1988) PGE_1 reduces collagen and glycosaminoglycan synthesis in rabbit aorta. Exper Path (im Druck)
22. Smith DL, Willis AL, Mahmud I (1984) Eicosanoid effects on cell proliferation in vitro: relevance to atherosclerosis. Prostagl Leucotr Med 16:1–10
23. Stary MC, McMillan GG (1983) Kinetics of cell proliferation in experimental atherosclerosis. Arch Pathol 89:173–178
24. Weeks JR, Chandra Sekhar N, Ducharme DW (1981) Relative activity of prostaglandin E_1, A_1, E_2 and A_2 on lipolysis, platelet aggregation, smooth muscle and cardiovascular system. J Pharm Pharmac 21:103–108

Stoffwechseleffekte von Prostaglandin E_1 auf den menschlichen Skelettmuskel

H. Stiegler, M. Wicklmayr, K. Rett, G. Dietze und *H. Mehnert*

Einleitung

Das therapeutische Prinzip in der Behandlung einer auf dem Boden einer obliterierenden Angiopathie durch Ischämie bedrohten Extremität beruht im Versuch einer Revaskularisierung, wann immer dies möglich erscheint. Dabei stehen neben der rekonstruktiven Gefäßchirurgie die Methoden der Katheterbehandlung (perkutane transluminale Angioplastie, lokale Thrombolyse) zur Verfügung. Dennoch gibt es eine Vielzahl von Patienten, die wegen eines ausgedehnten Verschlußleidens bei fehlendem peripheren Ausstrom mit einem Stadium III oder IV nach Fontaine einer Revaskularisierung nicht zugeführt werden können. Hier konnte in einer Reihe von Studien durch die i.a. Infusion von PGE_1 die Amputationsrate gesenkt und ein Großteil der Patienten von einem Stadium III und IV in ein Stadium IIb übergeführt werden [6, 11, 14]. Erklärt werden können die Ergebnisse nur teilweise durch den vasoaktiv, i.S. einer Ökonomisierung der Mikrozirkulation wirkenden Effekt von PGE_1. Auch die Plättchenaggregationshemmung [15] und die Verbesserung der Blutviskosität [10] erklären nicht völlig die Wirksamkeit der Prostaglandine im fortgeschrittenen Stadium einer obliterierenden Angiopathie. Zu vermuten ist eine zusätzliche Beeinflussung des Stoffwechsels. Nachdem der physiologische Stimulus der Prostaglandinfreisetzung im Gewebe zumindest partiell über das Kallikrein-Kinin-System erfolgt und für dieses in Studien der letzten Jahre [3, 16] ein insulinartiger Effekt auf den Stoffwechsel der Skelettmuskulatur nachgewiesen werden konnte, soll mit dieser Arbeit untersucht werden, ob sich für PGE_1 ähnliche metabolische Veränderungen nachweisen lassen.

Methodik

Die Untersuchungen wurden vorgenommen an insgesamt 7 stoffwechselgesunden jungen Probanden, meistens Medizinstudenten der hiesigen Fakultät. Die Probanden waren einige Wochen vor den Experimenten in einem ausführlichen Gespräch über Sinn und Zweck der Untersuchungen informiert und über mögliche Komplikationen aufgeklärt worden. Eine Einwilligung und Überprüfung des Untersuchungsprotokolls durch die örtliche Ethikkommission sowie durch die

Kommission der Universität war entsprechend der Deklaration von Helsinki gegeben [19].

Die Studie wurde nach einem Übernachtfasten am frühen Vormittag vorgenommen. Nach bequemer Lagerung des Probanden wurde mit Hilfe der Seldinger-Technik retrograd ein dünnlumiger Venenkatheter in eine tiefe Unterarmvene plaziert. Die Drainage tiefen Gewebes wurde dann angenommen, wenn die Katheterspitze nicht mehr zu palpieren war und der gleichzeitig bestimmte Sauerstoff in der Vene 30 % unter dem arteriellen Sauerstoffgehalt lag [8]. Am gleichen Arm wurde dann nach Lokalanästhesie die A. brachialis in der Ellenbeuge mit einer Abocath G 20 punktiert. Der Venenkatheter wurde über eine langsam laufende Kochsalzinfusion offen gehalten, die Nadel in der A. brachialis wurde durch eine kontinuierliche Infusion von physiologischer Kochsalzlösung in einer Dosis von 0,2 ml/min über eine Motorspritze gespült.

Während einer Basalperiode wurden aus der tiefen Unterarmvene in 5minütigen Abständen 4mal Blutproben abgenommen, aus der Brachialarterie 2mal. Dann erfolgte die intraarterielle Infusion von Prostaglandin E_1 (Prostavasin, Schwarz Monheim) in einer Dosierung von 0,03 ng/kg/min, wobei das Infusionsvolumen von 0,2 ml der vorausgegangenen Basalperiode beibehalten wurde. Blutproben aus der Unterarmvene wurden dann über eine Stunde in 10minütigen Abständen vorgenommen, aus der Arterie in der 30. und 60. Minute. Im Anschluß an jede Blutabnahme aus der Unterarmvene wurde die Durchblutung mit Hilfe der Venenverschlußplethysmographie (Periquant 2 Eurasburg, Gutmann) gemessen. In den abgenommenen Blutproben wurden bestimmt: Sauerstoff, Glukose, Laktat, freie Fettsäuren und Glyzerin nach üblichen enzymatischen Methoden [4]. Die Parameter der tiefvenösen und arteriellen Sauerstoff- bzw. Substratkonzentration errechneten sich wie folgt:

$$AVD = A\text{-}V \ (\mu mol/100 \ ml)$$

$$\% \ E = \frac{AVD \times 100}{A} (\%)$$

$$\text{Utilisation} = \frac{AVD \times DB}{100} (\mu mol/10 \ g \times min)$$

AVD = arterio-tiefvenöse Differenz
A = arterielle Konzentration
V = venöse Konzentration
% E = prozentuale Extraktionsrate
DB = Durchblutung

Die statistische Auswertung der erhobenen Befunde erfolgte im verbundenen Paarvergleich mittels Student t-Test. Eine Signifikanz wurde ab einem $p < 0,05$ angenommen.

Ergebnisse

Die arteriellen Konzentrationen von Sauerstoff, Glukose und Laktat blieben über die gesamte Zeit des Versuches konstant. Bei Glyzerin und den freien Fettsäuren

Tabelle 1. Arterielle Konzentration von Glukose, Laktat, Glyzerin und freien Fettsäuren (mM/l): Während der Basalperiode und der i.a. PGE_1-Infusion nach 30 und 60 Minuten.

	Basalwert	PGE_1-Infusion 30 min	60 min
Glukose	4,33 ± 0,25	4,38 ± 0,23	4,38 ± 0,23
Laktat	0,45 ± 0,03	0,44 ± 0,05	0,44 ± 0,06
Glyzerin	0,04 ± 0,009	0,05 ± 0,003*	0,05 ± 0,009*
Freie Fettsäuren	0,37 ± 0,07	0,46 ± 0,04*	0,51 ± 0,07*

* $p < 0,05$, PGE_1-Infusion vs. Basalwert, verbundener t-Test

fand sich dagegen ein signifikanter, kontinuierlicher Anstieg ab der 30. Minute der Prostavasinperiode (Tabelle 1). Dieser Anstieg ist dabei nicht einem systemischen Effekt des i.a. infundierten PGE_1 zuzuschreiben, denn derselbe läßt sich bei gleichen Bedingungen unter NaCl-Infusion nachweisen [18]. Die Spiegelerhöhung von Glyzerin und Fettsäuren lassen sich am ehesten durch die Verlängerung der Fastperioden und einer unvermeidlichen Streßreaktion zu Beginn eines jeden Versuches erklären.

Ausgehend von einer basalen Durchblutung von 2,9 ± 0,1 ml/100 g × min war unter der Prostavasininfusion ein Anstieg auf 4,5 ± 0,4 in der 20. Minute sowie auf 5,4 ± 1,5 ml/100 g × min in der 60. Minute zu verzeichnen (Tabelle 2).

Tabelle 2. Durchblutung (ml/100 g × min) und Utilisation (+) bzw. Produktions(–)raten von Sauerstoff, Glukose, Laktat, Glyzerin und freien Fettsäuren (µmol/100 g × min) während der Basalperiode und der i.a. PGE_1-Infusion nach 30 und 60 min.

	basal	PGE_1-Infusion 30 min	60 min
Durchblutung	2,9 ± 0,1	4,7 ± 1,8*	5,4 ± 1,5*
Sauerstoff	9,4 ± 0,9	8,0 ± 0,9	8,0 ± 1,3
Glukose	0,51 ± 0,1	1,85 ± 0,4*	2,50 ± 0,4*
Laktat	–0,18 ± 0,04	0,10 ± 0,05*	–0,03 ± 0,03*
Glyzerin	–0,06 ± 0,01	0,02 ± 0,01*	0,01 ± 0,004*
freie Fettsäuren	–0,03 ± 0,06	0,22 ± 0,07*	0,32 ± 0,15*

* $p < 0,05$

Parallel mit dem Anstieg des tiefvenösen Sauerstoffgehaltes von basal 12,3 ± 2,4 auf 16,0 ± 2,4 nach 60minütiger PGE_1-Infusion kam es zu einem Rückgang der arterio-venösen O_2-Differenz (Abb. 1a, b). In Verbindung mit der gesteigerten Durchblutung errechnete sich jedoch eine unveränderte muskuläre Sauerstoffaufnahme, die basal bei 9,4 ± 0,9 µmol/100 g × min und in der 60. Minute der Prostaglandininfusion bei 8,0 ± 1,3 lag (Tabelle 2).

Die tiefvenöse Glukosekonzentration fiel unter der Prostaglandininfusion ab, entsprechend vergrößerte sich die arterio-venöse Glukosedifferenz von 18,6 ±

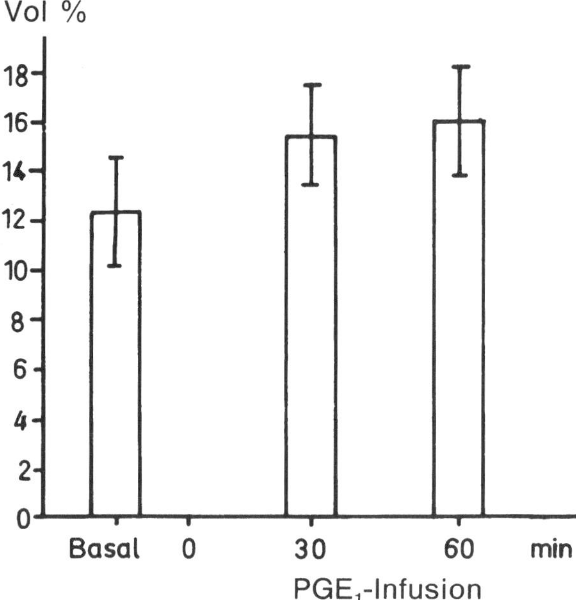

Abb. 1a. Tiefvenöse O_2-Konzentration basal sowie nach 30- bzw. 60minütiger PGE_1-Infusion

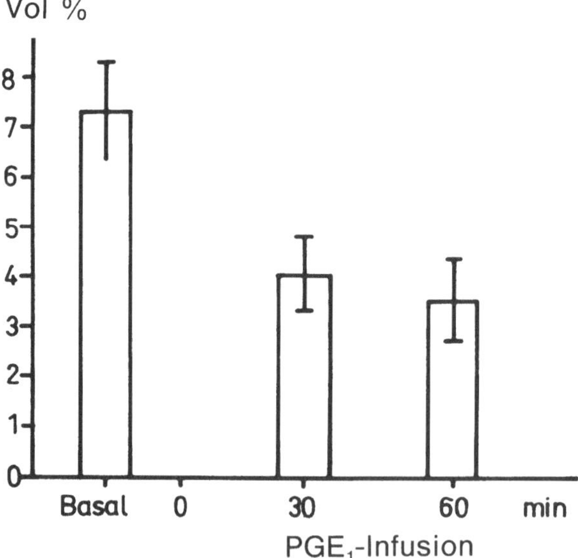

Abb. 1b. Arterio-venöse O_2-Differenz basal sowie nach 30- bzw. 60minütiger PGE_1-Infusion

4,2 µmol/100 ml auf 45,3 ± 4,1 µmol/100 ml in der 60. Minute der Prostaglandininfusion. Daraus ergab sich ein Anstieg der prozentualen Glukoseextraktion von 4,2 ± 0,8 auf 10,5 ± 1,0 % (Abb. 2). In Verbindung mit der gesteigerten Durchblutung errechnete sich eine deutliche Erhöhung der muskulären Glukoseutilisation von basal 0,51 ± 0,1 µmol/100 g × min auf 1,85 ± 0,4 sowie 2,50 ± 0,4 µmol/100 g × min in der 30. und 60. Minute der Prostaglandininfusion (Tabelle 2). Parallel dazu kam es zu einem Rückgang des Laktatgehaltes im

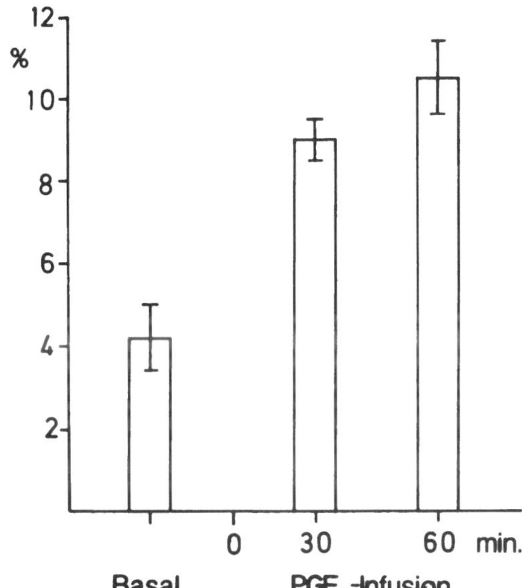

Abb. 2. Prozentuale Glukoseextraktion basal sowie nach 30 und 60 min PGE_1-Infusion

tiefvenösen Blut. Die basal negative arterio-venöse Differenz von − 6,3 ± 1,2 µmol/100 ml reduzierte sich auf 2,6 ± 1,2 bzw. − 0,5 ± 0,5 µmol/100 ml. Dementsprechend ließ sich ein Sistieren der basalen Laktatproduktion nachweisen (Tabelle 2, Abb. 3).

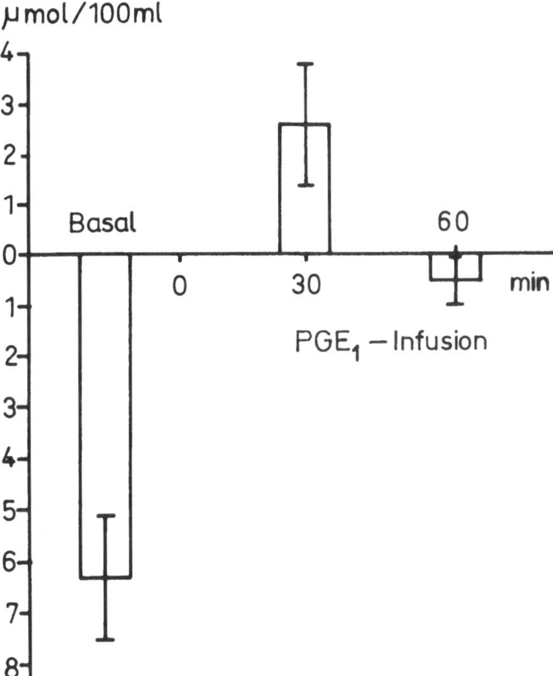

Abb. 3. Arterio-venöse Laktatdifferenz basal sowie 30 bzw. 60 min nach PGE_1-Infusion

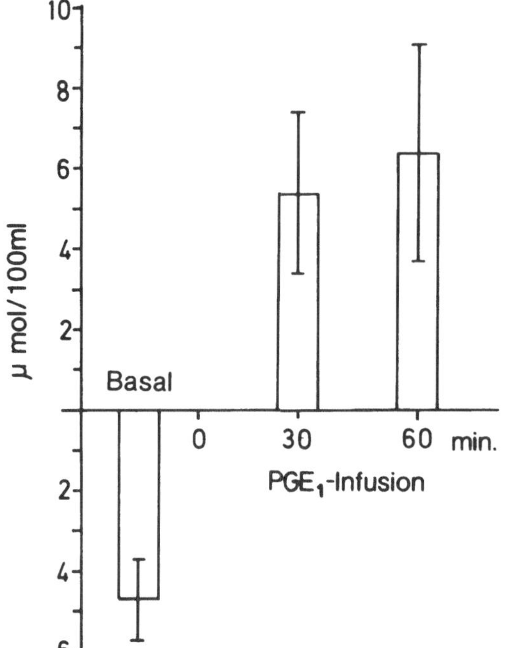

Abb. 4. Arterio-venöse Differenz der freien Fettsäuren basal bzw. nach 30 und 60 min PGE_1-Infusion

Auch die Glyzerinkonzentration in der Muskelvene ging zurück, wobei sich ein Rückgang der basalen arterio-venösen Differenz von $-1{,}8 \pm 0{,}3$ μmol/100 ml auf positive Werte von $0{,}2 \pm 0{,}1$ in der 60. Minute errechnete. Entsprechendes Verhalten zeigte auch die muskuläre Glyzerinproduktion, die basal bei $-0{,}06 \pm 0{,}01$ μmol/100 ml lag, in der 30. und 60. Minute der Infusionsperiode jedoch Werte um 0 erreichte.

Parallel dazu ließen sich für die freien Fettsäuren folgende Werte bestimmen: Durch einen Rückgang des Fettsäurespiegels in der Vene reduzierte sich die arterio-venöse Fettsäuredifferenz von basal $-4{,}7 \pm 1{,}1$ auf positive Werte von $6{,}36 \pm 2{,}7$ μmol/100 ml (Abb. 4). Dabei ging die basale Nettoproduktionsrate von $-0{,}03 \pm 0{,}06$ μmol/100 ml × min in eine Nettoaufnahmerate von $0{,}32 \pm 0{,}15$ nach 60minütiger Prostaglandininfusion über (Tabelle 2).

Diskussion

Unter der i.a. Prostaglandininfusion kam es zu der zu erwartenden lokalen Durchblutungssteigerung. Dabei bezieht sich die mit Hilfe der Venenverschlußplethysmographie gemessene Durchblutungszunahme auf das Gewebe des gesamten Unterarms, d. h. nicht nur der Muskulatur, sondern auch der Haut und des Fettgewebes. Daß sich die Durchblutungssteigerung nun nicht ausschließlich an letzteren Kompartimenten, sondern primär an der Muskulatur eingestellt hat, läßt sich am Anstieg des Sauerstoffgehaltes in der retrograd sondierten Muskelvene beweisen. Nachdem nämlich unter der PGE_1-Infusion keine Veränderung des muskulären Sauerstoffverbrauchs zu erwarten ist, muß es nach dem Fickschen Prinzip bei Anstieg der Durchblutung zu einem Rückgang der O_2-Extraktion kommen.

Wie vermutet, ließ sich in Anlehnung an die Versuche mit Bradykinin [16] eine vermehrte Glukoseaufnahme über eine gesteigerte Glukoseextraktion in den Muskel unter PGE_1-Infusion messen. Da parallel dazu die muskuläre Durchblutung angestiegen ist, liegt es nahe, diesen Effekt als alleinige Funktion der kapillären Durchblutungssteigerung anzusehen. Dies ist jedoch auszuschließen, da eine i.a. Infusion von Papaverin, welches zu einer ähnlichen Durchblutungssteigerung führte, die Glukoseutilisation wegen eines dabei auftretenden Rückgangs der Glukoseextraktion nicht veränderte [5].

Die insulinartige Wirkung von Prostaglandin E_1 entspricht Daten, die in früheren Untersuchungen mit der gleichen Technik unter intraarterieller Infusion von Bradykinin erhoben wurden [3, 12, 16], wobei bekannt ist, daß Bradykinin in seinen physiologischen Wirkungen zumindest teilweise über die Liberation von Prostaglandinen wirkt. So ist es auch zu erklären, daß sich die Effekte von Bradykinin durch Indomethacin hemmen lassen, was für die prostaglandinvermittelte Wirkung des Kininsystems am Muskel spricht [1]. Der Mechanismus dieser insulinartigen Wirkung von Bradykinin sowie von Prostaglandin E_1 ist unklar. Nach Untersuchungen am isolierten Rattenherzen dürfte am ehesten eine Stimulation der Glykolyserate durch Aktivierung der Phosphofruktokinase als Ursache angesehen werden [9]. Eine direkte Stimulation des Glukosetransports an der Muskelzellmembran, entsprechend dem Wirkprinzip von Insulin, ist unwahrscheinlich, da am Musculus soleus der Ratte von anderen Untersuchern kein Effekt gesehen worden ist [2].

Die im Muskel nach Übernachtfasten stattfindende Triglyzeridlipolyse führt zur Produktion von Fettsäuren und Glyzerin. Da letzteres im Muskel kaum metabolisiert wird, kann die muskuläre Glyzerinproduktion als semiquantitativer Parameter der Lipolyse angesehen werden [17]. Die im Mittel bei großer Streuung vorliegende Fettsäureproduktion ist eine Nettobilanz aus endogen produzierten nicht oxidierten Fettsäuren und den von außen, entsprechend dem arteriellen Angebot, aufgenommenen Fettsäuren.

Unter der PGE_1-Infusion kommt es nun zu einem Sistieren der Glyzerinproduktion, was für eine Hemmung der Triglyzeridlipolyse spricht. Dafür spricht auch der Umschlag der basalen Fettsäureproduktion in eine Aufnahme, da als Folge der gehemmten Triglyzeridlipolyse endogen keine Fettsäuren mehr produziert werden. Eine Erklärung scheint am ehesten über die in früheren Arbeiten beschriebene Substratregulierung der muskulären Triglyzeridlipolyse möglich zu sein [17]. Die unter PGE_1 einsetzende erhöhte Glukoseutilisation führt somit wohl direkt über den Effekt der Substratregulierung zur verminderten Triglyzeridlipolyse. Die damit endogen weniger bereitgestellten freien Fettsäuren erklären die trotz des Glukoseutilisationsanstiegs verminderte Laktatproduktion über eine erhebliche Steigerung der Pyruvatoxidation.

Die intraarterielle Gabe von Prostaglandin E_1 hat somit neben dem vasoaktiven auch einen direkten metabolischen Effekt erbracht. Man weiß auch, daß Kinine und Prostaglandine im traumatischen Gewebe überschießend produziert werden und der Heilungsprozeß mit der Kininbildung korreliert. Auf der anderen Seite ließ sich durch Hemmung der Kinin-Prostaglandin-Synthese eine verzögerte Wundheilung beobachten [13, 17]. Praktisch gesehen bedeutet die Umstellung von der Oxidation der Fettsäuren auf die Glukoseoxidation einen Zuwachs von 0,72 Mol ATP/Mol O_2 [3].

Die metabolische Wirksamkeit der Prostaglandine könnte erklären, warum rein vasodilatatorische Substanzen in früheren Jahren keinen positiven therapeutischen Effekt bei der arteriellen Verschlußkrankheit erbrachten, während die Prostaglandine dazu entsprechend mehreren übereinstimmenden Untersuchungen in der Lage zu sein scheinen [6, 11, 14].

Literatur

1. Bowery B, Lewis GP (1973) Inhibition of functional vasodilation and prostaglandin formation in rabbit adipose tissue by indomethacin and aspirin. Br J Pharmacol 47:305
2. Constable SH, Favier RJ, Uhl J, Holloway SO (1986) Bradykinin does not mediate activation of glucose transport by muscle contraction. J appl Physiol 61:881
3. Dietze G (1982) Neue Aspekte zur durchblutungssteigernden und insulinähnlichen Wirkung der Muskelarbeit: Mögliche Beteiligung des Kallikrein-Kinin-Prostaglandin Systems. Klin Wschr 60:429
4. Dietze G, Wicklmayr M, Hepp KD, Bogner W, Mehnert H, Czempiel H, Henftling HG (1976) On gluconeogenesis of human liver: accelerated hepatic glucose formation induce by increased precursor supply. Diabetologia 12:555
5. Dietze G, Wicklmayr M, Mayer L, Boettger J, v. Funcke H (1978) Bradykinin and human forearm metabolism: inhibition of endogenous prostaglandin synthesis. Hoppe Seyler's Z Physiol Chem 359:369
6. Gruss JD, Vargas-Montano H, Bartels D, Simmenroth HW, Sakurai T, Schäfer G, Fietze-Fischer B (1984) Use of prostaglandins in arterial occlusive disease. Inter Angio 3:7
7. Rabes HM (1977) Proliferation kinetics of hepatocytes in regenerating rat liver after kallikrein injection. In: Haberland GL, Rohen JW, Suzuki T, Kiniogenases. Schattauer, Stuttgart, pp 127
8. Rabinowitz D, Zierler KL (1962) Forearm metabolism in obesity and its response to intraarterial insulin. Characterization of insulin resistance and evidence for adaptive hyperinsulinism. J Clin Invest 41:2191
9. Rett K, Maerker E, Lodri C, Wicklmayr M, Diete G (1986) Effects of kallikrein, bradykinin and insulin on substrate metabolism in the isolated perfused rat heart. From: Kinins IV: Part B: edited by Lowell M, Greenbaum and Harry S Mergolius (Plenum Publishing Corporation)
10. Rudofsky G, Altenhoff B, Meyer P, Lohmann A (1987) Intraarterial perfusion with prostaglandin E_1 in patients with intermittent claudication. Vasa Suppl 17:47
11. Sakaguchi S, Kusaba A, Mishikama Y, Kamiya K, Nashimura A, Furukawa K, Shionoya S, Kawashiwa M, Katsumura T, Sakuma A (1978) A multiclinical double blind study with PGE_1 in patients with ischemic ulcer of the extremities. VASA 7:263
12. Shifman R, Wicklmayr M, Boettger J, Dietze G (1980) Insulin-like activity of bradykinin on amino acid balances across the human forearm. Hoppe Seyler's Z Physiol Chem 361:1193
13. Sudmann E, Dregelid E, Bessesen A, Morland J (1979) Inhibition of fracture healing by indomethacin in rats. Eur J Clin Invest 9:333
14. Trübestein G, Diehm C, Gruss JD, Horsch S (1987) Prostaglandin E_1 in chronic arterial disease – a multicenter study. VASA Suppl 17:39
15. Weeks JR, Chandra Sekar N, Ducharme DW (1969) Relative activity of prostaglandin E_1, A_2, E_2 and A_2 on lipolysis, platelet aggregation, smooth muscle and the cardiovascular system. J Rheum Pharmacol 21:103

16. Wicklmayr M, Dietze G, Günther B, Schifman R, Böttger I, Geiger R, Fritz H, Mehnert H (1980) The kallikrein-kinin system and muscle metabolism – clinical aspects. Agents and Actions 10, 4:339
17. Wicklmayr M, Dietze G, Rett K, Mehnert H (1985) Evidence for a substrate regulation of triglyceride lipolysis in human skeletal muscle. Horm Metab Res 17:471
18. Wicklmayr M, Dietze G (1978) Effect of continuously increasing concentrations of plasma ketone bodies on the uptake and oxidation of glucose by muscle in man. Europ J Clin Invest 8:415
19. World Medical Association (1964) Declaration of Helsinki. Br Med J II:117–180

Kardioprotektive Wirkung von Prostaglandin E_1 auf das reperfundierte ischämische Myokard im Tierversuch

Ch. Thiemermann und *K. Schrör*

Einleitung

In den 60er Jahren konnte die Gruppe um Jennings [30] aufgrund ultrastruktureller Untersuchungen an reperfundierten ischämischen Herzen erstmals zeigen, daß in der Reperfusionsphase ein zusätzlicher, Reperfusions-assoziierter Myokardschaden auftritt. Dieser Befund, der in der Folgezeit auch von anderen Autoren bestätigt wurde [16], machte deutlich, daß die Wiederherstellung der normalen Blutversorgung des ischämischen Herzens nicht nur die während der Ischämie aufgetretene Myokarddestruktion demaskiert, sondern darüber hinaus zu zusätzlichen Myokardschäden führen kann. Während für die Pathogenese der ischämischen Myokardschädigung ein Mißverhältnis von Sauerstoffangebot und Bedarf von entscheidender Bedeutung ist, werden für den Reperfusionsschaden u. a. die Bildung von zytotoxischen Sauerstoffradikalen und eine damit verbundene Lipidperoxidation und ein erhöhter Ca^{++}-Einstrom [11, 28] diskutiert. Als Quellen der Sauerstoffradikale werden vor allem aktivierte neutrophile Granulozyten angesehen [16]. In Übereinstimmung mit dieser Hypothese konnte z. B. gezeigt werden, daß durch eine experimentell erzeugte Granulozytopenie eine deutliche Verringerung der Infarktgröße bei temporärer Ischämie eintritt [22].

Neben Granulozyten werden auch aktivierte Thrombozyten als Bildungsort gewebetoxischer Substanzen angesehen [3]. Zahlreiche tierexperimentelle Untersuchungen haben übereinstimmend gezeigt, daß antiaggregatorische Prostaglandine wie Prostacyclin [20], Iloprost [24] und PGE_1 [14] eine kardioprotektive Wirkung bei akuter myokardialer Ischämie aufweisen. Dieser Befund konnte in nachfolgenden Arbeiten mit PGI_2 [29] und Iloprost [32, 33] auch für die temporäre Ischämie bestätigt werden. Obwohl erste Patientenstudien mit Prostacyclin beim Herzinfarkt erfolgversprechende Resultate lieferten [7], scheint die therapeutische Anwendbarkeit von PGI_2 durch die potente vasodilatorische Wirkung des Eikosanoids beim Menschen limitiert zu sein [31].

PGE_1 zeigt zwar hinsichtlich der antiaggregatorischen und vasodilatierenden Eigenschaften ein qualitativ dem Prostacyclin vergleichbares Wirkprofil, wird jedoch bei intravenöser Applikation zu etwa 60–80 % bei der ersten Lungenpassage metabolisiert [10]. Trotzdem wurden in einer kürzlich veröffentlichten klinischen Studie auch für PGE_1 (intrakoronar in Kombination mit Streptokinase) günstige Effekte auf das reperfundierte ischämische Myokard des Menschen beschrieben [27]. Es ist daher vorstellbar, daß eine Hemmung der Granulozyten- bzw. Thrombozytenfunktion auch durch intravenöse PGE_1-Infusion (bei relativ hohem venösen PGE_1-Plasmaspiegel) erreicht werden kann, während der vergleichsweise niedrige arterielle Plasmaspiegel die unerwünschte systemische Blutdrucksenkung der Substanz reduziert oder nicht mehr erlaubt. In diesem Zusammenhang ist darauf hinzuweisen, daß die Granulozyten-inhibitorische Wirkung von PGE_1 *in vitro* im Vergleich zu PGI_2 oder Iloprost erheblich stärker ist [25].

In der vorliegenden Untersuchung wurde daher die therapeutische Bedeutung einer intravenösen PGE_1-Infusion für den Reperfusionsschaden des ischämischen Myokards an einem Tiermodell überprüft. Zusätzlich sollte eine mögliche Hemmung der Granulozytenfunktion durch PGE_1 *in vivo* untersucht werden, um damit weitere Anhaltspunkte für die Bedeutung eines solchen Wirkungsmechanismus zu erhalten.

Methodik

Katzen beiderlei Geschlechts mit einem Körpergewicht zwischen 2,5 und 3,3 kg wurden mit 50 mg/kg Natrium-Pentobarbital (Nembutal) i.p. narkotisiert und erhielten 0,2 mg/kg Alcuronium (Alloferin) als Muskelrelaxans. Nach Tracheotomie wurde der Thorax unter Überdruckbeatmung mit Raumluft (Atemzugvolumen 15–25 ml/kg Körpergewicht; Atemfrequenz 20–25 Atemzüge pro Minute) durch eine midsternale Thorakotomie eröffnet. Anschließend wurde der Ramus interventricularis anterior der linken Koronararterie (RIVA) etwa 15 mm distal seines Ursprungs aus der Aorta und oberhalb des ersten Ramus diagonalis mit einem 4-0er Faden atraumatisch unter Schonung der begleitenden Vene unterfahren.

Zur Messung des linksventrikulären systolischen (LVSP) bzw. enddiastolischen Druckes (LVEDP) wurde ein Mikrotip-Manometer-Katheter über die A. carotis sin. in den linken Ventrikel eingeführt. Die Kontraktilität (dp/dt_{max}) wurde mit Hilfe eines computergesteuerten Rechnersystems kontinuierlich aus den linksventrikulären Druckkurven ermittelt. Zur Messung des mittleren arteriellen Blutdruckes (MAPB) bzw. zur Substanzinfusion wurden zusätzlich die A. und V. femoralis kanüliert. Ein Standard-Extremitäten-EKG wurde zur Analyse ischämiedinduzierter Veränderungen der elektrischen Herzaktivität verwendet. Die Herzfrequenz wurde aus dem EKG berechnet.

Die Zymosan-induzierte (1 mg/ml) Luminol-abhängige Chemolumineszenz wurde im rechtsatrialen Vollblut *ex vivo* bestimmt [6, 15]. Dieser Assay ermittelt im Prinzip die Myeloperoxidase-Freisetzung polymorphkerniger Zellen und kann als on-line Registrierung des Aktivitätszustandes inflammatorischer Phagozyten angesehen werden (G. Weissmann, persönliche Mitteilung). Zusätzlich wurde die Zahl der Leukozyten und Thrombozyten mit Hilfe eines Phasenkontrastmikroskopes mit Interferenzzusatz im rechtsatrialen Blut bestimmt.

30 Minuten nach Abschluß des operativen Eingriffes wurde der RIVA zum Zeitpunkt 0 für 3 Stunden verschlossen. Die intravenöse Infusion von PGE_1 ($5\ \mu g/kg \times min$) bzw. Kochsalzlösung (Vehikel) begann 30 Minuten nach Koronarligatur und wurde bis zum Versuchsende, d. h. zum Zeitpunkt 5 h, auf-

rechterhalten. 3 Stunden nach Koronarligatur wurde der RIVA wiedereröffnet und das Herz für weitere 2 Stunden reperfundiert. Am Ende der 5stündigen Versuchsperiode wurde das Herz des Versuchstieres aus dem Thorax entfernt und in physiologischer Kochsalzlösung bei 4 °C eingebracht. Anschließend wurde die spezifische Aktivität der myokardialen Kreatinphosphokinase (CK) in transmuralen Biopsieproben aus der ischämischen Vorderwand (MI) sowie der nichtischämischen (NMI) Hinterwand des linken Ventrikels gemessen.

Scheinoperierte Versuchstiere (SOP) unterlagen einer identischen Präparation ohne Verschluß der um die Koronararterie gelegten Schlinge [32, 34].

Folgende Gruppen wurden untersucht: Koronarligatur-Reperfusion und Infusion von Vehikel (OP-VEH, n = 10); Koronarligatur-Reperfusion und Infusion von PGE_1 (OP-PGE_1, n = 9); Schein-Operation und Infusion von Vehikel (SOP-VEH, n = 3).

Die Angaben in Text, Tabellen und Abbildungen sind Mittelwerte ± Standardfehler des Mittelwertes (x ± SEM) von n Versuchen. Die statistische Prüfung erfolgte mit dem t-Test für unverbundene Stichproben. P Werte von $< 0{,}05$ wurden als signifikant angesehen.

Ergebnisse

Hämodynamik

Nach Beendigung des operativen Eingriffs variierten die Mittelwerte der mittleren arteriellen Blutdrucke (MABP) der 3 Versuchsgruppen zwischen 136 ± 4 und 147 ± 3 mm Hg ($P > 0{,}05$). In der Vehikel-behandelten SOP-Gruppe blieb der MABP bis zum Versuchsende annähernd konstant. Ligatur des RIVA führte zu einem transienten Blutdruckabfall von 5–8 mm Hg ($P > 0{,}05$), so daß der MABP in der Vehikel-behandelten OP-Gruppe vor Beginn der Reperfusion (Zeitpunkt 3 h) 123 ± 9 mm Hg und zum Versuchsende (Zeitpunkt 5 h) 113 ± 12 mmHg betrug ($P > 0{,}05$).

Infusion von PGE_1 resultierte in einer Abnahme des MABP auf 111 ± 8 mm Hg (Zeitpunkt 3 h) bzw. 90 ± 7 mm Hg (Zeitpunkt 5 h). Obwohl diese Veränderungen zu keinem Meßzeitpunkt signifikant im Vergleich zur Kontrollgruppe

Tabelle 1. Linksventrikuläre Kontraktionskraft (dp/dt_{max}) bei scheinoperierten (SOP) und koronarligierten, reperfundierten Versuchtstieren (OP) nach Infusion von Vehikel (VEH) oder PGE_1. Angegeben sind Mittelwerte und Standardfehler (x ± SEM) von n Versuchen

Gruppe	n	dp/dt_{max} [mm Hg/sec] zur Zeit [min]							
		0	20	40	60	120	180	240	300
OP-VEH	9	6 316 ±596	5 889 ±674	5 684 ±592	6 173 ±711	6 119 ±649	5 610 ±505	5 005 ±454	4 759 ±539
OP-PGE_1	9	6 408 ±520	5 584 ±277	6 513 ±597	6 686 ±552	5 805 ±513	4 961 ±545	4 016 ±416	3 583 ±440
SOP-VEH	3	4 254 ±558	5 510 ±599	5 683 ±404	5 515 ±514	5 766 ±575	5 306 ±428	5 086 ±376	5 108 ±288

waren ($P > 0,05$), lassen sie jedoch das vasodilatierende Potential der Substanz deutlich erkennen. Infusion von PGE_1 führte auch nicht zu signifikanten Änderungen der Herzfrequenz (Daten nicht dargestellt). Entsprechend blieb das Druck-Frequenz-Produkt („pressure-rate-index"), ein Indikator des myokardialen Sauerstoffverbrauchs [2], ebenfalls unverändert ($p > 0,05$). Auch die Mittelwerte der linksventrikulären systolischen bzw. enddiastolischen Drucke sowie der Kontraktionskraft (dp/dt_{max}) zeigten keine signifikanten Unterschiede zwischen Vehikel- und PGE_1-behandelten OP-Gruppen ($p > 0,05$) und belegen damit zusätzlich, daß eine intravenöse PGE_1-Infusion in der hier verwandten Dosierung keine signifikante Änderung der allgemeinen Hämodynamik, d. h. Senkung des Sauerstoffverbrauchs zur Folge hat. Die Daten zur linksventrikulären Kontraktionskraft sind in Tabelle 1 zusammengefaßt.

EKG-Veränderungen

Bei Vehikel-behandelten SOP-Tieren zeigte sich erwartungsgemäß während der 5stündigen Beobachtungsperiode keinerlei Änderung der ST-Strecke im EKG ($p > 0,05$). Ligatur des RIVA führt bei Vehikel- und PGE_1-behandelten Versuchstieren zu einer signifikanten ST-Streckenelevation. Diese erreicht bei Vehikel-behandelten OP-Tieren zum Zeitpunkt 3 h ein Maximum von 0,3 mV und ist damit signifikant höher als bei scheinoperierten Tieren ($p < 0,01$). PGE_1 verhindert nach Infusionsbeginn einen weiteren ST-Streckenanstieg und führt zu einer kontinuierlichen und signifikanten Abnahme der ST-Streckenelevation ($p < 0,05$ für 1–3 h). Diese Befunde sind auf Abb. 1 zusammengefaßt.

Die reperfusionsbedingte Abnahme der ST-Streckenelevation wird in der OP-VEH-Gruppe von einer signifikanten Abnahme der R-Zackenamplitude sowie der Entwicklung eines Pardee-Q begleitet. So nimmt die Q-Zackenamplitude von $0,02 \pm 0,01$ mV (Zeitpunkt 3 h) bis zum Versuchsende (5 h) auf $0,18 \pm 0,04$ mV zu ($p < 0,01$), während die R-Zackenamplitude im gleichen Zeitraum von $0,51 \pm 0,02$ mV auf $0,28 \pm 0,04$ mV abnimmt ($p < 0,05$). Diese reperfusionsbedingte Entwicklung eines pathologischen QS-Komplexes (Zeichen der Myokardnekrose) wird durch die Infusion von PGE_1 vollständig gehemmt, so daß Q- und R-Zackenamplitude am Versuchsende mit $0,05 \pm 0,02$ mV bzw. $0,50 \pm 0,02$ mV sich nicht von scheinoperierten Tieren unterscheiden ($p > 0,05$).

Myokardiale Kreatinphosphokinase-Aktivität

Im Vergleich zur SOP-Gruppe, bei der die CK-spezifische Aktivität im Myokard der Vorder- („MI") bzw. der Hinterwand (NMI) des linken Ventrikels nahezu identisch ist, führen Koronarligatur und Reperfusion bei Vehikel-behandelten Kontrolltieren zu einer signifikanten Abnahme der CK-spezifischen Aktivität im reperfundierten ischämischen Myokard ($p < 0,05$). Diese Ischämie-bedingte Abnahme der CK-spezifischen Aktivität wird durch die Infusion von PGE_1 weitgehend antagonisiert ($p < 0,05$), so daß die CK-Aktivität im reperfundierten ischämischen Myokard PGE_1-behandelter Versuchstiere gegenüber der SOP-

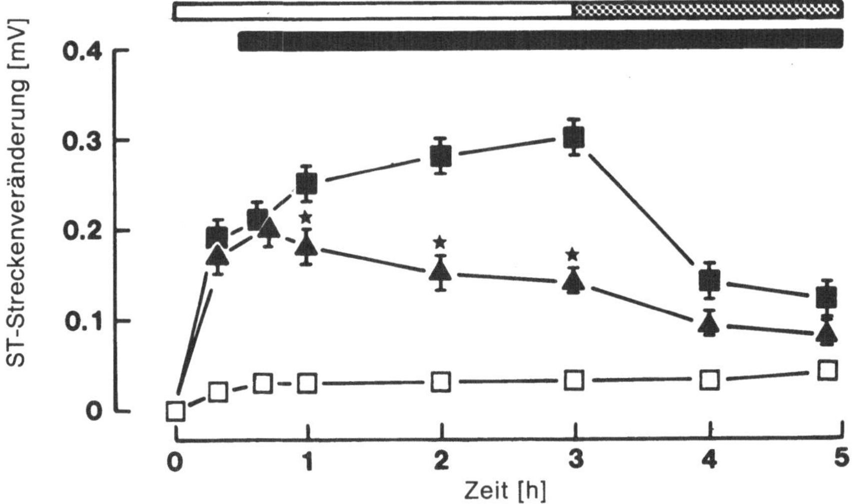

Abb. 1. ST-Streckenveränderung im Extremitäten-EKG von Katzen nach 3 h Koronarligatur + 2 h Reperfusion und Behandlung mit Vehikel (gefüllte Vierecke) (n = 10) oder PGE_1 (gefüllte Dreiecke) (n = 9) im Vergleich zu scheinoperierten, Vehikel-behandelten Kontrollen (offene Vierecke) (n = 3). Die obere schwarze Linie bezeichnet die Behandlungsperiode, die weiße Linie die Zeit der Koronarokklusion, die gepunktete Linie die Reperfusion. Jeder Punkt entspricht Mittelwert und Standardfehler (x ± SEM) von n Versuchen

* = P < 0,05 (PGE_1-Behandlung von OP-Katzen vs. Vehikel-Behandlung zum gleichen Zeitpunkt)

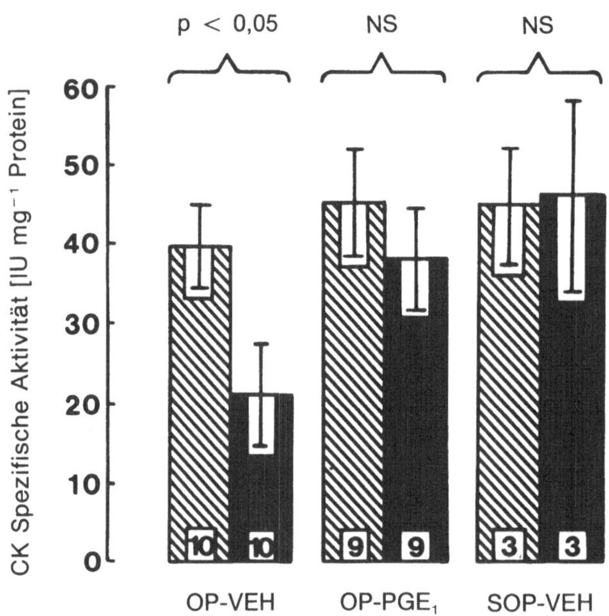

Abb. 2. Änderung der Kreatinphosphokinase-spezifischen Aktivität (CK) im ischämischen (gefüllte Säulen) und nichtischämischen (gestrichelte Säulen) Myokard von Katzen nach 3 h Koronarligatur + 2 h Reperfusion (OP) im Vergleich zu scheinoperierten, Vehikel-(VEH-)behandelten Kontrollen (SOP). Die Daten sind Mittelwert und Standardfehler (x ± SEM) der Anzahl von Versuchen, die an den Säulen angegeben ist

NS = nicht signifikant

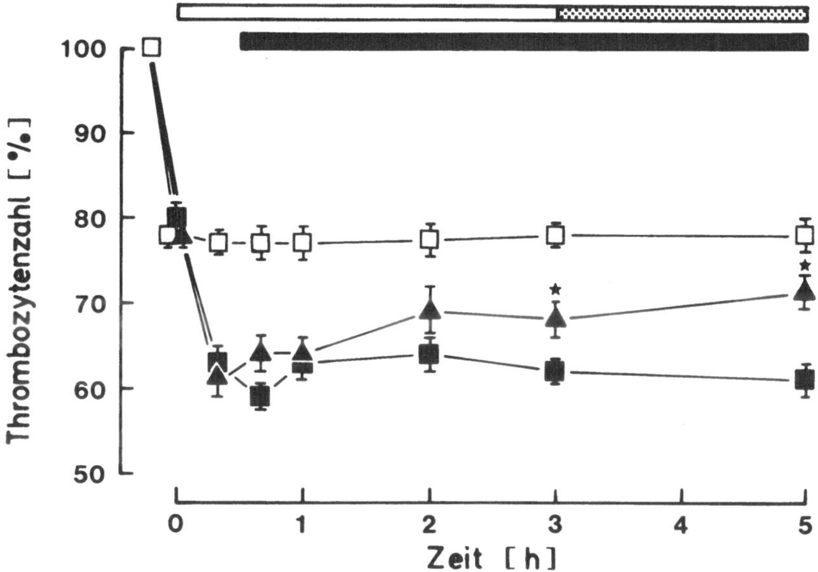

Abb. 3. Änderung der freien Thrombozytenzahl im rechtsatrialen Blut von Katzen nach 3 h Koronarligatur + 2 h Reperfusion und Behandlung mit Vehikel (gefüllte Vierecke) (n = 10) oder PGE_1 (gefüllte Dreiecke) (n = 9) im Vergleich zu scheinoperierten, Vehikel-behandelten Kontrollen (offene Vierecke) (n = 3). Die obere schwarze Linie bezeichnet die Behandlungsperiode, die weiße Linie die Zeit der Koronarokklusion, die gepunktete Linie die Reperfusion. Jeder Punkt entspricht Mittelwert und Standardfehler (x ± SEM) von n Versuchen

* = P < 0,05 (PGE_1-Behandlung von OP-Katzen vs. Vehikel-Behandlung zum gleichen Zeitpunkt)

Gruppe nicht mehr signifikant verschieden ist (p > 0,05). Diese Befunde sind auf Abb. 2 dargestellt.

Thrombozytenzahl

Die Zahl frei zirkulierender Thrombozyten variiert präoperativ zwischen 517 und 535 × 10^8 Zellen/ml. Nach einem initialen, operationsbedingten Abfall der Thrombozytenzahl von 18–21 %, der bei allen Versuchsgruppen auftritt, bleibt die Thrombozytenzahl in der SOP-Gruppe bis zum Versuchsende unverändert (p > 0,05). Innerhalb von 20 Minuten nach Koronarligatur nimmt die Thrombozytenzahl beider OP-Gruppen durch die Ischämie-induzierte Bildung von Thrombozytenaggregaten zusätzlich um etwa 20 % ab. Diese Ischämie-induzierte Thrombozytopenie bleibt unter Vehikel-Infusion trotz Einsetzen der Reperfusion bis zum Versuchsende bestehen. PGE_1 induziert dagegen einen geringgradigen Wiederanstieg der freien Thrombozytenzahl (p < 0,05 vs. OP-VEH), der durch eine Auflösung präformierter Thrombozytenaggregate durch PGE_1 angesehen werden kann. Diese Befunde sind auf Abb. 3 zusammengefaßt.

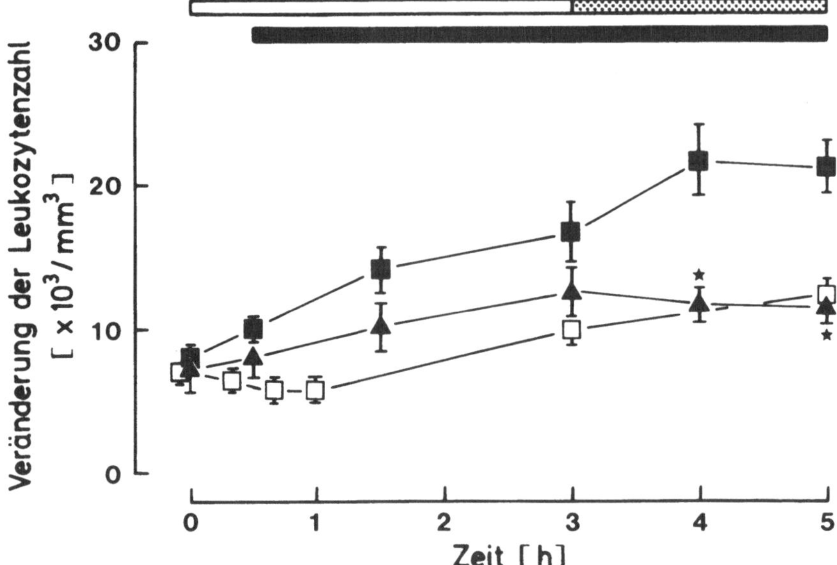

Abb. 4. Zeitabhängige Veränderungen der Leukozytenzahl in rechtsatrialem Blut von Katzen ex vivo nach 3 h Koronarligatur + 2 h Reperfusion und Behandlung mit Vehikel (gefüllte Vierecke) (n = 10) oder PGE_1 (gefüllte Dreiecke) (n = 9) im Vergleich zu scheinoperierten, Vehikel-behandelten Kontrollen (offene Vierecke) (n = 3). Die obere schwarze Linie bezeichnet die Behandlungsperiode, die weiße Linie die Zeit der Koronarokklusion, die gepunktete Linie die Reperfusion. Jeder Punkt entspricht Mittelwert und Standardfehler (x ± SEM) von n Versuchen

* = $P < 0,05$ (PGE_1-Behandlung von OP-Katzen vs. Vehikel-Behandlung zum gleichen Zeitpunkt)

Leukozytenzahl

Die myokardiale Ischämie führt zu einem kontinuierlichen Anstieg der Leukozytenzahl im peripheren Blut. Dabei bleibt der Anteil der neutrophilen Granulozyten mit 60–80 % konstant. Reperfusion verursacht bei Vehikel-behandelten OP-Tieren einen weiteren signifikanten Anstieg der Leukozytenzahl, die damit am Versuchsende gegenüber dem präoperativen Ausgangswert etwa 2–3fach erhöht ist ($p < 0,05$). Infusion von PGE_1 verursacht in der Ischämieperiode zunächst lediglich eine geringgradige Verminderung der Leukozytose ($p > 0,05$). Interessanterweise hemmt PGE_1 aber die reperfusionsbedingte Zunahme der Leukozytenzahl vollständig, so daß die Leukozytenzahl der OP-PGE_1-Gruppe zum Versuchsende nicht mehr signifikant von der SOP-Gruppe verschieden ist ($p > 0,05$). Abb. 4 faßt diese Befunde zusammen.

Tabelle 2. Myeloperoxidase (MPO) abhängige Chemilumineszenz in Zymosan (1 mg/ml) stimuliertem Vollblut von Katzen ex vivo. Jeder Punkt entspricht Mittelwert und Standardfehler (x ± SEM) von n Versuchen

Gruppe	n	MPO [counts × 10^3] zur Zeit [min]					
		0	30	90	180	240	300
OP-VEH	10	57 ± 9	73 ± 11	112 ± 15	100 ± 20	142 ± 20	134 ± 16
OP-PGE_1	7	38 ± 10	52 ± 15	43 ± 8*	72 ± 23	103 ± 29	48 ± 6*
SOP-VEH	3	32 ± 10	58 ± 14	82 ± 24	42 ± 9	90 ± 28	80 ± 2

* = $P < 0{,}05$ (PGE_1-Behandlung von OP-Katzen vs. Vehikel-Behandlung zum gleichen Zeitpunkt)

Freisetzung von zytotoxischen Sauerstoffradikalen

Die Leukozytose während der Reperfusion von OP-VEH-Tieren führte zu einer signifikanten Zunahme der Freisetzung reaktiver Sauerstoffspezies durch Zymosan-stimuliertes Katzenblut *ex vivo*. Infusion von PGE_1 hemmt nicht nur die Leukozytose, sondern auch die reperfusions-assoziierte Radikalfreisetzung neutrophiler Granulozyten ($p < 0{,}05$) (Tabelle 2).

Der Quotient reaktive Sauerstoffspezies/Leukozytenzahl zum Zeitpunkt 5 h betrug 6,51 ± 1,31 für die OP-VEH Gruppe und 5,12 ± 0,97 für die Gruppe OP-PGE_1 ($p > 0{,}05$). Diese Werte waren auch nicht unterschiedlich von den scheinoperierten, vehikelbehandelten Katzen: 6,61 ± 2,93 ($p > 0{,}05$) und belegen damit, daß der primäre Effekt von PGE_1 auf die Sauerstoffradikalbildung in einer Hemmung des Anstiegs der Leukozytenzahlen beruht.

Diskussion

Die vorliegende Untersuchung beschreibt erstmals eine kardioprotektive Wirkung einer intravenösen PGE_1-Infusion auf das reperfundierte ischämische Myokard in einem Tierversuch *in vivo*. Die protektive Wirkung von PGE_1 wird belegt durch eine weitgehende Hemmung der Ischämie-induzierten Freisetzung zytosolischer Markerenzyme des Herzens (Kreatinphosphokinase), die Verhinderung des ST-Streckenanstiegs in der Ischämieperiode sowie die Hemmung der Ausbildung eines pathologischen QS-Komplexes als Zeichen einer progredienten Myokardnekrose in der Reperfusion. Diese Befunde bestätigen die günstigen klinischen Ergebnisse der Anwendung von PGE_1 beim Herzinfarkt [27] und eröffnen gleichzeitig neue Einblicke in die zugrundeliegenden Wirkungsmechanismen.

Günstige Wirkungen von PGE_1 bei peripheren Durchblutungsstörungen werden häufig durch die Vasodilatatorwirkung der Substanz erklärt, die durch die vorwiegend in vitro beobachteten antiadrenergen Effekte von E-Prostaglandinen [12] eine zusätzliche Stützung erfährt. Vorliegende Untersuchung bestätigt auch für die hier verwendeten Dosierungen einen tendentiell blutdrucksenkenden Effekt.

Allerdings waren diese Veränderungen nicht signifikant und können daher die oben erwähnten günstigen Substanzwirkungen auf das ischämische Myokard nicht erklären. Besonders ist in diesem Zusammenhang auf das Fehlen einer negativ inotropen Wirkung oder reflektorischen Zunahme der Herzfrequenz hinzuweisen, die im Zusammenhang mit dem ebenfalls unveränderten Druck-Frequenz-Produkt eine primäre Senkung des myokardialen Sauerstoffverbrauchs als Erklärung der kardioprotektiven Wirkung der Substanz ausschließen.

Eine alternative Erklärungsmöglichkeit für die günstigen PGE_1-Effekte ist eine Hemmung der Thrombozytenaktivierung. So ist seit langem bekannt, daß eine Stenose von Koronargefäßen sowie ein Koronarverschluß die Thrombozytenaktivierung triggert und gleichzeitig die Freisetzung von Spasmogenen (TXA_2, Serotonin) aus Thrombozyten stimuliert. Beide Effekte sind durch antiaggregatorische Prostaglandine wie PGI_2 [1] und Iloprost [5] zu hemmen. In vorliegender Arbeit wurde auch für PGE_1 eine Hemmung der ischämieinduzierten Plättchenaggregatbildung nachgewiesen. Allerdings war dieser Effekt beim Vergleich mit Iloprost [24] oder PGI_2 nur gering. In einigen zusätzlichen Versuchen konnten wir für PGE_1 in der hier verwendeten Dosierung auch keine Beeinflussung der Plättchensekretion oder des Plasma-Thromboxanspiegels finden (Befunde nicht dargestellt). Diese Ergebnisse sprechen insgesamt für eine geringe Bedeutung der Thrombozytenaktivierung für den Reperfusionsschaden des ischämischen Myokards [18].

Anders verhält es sich mit der Hemmung der ischämieinduzierten Aktivierung von Neutrophilen. Eine Akkumulation dieser Zellen in der Randzone des Ischämiebezirks ist bekannt und wird allgemein als wichtiger Faktor für die Sauerstoffradikalfreisetzung angesehen [19]. In Übereinstimmung damit führt Entfernung von Leukozyten durch ein entsprechendes Antiserum [22] oder Hemmung der Sauerstoffradikalbildung durch geeignete Pharmaka [13, 18] zu einer Reduktion der Infarktgröße im reperfundierten ischämischen Myokard. Analoge Effekte können auch für E-Prostaglandine erwartet werden, die die rezeptormediierte Neutrophilenaktivierung *in vitro* hemmen [8, 25]. Insofern ist die hier gezeigte inhibitorische Wirkung von PGE_1 auf die Neutrophilenaktivierung nicht überraschend. Der von uns verwendete Myeloperoxidaseassay ist dabei als ein sensitiver Marker des Sauerstoffmetabolismus der Neutrophilen anzusehen [4]. Andererseits konnte diese Funktionshemmung primär durch eine Verhinderung des Anstiegs der Anzahl zirkulierender Neutrophiler erklärt werden und nicht durch eine Abnahme der zellulären Aktivität. Eigene Untersuchungen [26] sowie Arbeiten anderer Autoren [29] haben darüber hinaus auch eine neutrophileninhibitorische Wirkung von Prostacyclinen *ex vivo* beschrieben, die durch einen direkten *in vitro* Effekt auf diese Zellen wahrscheinlich nicht zu erklären ist.

Wir nehmen daher an, daß die beeindruckende kardioprotektive Wirkung von PGE_1 an diesem Modell primär auf einem zytoprotektiven Effekt auf die ischämieinduzierte Zellschädigung beruht. Dies resultiert in einer verminderten Freisetzung von Membranfettsäuren, insbesondere Arachidonsäure [21] verminderter Peroxidation zu Fettsäureproxiden [17] und damit herabgesetzter Bildung von chemotaktischen Substanzen für Neutrophile wie 12-H(P)ETE [9, 17, 23]. Diese indirekte Inhibition der Neutrophilenaktivierung kann durch direkte depressorische Effekte des Prostaglandins zusätzlich verstärkt werden.

Danksagung

Die Autoren danken Herrn Dr. P. Ney, Frau K. Bartkowski und Frau J. Brühne für wertvolle Beiträge im Zusammenhang mit dieser Untersuchung.

Literatur

1. Aiken JW, Gorman RR, Shebuski RJ (1979) Prevention of blockage of partially obstructed coronary arteries with prostacyclin correlates with inhibition of platelet aggregation. Prostaglandins 17:483–494
2. Baller D, Bretschneider HJ, Hellige G (1981) A critical look at currently used indirect indices of myocardial oxygen consumption. Basic Res Cardiol 76:163–181
3. Bednar M, Smith B, Pinto A, Mullane KM (1985) Nafazatrom-induced salvage of ischemic myocardium in anesthetized dogs is mediated through inhibition of neutrophil function. Circ Res 57:131–141
4. Bradley PP, Priebat DA, Christensen RD, Rothstein G (1982) Measurement of cutaneous inflammation: Estimation of neutrophil content with an enzyme marker. J Invest Dermatol 78:206–209
5. Darius H, Thomsen T, Schrör K (1987) Cardiovascular actions in vitro and cardioprotective effects in vivo of nileprost, a mixed type PGI_2/PGE_2 agonist. J Cardiovasc Pharmacol 10:144–152
6. DeChatelet LR, Long GD, Shirley PS, Bass DA, Thomas MJ, Henderson FE, Cohen MS (1982) Mechanism of the luminol-dependent chemiluminescence of human neutrophils. J Immunol 129:1589–1592
7. Edhag O, Henriksson P, Wennmalm A (1983) Prostacyclin infusion in patients with acute myocardial infarction (preliminary report). N Eng J Med 308:1032–1033
8. Fantone JC, Kinnes DA (1983) Prostaglandin E_1 and prostaglandin I_2 modification of superoxide production by human neutrophils. Biochem Biophys Res Commun 113:506–513
9. Goetzl EJ, Gorman RR (1977) Chemotactic and chemokinetic stimulation of human eosinophil and neutrophil polymorphnuclear leukocyte chemotaxis and random migration by 12-L-hydroxy-5,8,10,14-eicosatetraenoic acid. J Clin Invest 59:179–187
10. Golub M, Zia P, Matsumo M, Horten R (1975) Metabolism of prostaglandin A_1 and E_1 in man. J Clin Invest 56:1404–1410
11. Hearse DJ (1977) Reperfusion of the ischemic myocardium. J Mol Cell Cardiol 8:605–616
12. Hedqvist P, Wennmalm A (1971) Comparison of the effects of prostaglandins E_1, E_2 and $F_{2\alpha}$ on the sympathetically stimulated rabbit heart. Acta Physiol Scand 83:156–162
13. Jolly SR, Kane WJ, Bailie MB, Abrams GD, Lucchesi BR (1984) Canine myocardial reperfusion injury: its reduction by the combined administration of superoxide dismutase and catalase. Circ Res 54:277–285
14. Judgutt BI, Hutchins GM, Bulkley BH, Becker LC (1981) Dissimilar effects of prostacyclin, prostaglandin E_1 and prostaglandin E_2 on myocardial infarct size after coronary occlusion in conscious dogs. Circ Res 49:685–700
15. Kato T, Wokalek H, Schopf E, Eggert H, Rietschel ET, Fischer H (1981) Measurement of chemiluminescence in freshly drawn human blood. I. Role of granulocytes, platelets and plasma factors in zymosan-induced chemiluminescence. Klin Wschr 59:203–211
16. Lucchesi BR, Mullane KM (1986) Leucocytes and ischemia-induced myocardial injury. Ann Rev Pharmacol Toxicol 26:201–224
17. McCluskey ER, Murphree S, Saffitz JE, Morrison AR, Needleman P (1985) Temporal changes in 12-HETE formation in two models of canine myocardial infarction. Prostaglandins 29(3):387–403
18. Mullane KM, McGiff JC (1985) Platelet depletion and infarct size in an occlusion-reperfusion model of myocardial ischemia in anaesthetized dogs. J Cardiovasc Pharmacol 7:773–738

19. Mullane KM, Read N, Salmon JA, Moncada S (1984) Role of leukocytes in acute myocardial infarction in anaesthetized dogs: Relationship to myocardial salvage by antiinflammatory drugs. J Pharmacol Exp Ther 228:510–522
20. Ogletree ML, Lefer AM, Smith JB, Nicolaou KC (1979) Studies on the protective effect of prostacyclin in acute myocardial ischemia. Eur J Pharmacol 56:95–103
21. Prinzen FW, Van der Vusse GJ, Arts T, Roemen THM, Coumans WA, Renemann RS (1984) Accumulation of nonesterified fatty acids in ischemic canine myocardium. Am J Physiol 247:H264–H272
22. Romson JL, Hook BG, Kunkel SL, Abrams GD, Schork MA, Lucchesi BR (1983) Reduction of the extent of ischemic injury by neutrophil depletion in the dog. Circulation 67:1016–1023
23. Schrör K (1987) Eicosanoids and myocardial ischemia. Basic Res Cardiol 82, Suppl 1:235–243
24. Schrör K, Ohlendorf R, Darius H (1981) Beneficial effects of a new carbacyclin derivative, ZK 36374, in acute myocardial ischemia. J Pharmacol Exp Ther 219:243–249
25. Schrör K, Hecker G (1987) Potent inhibition of superoxide anion generation by PGE_1 and the PGE_1-analog OP-1206 in human PNN's – unrelated to it's anti-platelet, PGI_2-like activity. Vasa 17, Suppl: 11–16
26. Schrör K, Thiemermann C, Ney P: Cardioprotective actions of PGE_1 in experimental myocardial ischemia – involvement of an antineutrophil component (submitted for publication)
27. Sharma B, Wyeth RP, Gimenez HJ, Franciosa JA (1986) Intracoronary prostaglandin E_1 plus streptokinase in acute myocardial infarction. Am J Cardiol 58:1161–1166
28. Shen AC, Jennings RB (1972) Myocardial calcium and magnesium in acute ischemic injury. Am J Pathol 67:417–40
29. Simpson PJ, Mitsos SE, Ventura A, Gallagher AP, Fantone JC, Abrams GD, Schork MA, Lucchesi BR (1987) Prostacyclin protects ischemic reperfused myocardium in the dog by inhibition of neutrophil activation. Am Heart J 113:129–137
30. Sommers HM, Jennings RB (1964) Experimental acute myocardial infarction induced by temporary or permanent occlusion of a coronary artery. Lab Invest 13:1491–1503
31. Szczeklik A, Gryglewski RJ (1985) Prostaglandins in Therapy of cardiovascular disease. Adv Prostaglandin Thromboxane Leukotriene Res 13:345–354
32. Thiemermann C (1987) Zur Bedeutung von Prostacyclin und Thromboxan für den Reperfusionsschaden des ischämischen Myokards. Inauguraldissertation, Köln
33. Thiemermann C, Steinhagen-Thiessen E, Schrör K (1984) Inhibition of oxygen-centered free radical formation by the stable prostacyclin-mimetic Iloprost (ZK 36 374) in acute myocardial ischemia. J Cardiovasc Pharmacol 6:365–366
34. Thiemermann C, Löbel P, Schrör K (1985) Usefulness of defibrotide in protecting ischemic myocardium from reperfusion damage. Am J Cardiol 56:978–982

Kardiopulmonale und mikrozirkulatorische Wirkungen von PGE_1 nach intravenöser Gabe

J. H. Wilkens, H. Wilkens und *J. C. Frölich*

Einleitung

Prostaglandin E_1 (PGE_1) hat bei Patienten mit akutem Atemnotsyndrom (ARDS) [16, 27, 29], pulmonaler Hypertonie [21], instabiler Angina pectoris [26] und peripherer arterieller Verschlußkrankheit (AVK) günstige therapeutische Wirkungen [6, 7]. Die Gründe für die therapeutische Wirksamkeit von PGE_1 bei diesen Erkrankungen sind bisher nicht vollständig geklärt. Neben einer Verbesserung mikrozirkulatorischer Parameter [13] scheint PGE_1 in niedriger Dosierung selektive relaxierende Wirkung auf kontraktile Lungenelemente zu haben [21]. Verbesserung der myokardialen Funktion, der peripheren Durchblutung und des pulmonalen Gasaustauschs sind bei den oben genannten Erkrankungen oft von entscheidender Bedeutung. Informationen über die Dosis-Wirkungsbeziehung von PGE_1 auf kardiale, pulmonale und mikrozirkulatorische Parameter sind für den sinnvollen therapeutischen Einsatz unerläßlich.

Probanden, Material und Methoden

Studie 1: Kardiale und mikrohämodynamische Wirkungen

12 Probanden im Alter von 20–32 Jahren (9 Männer und 3 Frauen) nahmen an der offenen Studie teil. Keiner der Probanden hatte eine akute oder chronische Erkrankung oder nahm zur Zeit der Untersuchung Medikamente ein. Über einen intravenösen Zugang (21 Gauge) am Unterarm wurde zunächt NaCl 0,9 % über 40 Minuten infundiert. Anschließend wurde PGE_1 (20 µg/Ampulle, Prostavasin, Schwarz, Monheim) über eine Infusionspumpe (Injectomat 50, Fresenius, FRG) infundiert, wobei die Infusionsrate alle 20 Minuten verdoppelt wurde (2, 4, 8, 16, 32, 64 und 128 ng/kg). Der transkutane Sauerstoffdruck wurde polarographisch mit dem TCM-2 System (Radiometer Kopenhagen) über 25 µm Platin-Elektroden gemessen. Die Elektroden wurden gegen Raumluft bei 37 °C und 44 °C kalibriert. Nach sorgfältiger Reinigung der Haut wurden drei Elektroden am Vorfuß (37 °C und 44 °C) und am Unterschenkel (44 °C) angebracht. Nach 15 bis 20 Minuten waren stabile Ausgangswerte erreicht. Der Blutdruck wurde sphygmomanometrisch (Boso PSC 40, Bosch & Sohn, FRG) gemessen. Die Erfassung von RR-Intervallen, systolischen Zeitintervallen und relativem Herz-

zeitvolumen erfolgte impedanzkardiographisch mit einem automatischen System (BMT Impedanzanalyzer, Stuttgart) [1]. Während jedes Herzzyklus wurde die Anspannungszeit (PEP), die Austreibungszeit (VET) und das RR-Intervall über einen Microcomputer errechnet.

Studie 2: Pulmonale Wirkungen

8 Probanden (6 Männer, 2 Frauen im Alter zwischen 20 und 32 Jahren) nahmen an der doppelblinden, plazebokontrollierten, randomisierten cross-over Untersuchung teil. Nach einer 2minütigen inhalativen Histaminbelastung von 0,25–2 mg/ml, Wright-Vernebler) wurde an vier Tagen randomisiert 0,9 % NaCl, 12,5, 25 und 50 ng/kg · min PGE_1 intravenös infundiert. 10 Minuten nach Infusionsbeginn wurde mit ansteigenden Histaminchlorid-Konzentrationen (0,063; 0,125; 0,25; 0,5; 1; 2 mg/ml) in 5minütigem Abstand bis zum Erreichen des einheitlichen Abbruchkriteriums (FEV_1-Abfall > 20 %) inhalativ provoziert.

Zur Beurteilung der Lungenfunktion wurden spirometrisch Einsekundenausatmungskapazität (FEV_1), forcierter exspiratorischer Fluß (FEF) und maximaler exspiratorischer Fluß (PEFR) gemessen (Pneumoscope, Erich Jäger, Würzburg). Nach Bestimmung des thorakalen Gasvolumens mit einem Ganzkörperplethysmographen (Model, Fenyves und Gut, Basel) wurden partielle Flußvolumenkurven durch eine forcierte Exspiration nach normaler Inspiration gewonnen und die Fluß-Bestimmung dann bei 25 % der Vitalkapazität ($\mathring{V}p25$) durchgeführt. Mit Hilfe dieses empfindlichen Verfahrens werden Änderungen des Bronchialtonus vermieden, die nach einer maximalen Inspiration eintreten können [2].

Die Steigung der durch die letzten 3 partiellen Flußraten definierten Regressionsgeraden diente als Maß für die bronchiale Reagibilität [11]. Der maximale Abfall des transkutanen Sauerstoffdrucks nach jeder 2minütigen Histaminprovokation wurde mit dem TCM-2-System (Radiometer Kopenhagen) über eine 25 µm Platin-Elektrode gemessen. Die Elektrode wurde gegen Raumluft bei 44 °C kalibiriert und nach sorgfältiger Reinigung der Haut in der Supraclavikulargrube angebracht. Bei Erreichen von stabilen Ausgangswerten nach 15 bis 20 Minuten wurde mit der inhalativen Histaminprovokation begonnen. Bei 2 Probanden erfolgte eine gleichzeitige Bestimmung der Sauerstoffsättigung durch Puls-Oxymetrie (Hellige, FRG).

Statistik

Die statistische Auswertung erfolgte mit Hilfe des Systat Programmversion 3.1 (Systat Inc, Evanston, USA) auf einem Macintosh II Computer (Apple Computer, München, FRG). Normalverteilung wurde nach Lilliefors mit dem Kolmogorov-Smirnow Test getestet [18]. Die Analyse der normalverteilten Daten erfolgte mittels Varianzanalyse für Meßwiederholungen, alle anderen Daten wurden mit Hilfe des Rangsummentests nach Wilcoxon auf signifikante Unterschiede untersucht [19].

Ergebnisse

Studie 1

Die kardiovaskuläre Wirkung von PGE_1 ist in Abbildung 1 dargestellt. Das RR-Intervall fiel ausgehend von 842 ± 36 ms dosisabhängig auf 756 ± 36 ms bei einer Infusionsrate von 128 ng/kg · min ($p < 0{,}05$) (Abb. 1). Die Anspannungs-

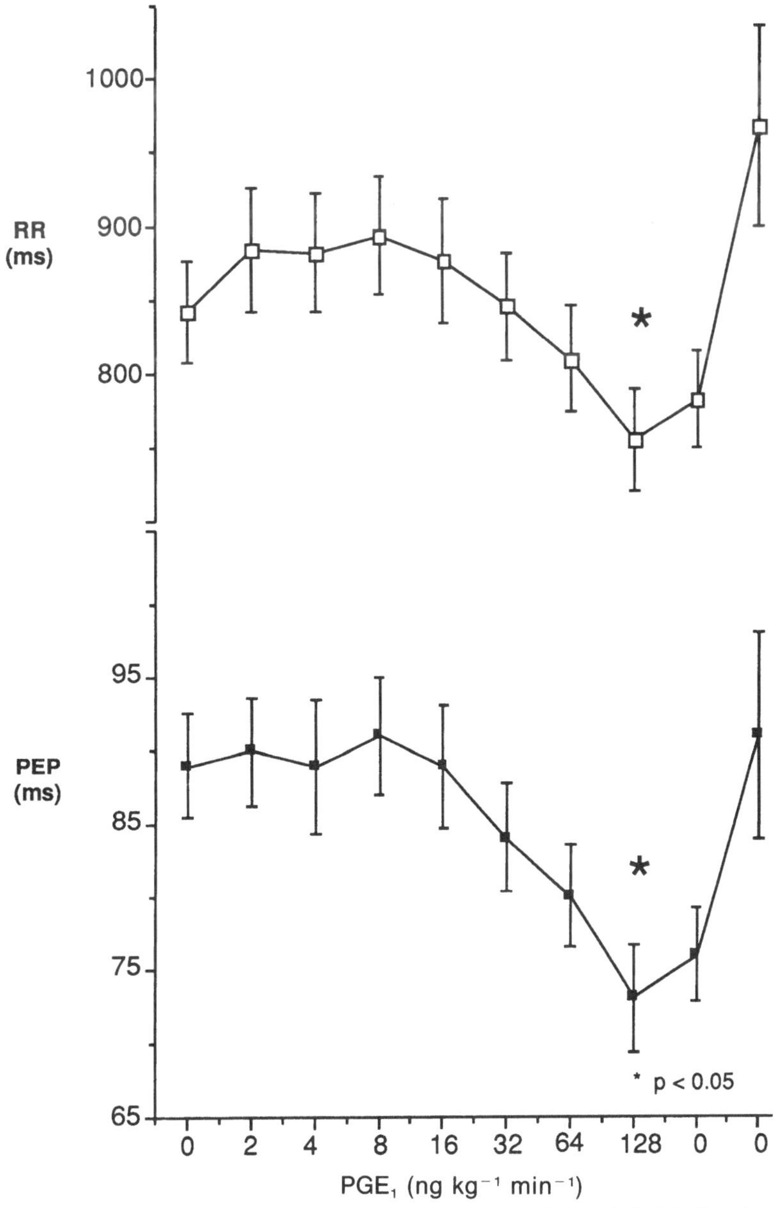

Abb. 1. RR-Intervall (Millisekunden ± SEM, □) und Anspannungszeit (PEP) (Millisekunden ± SEM, ■) unter ansteigenden PGE_1-Infusionsraten (2–128 ng/kg · min) (* $p < 0{,}05$)

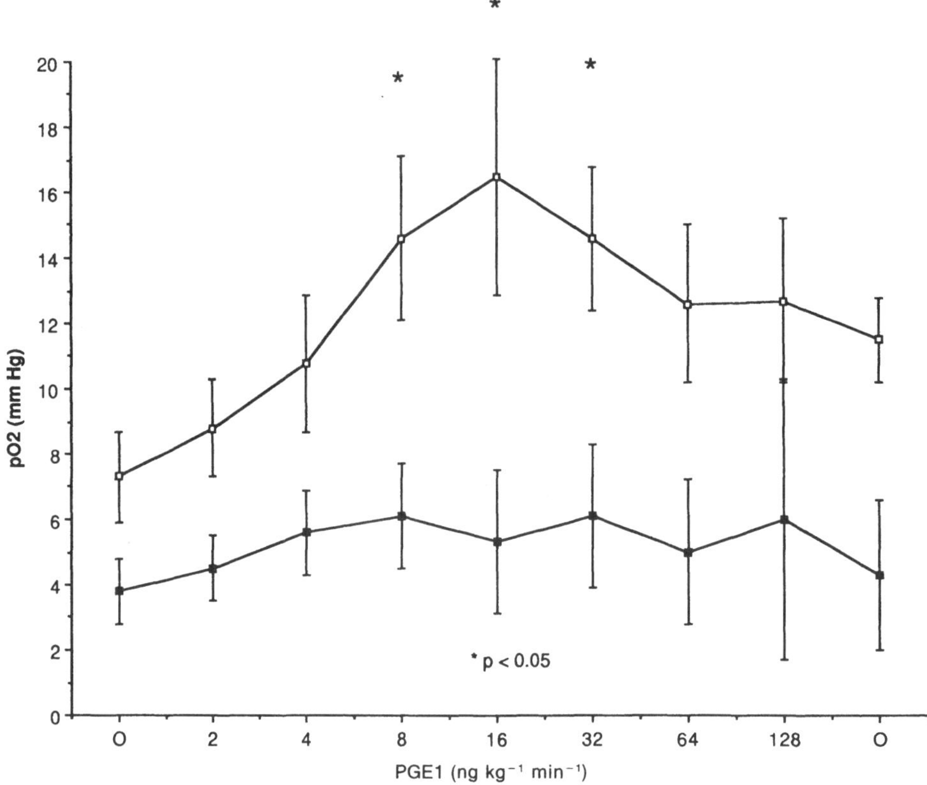

Abb. 2. Transkutaner Sauerstoffdruck ($tcpO_2$) aufgezeichnet mit einer Elektrodentemperatur von 37 °C am Unterschenkel (mmHg ± SEM, □) und am Vorfuß (mmHg ± SEM, ■) unter ansteigenden PGE_1-Infusionsraten (2–128 ng/kg · min)

zeit (PEP) nahm signifikant von 89 ± 3,6 ms bis auf 74 ± 3,6 ms bei einer Infusionsrate von 128 ng/kg · min ab. Bei Infusionsraten über 32 ng/kg min^{-1} fielen der systolische und diastolische Blutdruck gering um 3,5 und 2,8 mmHg ab (n.s.).

Der Quotient $1/PEP^2$ nahm bei der höchsten Infusionsrate um 46 % zu ($p < 0{,}05$). Die maximale Atemstromgeschwindigkeit (PEFR) änderte sich nicht.

Der maximale Anstieg des transkutanen pO_2 ($tcpO_2$, 37 °C) betrug am Unterschenkel 125 % ($p < 0{,}05$) und am Vorfuß 60 % (Abb. 2). Ein maximaler $tcpO_2$-Anstieg wurde bereits bei einer Infusionsrate von 16 ng/kg · min beobachtet. Eine Abnahme des $tcpO_2$ bei 37 °C setzte bei Infusionsraten über 64 ng/kg · min ein (Abb. 2) ($p < 0{,}05$). Änderungen des bei 44 °C am Unterschenkel gemessenen $tcpO_2$ ließen sich nicht nachweisen.

Alle Probanden zeigten bei Infusionsraten über 32 ng/kg · min ein Hauterythem, das 10–20 Minuten nach Infusionsende nachließ. Vier Probanden klagten über leichte Kopfschmerzen und ein Proband über kurzzeitige Übelkeit, zeitgleich mit einer Senkung des systolischen Blutdrucks von 130 auf 100 mmHg.

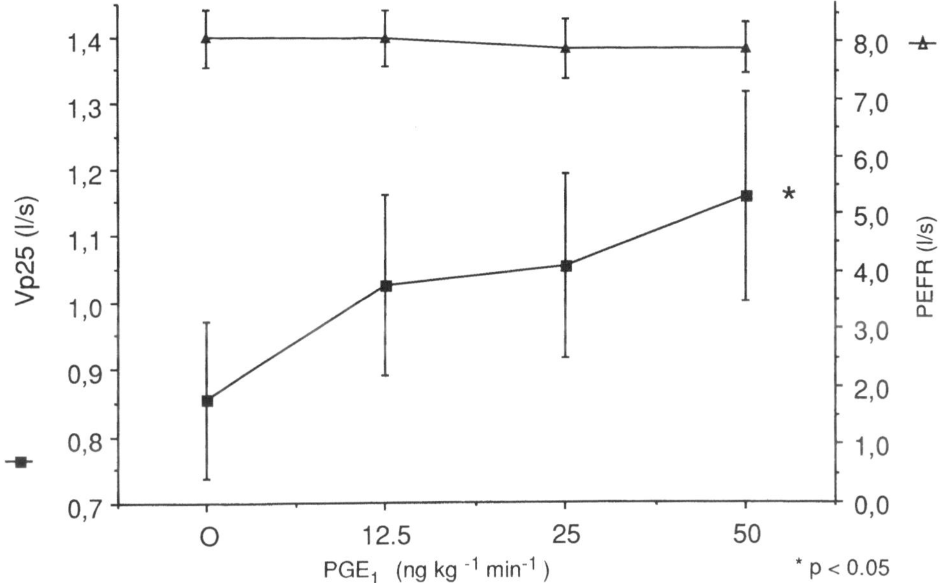

Abb. 3. Verlauf der maximalen Atemstromstärke (PEFR △) (l/s ± SEM) und der partiellen Flußrate bei 25 % der Vitalkapazität (V̊p25 □) (l/s; ± SEM) unter ansteigenden PGE_1-Infusionsraten (0, 12,5, 25, 50 ng/kg · min)

Studie 2

Die Gabe von PGE_1 erhöhte dosisabhängig den Mittelwert der drei letzten partiellen Fluß-Raten (V̊p25) (von 0,86 ± 0,12 l/s auf 1,16 ± 0,16 l/s ($p < 0{,}05$) (Abb. 3). Die bronchiale Reagibilität nahm unter 50 ng/kg · min PGE_1 von 0,91 ± 0,28 um 47 % auf 0,48 ± 0,25 ab ($p < 0{,}05$). (Abb. 4). Änderungen der Einsekundenausatmungskapazität (FEV_1) und der maximalen Atemstromstärke (PEFR) wurden nicht beobachtet (Abb. 3). Der transkutane pO_2-Abfall betrug unter alleiniger Histaminprovokation 39 ± 5 % ($p < 0{,}05$). Dieser transkutane pO_2-Abfall verminderte sich unter Gabe von PGE_1 auf 25 ± 3 % ($p < 0{,}05$) (Abb. 5). Bei zwei Probanden erfolgte eine gleichzeitige Messung der Sauerstoffsättigung durch Pulsoxymetrie. Bei einem transkutanen Druckabfall um 47 bzw. 55 mm Hg betrug die Sättigungsminderung 9 und 11 %.

Neben einem Erythem im Infusionsbereich, das sich bei höheren Dosen auch auf Kopf und Rumpf ausdehnte, gaben 2 Probanden Kopfschmerzen und Hustenreiz während der Histamininhalation an.

Diskussion

Die Untersuchungen zeigen, daß die Infusion von PGE_1 akute kardiopulmonale und mikrozirkulatorische Wirkungen bei den von uns untersuchten Probanden

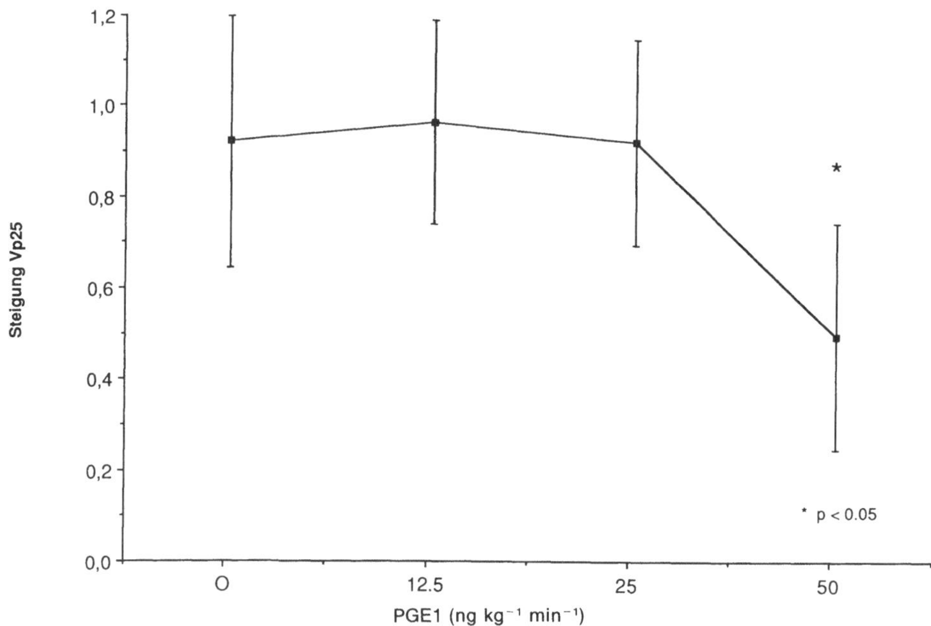

Abb. 4. Veränderung der bronchialen Reagibilität (Steigung V̊p25 ± SEM) unter verschiedenen PGE_1-Infusionsraten (0, 12,5, 25, 50 ng/kg · min)

auslöst. Die Dosiswirkungskurven für Herzfrequenz und Anspannungszeit auf der einen Seite und Mikrozirkulation ($tcpO_2$ bei 37 °C) auf der anderen Seite waren deutlich voneinander verschieden. Die Herzfrequenz wurde erst bei 128 ng/kg · min signifikant beeinflußt, während die $tcpO_2$-Werte bereits ab 2–4 ng/kg · min anstiegen (Abb. 1 und 2).

Die Leistung des linken Ventrikels kann durch impedanzkardiographische Messung der systolischen Zeitintervalle kontinuierlich und nichtinvasiv erfaßt werden [20]. Die Anspannungszeit (PEP) ist ein besonders sensitiver und spezifischer Parameter zur Messung kleiner inotroper Pharmakonwirkungen [3, 12]. Die Abnahme der Anspannungszeit in unserer Untersuchung spricht deshalb für eine positiv inotrope Wirkung von PGE_1. Obwohl PEP von der Herzfrequenz unabhängig ist [28, 24], wird PEP durch Zunahme des diastolischen Blutdrucks leicht und durch Abnahme des linksventrikulären enddiastolischen Drucks (LVEDP) stärker verlängert [28]. Untersuchungen am Hund zeigen, daß sich der linksventrikuläre enddiastolische Druck nach Infusion von PGE_1 signifikant verringert [23]. Daß wir trotz zu vermutender Abnahme des LVEDP eine signifikante Abnahme der PEP beobachteten, spricht für eine ausgeprägte Zunahme der myokardialen Kontraktilität durch PGE_1.

Bei hämodynamischen Untersuchungen nach Infusion niedriger i. a. PGE_1-Dosen (0,3–20 ng PGE_1/kg · min) an Normalprobanden wurden Änderungen des Blutdrucks und des Herzzeitvolumens bei einer Infusionsrate von 20 ng PGE_1/kg · min nicht beobachtet [5]. Diese Ergebnisse stehen nicht im Widerspruch zu

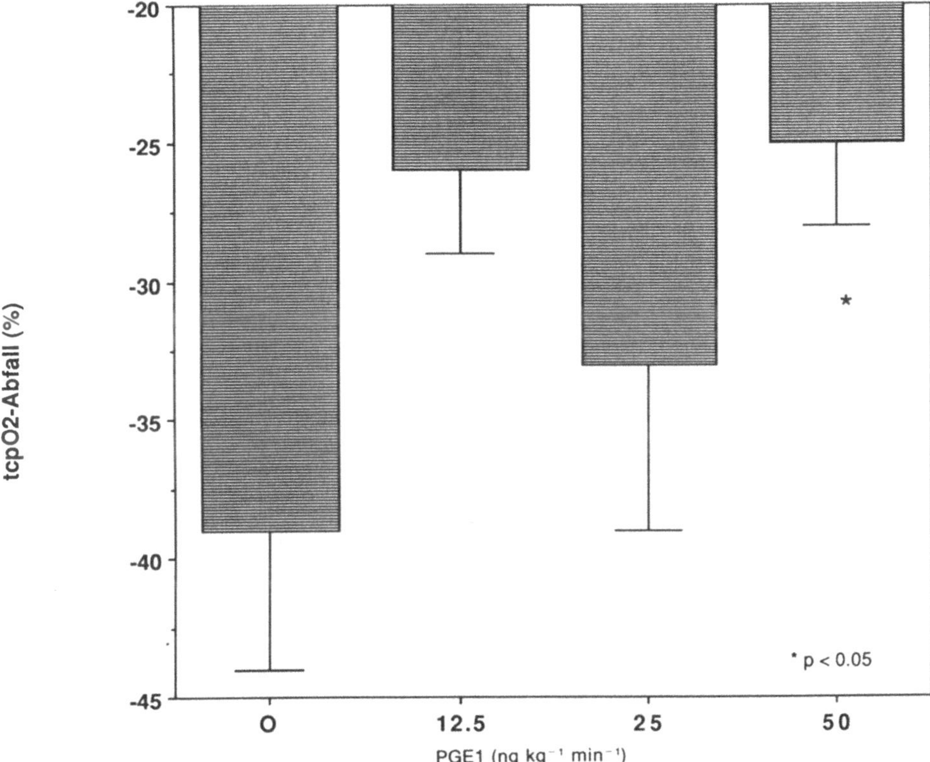

Abb. 5. Verhalten des histamininduzierten $tcpO_2$-Abfalls (% ± SEM) unter ansteigenden PGE_1-Infusionsraten (0, 12, 5, 25, 50 ng/kg · min)

unserer Untersuchung, da wir Änderungen der myokardialen Kontraktilität oder der Herzfrequenz bei Infusionsraten unter 32 ng/kg · min nicht fanden.

Die Zunahme des transkutanen Sauerstoffdrucks ($tcpO_2$) bei 37 °C betrug 125 % am Unterschenkel und 60 % am Fuß (Abb. 2). Bei einer Elektrodenkerntemperatur von 37 °C ist die lokale Gefäßregulation weitgehend intakt und der $tcpO_2$-Meßwert reflektiert den Kapillarfluß [9]. Nach Aufheizung der Elektrode auf 44 °C tritt neben einer maximalen Dilatation der Hauptkapillaren eine Zunahme der O_2-Diffusion durch die Haut auf und der bei 44 °C gemessene $tcpO_2$ korreliert eng mit dem arteriellen Sauerstoffdruck (pa O_2) [10]. Allerdings wurde eine Beeinflussung des $tcpO_2$ bei 44 °C durch Änderungen des arteriellen Mitteldrucks nachgewiesen [10].

Kürzlich konnte gezeigt werden, daß eine niedrig dosierte i.v. Infusion von PGE_1 bei Patienten mit peripherer Verschlußkrankheit (10 ng/kg · min über 60 Minuten) die Kapillardurchblutung und den transkutanen pO_2 bei 44 °C erhöhten [13]. Unsere Ergebnisse sind Hinweis darauf, daß maximale mikrozirkulatorische Änderungen bei niedrigen i.v. $PGE\text{-}_1$-Infusionsraten von etwa 4–16 ng/kg · min auftreten, während sich Änderungen der Herzfrequenz und der myokardialen Kontraktilität erst bei Infusionsraten von 64 bis 128 ng/kg · min nachweisen lassen. Der signifikante Abfall des $tcpO_2$ am Unterschenkel bei hohen Infusionsraten (Abb. 2) deutet eine Redistribution der Hautdurchblutung an, möglicherweise zugunsten der Unterschenkelmuskulatur.

Unsere Untersuchung zeigt, daß durch intravenöse Verabfolgung von PGE_1 eine Erhöhung der partiellen Fluß-Raten ($\mathring{V}p25$) nach Histamin-Provokation um 35 % erreicht werden kann ($p < 0,05$; Abb. 3). Im Vergleich zu maximalen Fluß-Volumen-Kurven sind bei der Messung von partiellen Fluß-Volumen-Kurven Artefakte durch inspirationsbedingte Änderungen des Bronchialtonus und des Glottisdurchmessers nach Histaminprovokation stark vermindert [30]. Die deutliche Verbesserung der partiellen Fluß-Raten und der geringe Einfluß der PGE_1-Infusion auf Parameter wie Einsekundenkapazität (FEV_1) und maximale Atemflußrate (PEFR) deutet eine selektive PGE_1-Wirkung auf die peripheren Atemwege an [4].

Im Gegensatz zur bronchodilatatorischen Wirkung von aerosolisierten PGE_1 [8, 14] ist die pulmonale Wirkung von parenteralem PGE_1 bisher unzureichend untersucht [22]. Naeje [22] beobachtete nach einer 30minütigen Infusion von PGE_1 (20 ng/kg · min) keine Änderungen der bronchialen Resistance, jedoch eine Abnahme des elastischen pulmonalen Rückstelldrucks (recoil pressure). Zur Wirkung von parenteralem PGE_1 auf unspezifische Bronchialprovokation beim Menschen ist bisher nichts bekannt.

Wir konnten zeigen, daß es unter einer inhalativen Histaminprovokation zu einer ausgeprägten Abnahme des transkutanen pO_2 bei 44 °C kommt. PGE_1 verringerte diesen histamininduzierten $tcpO_2$-Abfall von 39 ± 0,05 % auf 25 ± 0,03 % (Abb. 5) ($p < 0,05$). Die Erhöhung des Sauerstoffdrucks läßt sich bereits bei der niedrigsten Infusionsrate von 12,5 ng/kg · min nachweisen und ließ sich durch höhere Infusionsraten nicht mehr steigern. Eine medikamentöse Beeinflussung dieses $tcpO_2$-Abfalls ist bisher nicht beschrieben.

Unter inhalativer Allergen- und Metacholinprovokation ist eine Abnahme des $tcpO_2$ beobachtet worden [17, 15]. Vergleichsmessungen des arteriellen O_2 unter inhalativer Bronchoprovokation [15] legen nahe, daß diese Sauerstoffdrücke Änderungen des pulmonalen Gasaustauschs reflektieren. Noch ungeklärt ist, ob die 2-Gipfligkeit des $tcpO_2$-Verlaufs auf eine vermehrte Perfusion schlecht ventilierter Lungenabschnitte zurückgeht.

Zusammenfassung

Wir konnten zeigen, daß die Wirkungen von PGE_1 auf kardiale, mikrozirkulatorische und pulmonale Parameter bei verschiedenen Infusionsraten einsetzen.

Die Zunahme der Mikrozirkulation ist nicht nur unabhängig von der myokardialen Kontraktilität, sondern erreicht Maxima unter einer relativ niedrigen PGE_1 Dosis ohne systemische unerwünschte Wirkungen.

Die pulmonale PGE_1-Wirkung in der verabfolgten Dosis scheint sich auf die peripheren Atemwege zu beschränken. Die Abnahme des $tcpO_2$ läßt sich bereits mit niedrigen PGE_1-Dosen beeinflussen. Ob dieser Verringerung der $tcpO_2$-Abnahme durch PGE_1 eine selektive Verbesserung des pulmonalen Gasaustauschs zugrundeliegt, wird zur Zeit von uns untersucht.

Literatur

1. Arnaudov K, Faust U (1985) A microprocessor based system for long term registration of the impedancecardiogram and the systolic time intervals. Med Prog Technol 10:229–238
2. Barnes PJ, Gribbin HR, Osmanliev D, Pride NB (1981) Partial flow-volume curves to measure bronchodilator dose-response curves in normal humans. J Appl Physiol 50(6):1193–1197
3. Boudoulas H, Schaa SF, Lewis RP, Welch TG, Degreen P, Kates RE (1977) Negative inotropic effects of lidocaine in patients with coronary arterial disease and normal subjects. Chest 71:170–174
4. Bouhuys A, Hunt VR, Kim BM, Zapletal A (1969) Maximum exspiratory flow rates in induced bronchoconstriction in man. J Clin Invest 48:1159–1168
5. Brecht T, Ayaz M (1985): Circulation parameters during intravenous and intraarterial administration of increasing doses of prostaglandin E_1 in healthy subjects. Klin Wochenschr 63:1201–1204
6. Carlson LA, Olsson AG (1976) Intravenous prostaglandin E_1 in severe peripheral vascular disease. Lancet 2:810
7. Creutzig A, Caspary L, Alexander K (1986) Prospective open pilot study to investigate the effect of intermittent intra-arterial infusion treatment with prostaglandin E_1 in patients with intermittent claudication. In: Prostaglandins in Atherosclerosis. Sinziger H, Rogatti W (eds), Springer, Berlin
8. Cuthbert MF (1969) Effect on airway resistance of prostaglandin E_1 given by aerosol to healthy and asthmatic volunteers. Brit Med J 4:723–726
9. Ewald U, Rooth G, Tuvemo (1981) Postischemic hyperemia studied with a transcutaneous oxygen electrode at 33–37 °C. Scand J Clin Lab Invest. 41, 641
10. Göthgen I, Jacobsen E (1978) Trancutaneous oxygen tension measurement. I: Age variation and reproducability. Acta Anaesthesiol Scand suppl 67:66–70
11. Hargreave FE, Ryan G, Thomson NC (1981) Bronchial responsiveness to histamine or methacholine in asthma: measurement and clinical significance. J Allergy Clin Immunol. 68(5):347–355
12. Harris WS, Schoenfeld CD, Weissler AM (1967) Effects of adrenergic receptor activation and blockade on the systolic pre-ejection period, heart rate and arterial pressure in man. J Clin Invest 56:1704–1714
13. Heidrich H, Lammersen T (1985) Vitalkapillarmikroskopische Untersuchungen und transkutane pO_2-Messungen bei intravenöser Prostaglandin E_1 Infusion. Dtsch Med Wochenschr 110:1283–1285
14. Herxheimer H, Roetscher I (1971) Effects of prostaglandin E_1 on lung function in bronchial asthma. Eur J Clin Pharmacol 3:23–125
15. Hoffarth HP, Reier W, Ulmer WT (1987) Gasaustauschstörungen bei inhalativer Provokation. Atemw.-Lungenkrkh 13(7):294–297
16. Holcroft JW, Vassar MJ, Weber CJ (1985) Prostaglandin E and survival of patients with the adult respiratory distress syndrome. Ann Surg 203(4):371–78
17. Kowalski J, Möllmann H, Höltmann, Hoffarth HP, Ulmer WT (1986) Kontinuierliche transkutane O_2-Registrierung und gleichzeitige fortlaufende bronchiale Strömungswiderstandsmessung unter inhalativer Allergenprovokation. Atemw-Lungenkrkh 12(6):254–256
18. Lilliefors WH (1967) On the Kolmogorov-Smirnow test for normality with mean and variance unknown. J Am Statistical Association 64:399–402
19. Marascuilo LA, McSweeny M (1977) Nonoparametric and distribution free methods for social science. Wadsworth Publishing, Belmont, CA, USA
20. Mohapatra SN (1981) Non-invasive cardiovascular monitoring by electrical impedance technique. Pitman Medical, London
21. Naeje N, Melot C, Hallemans R (1982) Reduction in pulmonary hypertension by prostaglandin E_1 in decompensated chronic obstructive pulmonary disease. Am Rev Resp Dis 125:1–5
22. Naeje N, Bracamonte M, Sergijsels R (1983) Influence of parenteral prostaglandin E_1 on lung mechanics in normal man. Eur J Clin Pharmacol 24:329–332

23. Nakano J, McCurdy JR (1967) Cardiovascular effects of PGE_1. J Pharm Exp Ther 156(3):538–547
24. Rousson D, Galleyrand J, Sillie M, Boissel (1987) Uncorrected pre-ejection period: A simple non-invasive measurement for pharmacodynamic screening of inotropic activity. Eur J Clin Pharmacol 31:559–562
25. Rooth G, Hedstrand U, Tyden H, Ögren C (1976) The validity fo transcutaneous oxygen tension measurements in adults. Crit care Med 4:162–5
26. Siegel RJ, Prediman KS, Nathan M, Rodriguez L, Shell WE (1984) Prostaglandin E_1 infusion in unstable angina: Effects on anginal frequency and cardiac function. Am Heart Journal 108(4):863–868
27. Shoemaker WC, Appel PL (1986) Effects of prostaglandin E_1 in adult respiratory distress syndrome. Surgery 99(3):275–83
28. Talley RC, Meyer JF, MacNay JL (1971) Evaluation of the pre-ejection period as an estimate of myocardial contractility in dogs. Am J Cardiol 27, 384
29. Tokioka H, Kobayashi O, Ohta Y, Wakabayashi T, Kosaka F (1985) The acute effects of prostaglandin E_1 on the pulmonary circulation and oxygen delivery in patients with the adult respiratory distress syndrome. Intensive care Med 11:61–64
30. Zamel N (1984) Partial Flow Volume Curves. Bull Eur Physiopathol Respir 20:471–475

Klinischer Nachweis viskositätsbedingter Mikrozirkulationsstörungen durch kontinuierliche Messung der Sauerstoffaufnahme in Ruhe und unter submaximaler Fahrradergometer-Belastung

H. R. D. Wolf

Einleitung

Schon im Jahre 1929 wurde von Knipping und Mitarbeitern [3] das Ergometer zusammen mit der Kontrolle des Gasstoffwechsels zur Diagnostik der Herz-Kreislauf-Funktion in die Klinik eingeführt. Die Belastungsspirometrie, die Kontrolle der Sauerstoffaufnahme und der Kohlendioxydabgabe ist jedoch heute in der klinischen Herz-Kreislauf-Diagnostik in den Hintergrund getreten. Im Rahmen der Sportmedizin allerdings hat sie zur Verfeinerung der Trainingsmethoden eine Renaissance erfahren. Da die Messung der Sauerstoffaufnahme vor allem auch im Zusammenhang mit der Belastungsspirometrie aufwendig und für den Patienten wenig komfortabel durchzuführen ist, lag es nahe, bei der Beurteilung der Belastbarkeit auf diese Parameter zu verzichten. Das von Knipping postulierte, sogenannte „spirografische Defizit" geriet in Vergessenheit. Die Frage nach der Ökonomie ergometrischer Leistung stellte sich eher dem Sportmediziner als dem Kliniker.

Welche Faktoren begrenzen die Maximalbelastung beim Menschen? Trotz überproportionaler Erhöhung der Atemarbeit bei Maximalarbeit scheint die Oxygenierung in der Lunge selbst beim Sportler nicht der begrenzende Faktor zu sein. Viel eher stellt das erreichbare Herzzeitvolumen zusammen mit der effektiven Durchblutung der involvierten Arbeitsmuskulatur die kritische Grenze der maximalen Belastung dar. Beim Hochleistungssportler, vor allem zur Erzielung kurzfristiger Höchstleistungen, wird die Bereitstellung der Energie aus anaeroben Stoffwechselprozessen durch Training vergrößert [5]. Ist bei einer nichttrainierten Normalperson auch davon auszugehen, daß die mikrozirkulatorische Adaptation an die geforderte Leistung keinen begrenzenden Faktor darstellt? Aus Untersuchungen an gesunden Probanden wissen wir, daß innerhalb der ersten 2 Minuten einer Dauerbelastung ca. 50 % der Leistung über anaerobe Glykolyse abgedeckt wird, nach 3 bis 5 Minuten ist jedoch im Falle submaximaler Belastung eine fast ausschließlich aerobe Stoffwechselleistung anzunehmen [6]. Wohlbekannt ist das Phänomen der erhöhten arterio-venösen Ausschöpfung zu Beginn und auch im Verlauf der Ergometrie.

Die Rekrutierung mikrozirkulatorischer Kapazität durch Eröffnung voher nicht perfundierter Kapillaren sowie die Erweiterung vorher nur eingeschränkt perfundierter Kapillargebiete sind aus der Kapillarmikroskopie bekannt, der klinische Nachweis derartiger Regulationsvorgänge ist jedoch schwer zu erbringen. Solange weder Atmung noch Herzzeitvolumen die potentielle Durchblutung der Arbeitsmuskulatur begrenzen, sollte ein unproportionales Verhalten von erbrachter Leistung und effektivem Sauerstoffverbrauch in der Bilanz die mikrozirkulatorische Effektivität reflektieren. Dabei ist die Möglichkeit der erhöhten O_2-Ausschöpfung noch nicht einmal berücksichtigt.

Methode

Aus der mit Neuhof entwickelten Methode der kontinuierlichen Messung der O_2-Aufnahme [4] wurde eine Meßanordnung entwickelt, wobei am liegenden oder sitzenden Patienten in einem kontinuierlichen Luftstrom von ca. 70 l/min die gesamte Ausatmungsluft in Ruhe und unter Belastung quantitativ abgesaugt wird. Aus der gemessenen O_2-Differenz zwischen der Zimmerluft und der gemischten Ausatmungsluft kann der O_2-Verbrauch kontinuierlich bestimmt und registriert werden. Auf spirometrische Werte wird bewußt verzichtet. Der Meßbereich für die O_2-Aufnahme ist auf 1 500 ml/min begrenzt. Der Meßfehler beträgt weniger als 3 % des gemessenen Wertes (Hersteller: Fa. Heinemann und Gregori, D-6233 Kelkheim-Fischbach).

Grundlage für die Höhe der eingestellten Dauerbelastung ist die erreichte Maximalbelastung in der vorher durchgeführten klassischen Stufenergometrie: Für die Dauerbelastung wird nur ca. ⅓ der maximal erreichten Wattzahl eingestellt und über mindestens 15 Minuten konstant am weitgehend drehzahlunabhängigen, wirbelstromgebremsten Tretkurbelergometer (Dynavit 40, Fa. Hellige, D-7800 Freiburg im Breisgau) erbracht.

Ergebnisse

Patienten mit pectanginösen Beschwerden oder Zeichen vestibulärer bzw. cochleärer Durchblutungsstörungen (Morbus Menière und Hörsturz) zeigten bei dieser submaximalen Dauerbelastung eine zunächst rasch, dann aber stetig ansteigende O_2-Aufnahme sowie einen verzögerten Abfall der O_2-Aufnahme auf Ruhewerte nach Belastungsende (Abb. 1, 3). Die in vitro Messung der Blutviskosität (1, 7, 8) zeigte deutlich erhöhte Werte (Tabelle 1). Die aus der oszillierenden Schermessung gewonnenen Werte sowohl der viskosen als auch der elastischen Komponente der Vollblutviskosität stehen zwar in einer Beziehung zur stationär ermittelten scheinbaren Viskosität, es darf aber nicht erwartet werden, daß die Zahlenwerte der viskosen Komponente mit denen der scheinbaren Viskosität identisch sind. Für Blut liegen die Zahlenwerte für η' in dem gemessenen Bereich der niedrigen Schergrade, die auch für die Kapillarperfusion gelten, ca. um den Faktor 10 niedriger als bei der statisch gemessenen Viskosität [7].

Würde eine akute Senkung der Viskosität eine Veränderung der O_2-Aufnahmemuster bewirken? Die Gabe von 40 µg Prostaglandin E_1 (Prostavasin) über 60 Minuten intravenös verursachte eine signifikante Senkung sowohl der viskosen als auch der elastischen Komponente der Vollblutviskosität, die erhöhte

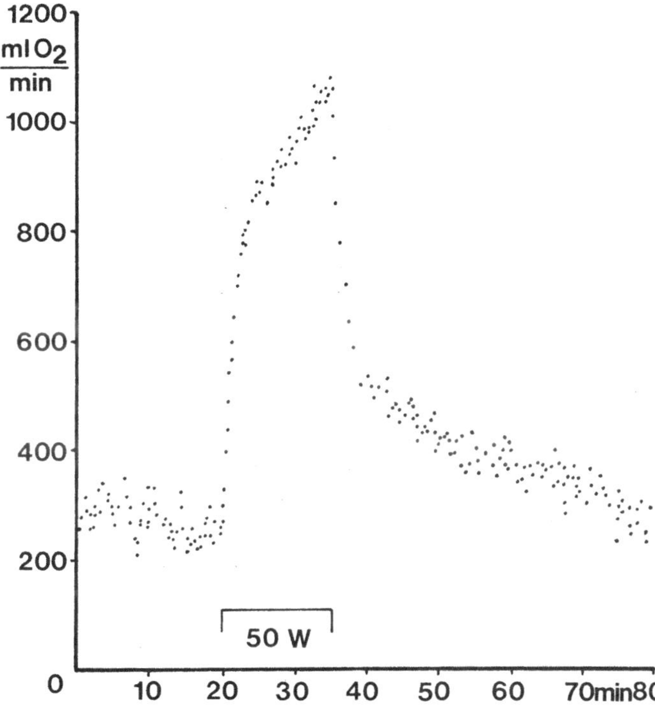

Abb. 1. Originalregistrierung der O_2-Aufnahme in Ruhe und unter 15 Min. Fahrradergometerbelastung mit 50 Watt bei einem Patienten mit erhöhter Blutviskosität

Tabelle 1. η' = viskose Komponente; η'' = elastische Komponente der Vollblutviskosität; η_{pl} = Plasmaviskosität. Oszillierendes Kapillarrheometer (2 Hz); Schergrad $\dot{\gamma} = 10 \cdot s^{-1}$; 37 °C. (Normalwerte nach: 7)

	vor	nach PGE_1 (40 µg/60 min)	(n = 5)	Normalwerte
η':	8,06 ± 0,5	6,90 ± 0,6 mPa.s	(p < 0,01)	5,69–7,33
η'':	2,67 ± 0,4	2,09 ± 0,3 mPa.s	(p < 0,01)	0,99–2,03
η_{pl}:	1,48 ± 0,07	1,42 ± 0,08 mPa.s	(n. s.)	1,15–1,35

Plasmaviskosität wurde nicht signifikant gesenkt (Tabelle 1). Das Muster der O_2-Aufnahme der gleichen Patienten war nach der Viskositätssenkung durch PGE_1 praktisch normalisiert (Abb. 2, Tabelle 2). Bei einzelnen Patienten wurde gleichzeitig die maximale Herzfrequenz unter Belastung reduziert, das Verhalten des Blutdrucks war nicht eindeutig, tendenziell jedoch nach PGE_1-Infusion niedriger. Subjektiv wurde die Dauerbelastung nach PGE_1-Therapie als deutlich leichter empfunden.

Prinzipiell den gleichen Verlauf zeigte die submaximale O_2-Aufnahme bei Patienten mit ausgeprägter Polyglobulie, eine isovolämische Hämodilution nor-

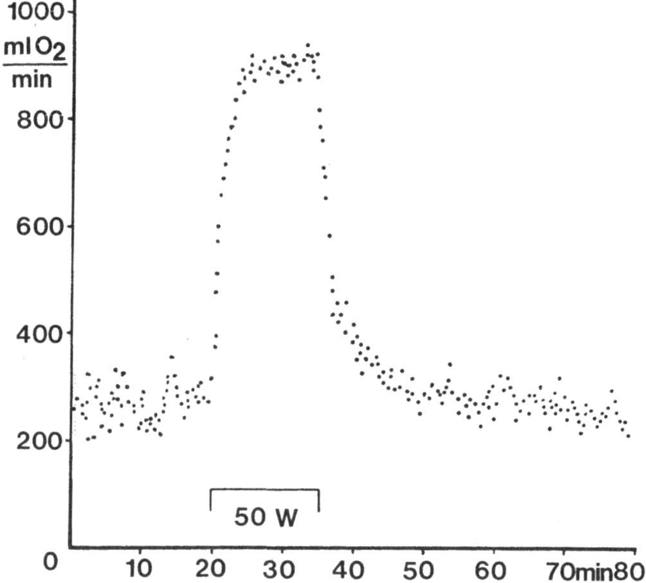

Abb. 2. Originalregistrierung der O_2-Aufnahme in Ruhe und unter 15 Minuten Fahrradergometerbelastung mit 50 Watt beim gleichen Patienten wie Abb. 1, jedoch nach 40 µg Prostaglandin E_1 intravenös über 60 Minuten

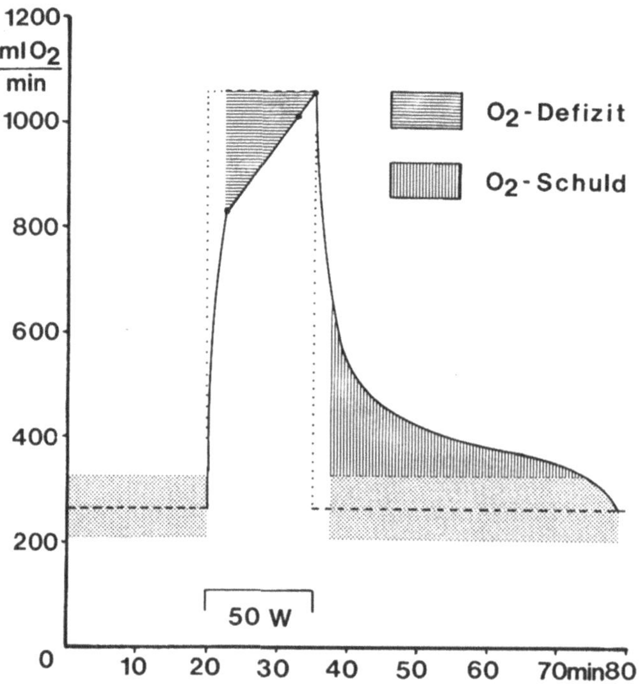

Abb. 3. Schema des Verlaufs der O_2-Aufnahme in Ruhe und unter 15 Minuten Fahrradergometerbelastung mit 50 Watt. Der O_2-Gradient wird zwischen Minute 2,5 und Minute 12,5 der Belastungsphase ermittelt

Tabelle 2. O_2-Verhalten vor und nach PGE_1-Infusion

	vor	nach PGE_1 (40 µg/60 min)	(n = 5)
O_2-Defizit:	1 639 ± 206	581 ± 253 ml O_2/12,5 min	($p < 0{,}01$)
O_2-Gradient:	22,1 ± 3,1	5,6 ± 4,0 ml O_2/min	($p < 0{,}01$)

malisiert das O_2-Defizit und den O_2-Gradienten unter Dauerbelastung in vergleichbarer Weise. Wiederholte Dauerbelastungsphasen im Abstand von jeweils 1 Stunde ohne medikamentöse Viskositätsbeeinflussung zeigten keine Differenz der O_2-Aufnahmemuster. Captopriltherapie (1 × 12,5 mg) führte zu einem niedrigeren Blutdruckniveau während der Belastung und zu einer geringfügig geringeren O_2-Aufnahme (Integral während der Belastung), jedoch nicht zu einer Änderung des O_2-Gradienten oder des O_2-Defizits.

Diskussion

Offenbar wird bei nicht trainierten Patienten mit Hyperviskosität des Blutes selbst bei deutlich submaximaler Belastung eine für aerobe Glykolyse ausreichende Perfusion der involvierten Arbeitsmuskulatur nur sehr verzögert erreicht. Ein größerer Teil der Energiebereitstellung wird „auf Kredit", d. h. unter Ausnutzung anaerober Glykolyse bereitgestellt. Das dabei entstehende Laktat wird unter anderem in der nicht beteiligten Skelettmuskulatur metabolisiert. In der Bilanz ergibt sich nach den hier dargestellten Meßwerten ein Sauerstoff-Defizit von ca. 1 600 ml O_2 innerhalb der letzten 12,5 Minuten der Belastung, ein Wert, der einer ca. 7 Minuten dauernden Apnoe unter Ruhebedingungen entsprechen würde. Die „Zinsen" bei der Einlösung der Sauerstoffschuld sind allerdings beträchtlich: In der Phase nach Belastung muß das Sauerstoff-Defizit mit einem Zuschlag von über 100 % eingelöst werden. Nach Verbesserung der Viskositätsparameter ergibt sich eine sehr viel ökonomischere Bilanz.

Für die klinische Relevanz dieser Befunde ist allerdings auch an kritisch versorgte Teilkreisläufe, z. B. bei AVK zu denken. Im poststenotischen Strömungsgebiet sowohl am Herzmuskel als auch in der peripheren Muskulatur führt eine mangelnde Perfusionssteigerung zu lokaler Azidose, Gerinnungsaktivierung und zusätzlicher Stase.

Als Erklärung für das dargestellte Muster der verzögerten O_2-Aufnahme der arbeitsleistenden Muskulatur sind verschiedene Mechanismen zu diskutieren. Ein gegebenenfalls verzögert ansteigendes Herzzeitvolumen (HZV), welches bei den hier vorgestellten Patienten noch nicht gemessen wurde, müßte nicht Ursache der verzögerten O_2-Aufnahme sein, es könnte ebensogut auch als Folge ungenügender Perfusion erklärt werden. Bei allen Patienten war das HZV jedenfalls in der 3fach höheren Akutbelastung der Stufenergometrie mindestens doppelt so hoch zu veranschlagen, ein freies Steigerungspotential bei der submaximalen Dauerbelastung ist zu postulieren. Ein erhöhter Sympatikotonus könnte ebenfalls als Ursache der verzögerten Perfusionsverteilung angesehen werden, Messungen der Plasma-Katecholamine sind vorgesehen. Bei Patienten mit Polyglobulie sowie unter wiederholten Belastungsphasen wäre eine gleichbleibende Erhöhung dieser Mediatoren immerhin überraschend. Ein endotheliales Unvermögen dilatierende Mediatoren wie z. B. EDRF (endothelialer relaxierender Faktor) zu bilden, wäre eine denkbare Erklärung für den beobachteten Effekt, würde jedoch nicht hinreichen, die Verbesserung der Perfusionseffektivität sowohl bei Viskositätssenkung durch Hämodilution als auch durch Prostaglandin E_1-Infusion zu erklären. Es scheint daher gerechtfertigt, das gemessene Muster der O_2-Aufnahme unter submaximaler Dauer-Oxy-Ergometrie im wesentlichen viskositätsbedingten Mikrozirkulationsstörungen zuzurechnen.

Mit der submaximalen Oxy-Ergometrie lassen sich viskositätsbedingte Mikrozirkulationsstörungen individuell quantifizieren. Therapeutische Maßnahmen sind somit zu verifizieren und langfristig zu kontrollieren. Für Prostaglandin E_1 i.v. läßt sich eine globale Verbesserung der Effektivität einer gestörten Mikrozirkulation nachweisen. Für die Behandlung eines Hyperviskositäts-Syndroms kommen allerdings vorzugsweise andere, in der Dauertherapie anwendbare Pharmaka in Betracht. Die beschriebene Meßmethode eignet sich zur individuellen Optimierung der Kreislaufökonomie von Patienten wie auch zur Optimierung von Schrittmachereinstellungen, insbesondere bei sequentiellen und frequenzadaptierten Schrittmachersystemen als Maß des erreichbaren effektiven Herzzeitvolumens. In Modifikation ist die Methode auch zur sportmedizinischen Diagnostik und zur Trainingskontrolle geeignet. Weiterhin wird es möglich sein, die Effektivität verschiedener pharmakologischer Prinzipien bezüglich ihrer Herz-Kreislauf-Ökonomie zu quantifizieren und zu differenzieren.

Literatur

1. Chmiel H (1985) Zur Rheometrie von Blut und Plasma. In: Kiesewetter H, Ehrly AM, Jung F (Hrsg) Hämorheologische Meßmethoden. Münchner Wissenschaftliche Publikation S 23–28
2. Hurly BF, Hagberg JM, Allen WK, Seals DR, Young JC, Cuddihee RT, Holloszy JO (1984) Effect of training on blood lactate levels during submaximal exercise. J Appl Physiol: Resp Environ Exerc Physiol 56:1260
3. Knipping HW, Bolt W, Valentin H, Venrath H (1955) Untersuchung und Beurteilung des Herzkranken. Enke-Verlag, Stuttgart
4. Neuhof H, Wolf H (RD) (1978) Method for continuously measured oxygen consumption and cardiac output for use in critically ill patients. Critical Care Medicine 6:155–161
5. Sahlin K, Henriksson J (1984) Buffer capacity and lactate accumulation in skeletal muscle of trained and untrained men. Acta Physiol Scand 122:331
6. Saltin B, Bollnick PD (1983) Skeletal muscle adaptility: significance for metabolism and performance. In: Handbook Physiology. Skeletal muscle. Sect. 10 chapt. 19 p 555 ff. American Physiological Society Bethesda Md
7. Walitza E, Anadere J, Chmiel H (1986) Evaluation of viscoelastic parameters of blood (6. Internat. Congress of Biorheology) Biorheology 23:288
8. Walitza E (1987) Zur Rheometrie viskoelastischer Flüssigkeiten. In: Chmiel H (Hrsg) Dynamisch rheologische Messungen in der Klinik. FhIGB, Stuttgart S. 1–16

Einfluß einer intravenösen Gabe von Prostaglandin E_1 auf den Muskelgewebesauerstoffdruck, die transkutanen Gasdruckwerte und die Fließeigenschaften des Blutes von Patienten im Stadium III und IV der chronischen arteriellen Verschlußkrankheit

A. M. Ehrly, J. Schenk und *K. Saeger-Lorenz*

Einleitung

Intraarterielle Infusionen von Prostaglandin E_1 werden seit einigen Jahren als therapeutische Maßnahme bei schweren Stadien der chronischen arteriellen Verschlußkrankheit angewandt. In jüngster Zeit wird nunmehr auch über die intravenöse Form dieser Therapie berichtet [3, 6]. Heidrich und Lammersen [6] sowie Creutzig und Mitarbeiter [2] fanden bei intravenöser Gabe von Prostaglandin E_1 einen Anstieg der transkutanen Sauerstoffdruckwerte. Eine simultane Untersuchung der muskulären Sauerstoffdruckwerte und der transkutanen pO_2-Werte wurde bisher nicht durchgeführt. In der vorliegenden Studie wurden daher diese Meßwerte zusammen mit einigen hämorheologischen Parametern geprüft.

Patienten und Methodik

Untersucht wurden 10 männliche Patienten zwischen 51 und 81 Jahren mit chronischer arterieller Verschlußkrankheit im Stadium III bzw. IV nach Fontaine, bei denen die Diagnose sowohl durch übliche angiologische Methoden als auch durch Angiographie gesichert wurde. Die Patienten wurden horizontal gelagert; die Gewebesauerstoffdruckmessungen in der Muskulatur, die transkutanen Gasdruckmessungen wie auch die Blutentnahmen wurden in dieser Lage durchgeführt.

Die Messungen des Gewebesauerstoffdruckes im Bereich des M. tibialis anterior wurden unter Ruhebedingungen nach der Methode von Ehrly und Schroeder [5] gemessen. Dabei wird eine Mikro-Platin-Stichelektrode etwa 10 mm tief in den Muskel vorgeschoben. Während des kontinuierlichen Herausziehens der Elektrode mittels eines hydraulischen Mikromanipulators werden die abgeleiteten Signale registriert und anschließend mittels Computer ausgewertet.

Die transkutanen Gaswerte, d. h. der transkutane Sauerstoffdruck und der transkutane Kohlensäuredruck wurden mittels eines Gerätes der Firma Radiometer, Kopenhagen, im Bereich des Fußrückens gemessen. Die Meßtemperatur der transkutanen Elektroden betrug 44 °C.

Über einen venösen Zugang werden Blutproben abgenommen und daraus die Vollblutviskosität und die Plasmaviskosität (jeweils Ostwald-Kapillarviskosimeter bei 37 °C), die Erythrozytenaggregation mit einem fotooptischen Verfahren und die Erythrozytenfiltrabilität nach der Methode von Ehrly und Roßbach [4] gemessen.

Am kontralateralen Arm befindet sich ein venöser Zugang, über den das Medikament mittels eines Perfusors kontinuierlich infundiert werden kann. Neben 2 Leerwerten im Abstand von 20 Minuten wurden Messungen der oben genannten Parameter 60 und 90 Minuten nach Infusionsbeginn sowie am Ende der zweistündigen Infusionszeit durchgeführt. In dieser Zeit wurden insgesamt 40 µg Prostaglandin E_1 infundiert. Bei einigen Patienten erfolgte eine weitere Kontrolle der Parameter 30 Minuten nach Infusionsende.

An weiteren Parametern wurden untersucht: Hämatokrit (Mikrohämatokritzentrifuge), Blutkörperchensenkungsgeschwindigkeit nach Westergren, systemischer Blutdruck nach Riva-Rocci, Pulsfrequenz sowie die Hauttemperatur unmittelbar neben der Auflegestelle der transkutanen Gaselektroden. Alle Patienten hatten ihre Einwilligung zu der Untersuchung gegeben.

Ergebnisse

Während und am Ende einer zweistündigen i.v. Infusion von 40 µg Prostaglandin E_1 kam es zu keiner statistisch signifikanten Veränderung des Muskelgewebesauerstoffdruckes im Bereich des Unterschenkels. Der transkutane Sauerstoffdruck stieg dagegen von im Mittel 28,4 ± 22,99 Torr während der Infusion kontinuierlich an und erreichte am Ende der Infusionszeit 42,8 ± 19,84 Torr. Diese Differenz war statistisch signifikant (Tabelle 1 und Abb. 1) (Wilcoxon-Test).

Der transkutane Kohlensäuredruck zeigte zwar eine Tendenz zur Verminderung der Werte gegen Ende der Untersuchungszeit; was sich jedoch nicht statistisch sichern ließ.

Die Blut- und Plasmaviskosität sowie die Erythrozytenaggregation veränderten sich ebenfalls nicht statistisch signifikant; bei der Plasmaviskosität war jedoch

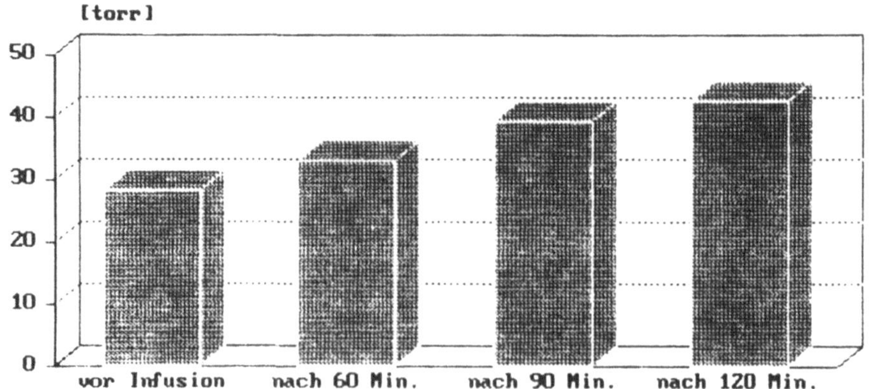

Abb. 1. Verhalten des transkutanen pO_2 im Fußrückenbereich bei intravenöser Gabe von Prostaglandin E_1

Tabelle 1. Verhalten verschiedener Parameter unter einer 2stündigen Infusion von 40 μg Prostaglandin E_1 bei Patienten mit chronischer arterieller Verschlußkrankheit im Stadium III und IV (n = 10, Mittelwerte ± S.D.)

	Infusion				
	01	02	60′	90′	120′
Muskelgewebe-pO_2 (Torr)	7,08 ± 5,38	8,24 ± 6,01	8,69 ± 4,53	8,3 ± 3,46	6,81 ± 6,38
$tcpO_2$ (Torr)	28,10 ± 23,08	28,4 ± 22,99	33,20 ± 22,25	39,40 ± 18,21	42,80 ± 19,84
$tcpCO_2$ (Torr)	53,0 ± 16,11	51,20 ± 10,54	52,40 ± 14,13	50,40 ± 12,68	48,9 ± 11,97
relative Blutviskosität (H_2O = 1)	4,79 ± 0,49	4,82 ± 0,51	4,89 ± 0,82	4,89 ± 0,82	4,82 ± 0,56
relative Plasmaviskosität (H_2O = 1)	1,79 ± 0,13	1,79 ± 0,13	1,76 ± 0,10	1,76 ± 0,11	1,76 ± 0,11
Filtration Erythrozyten $\times 10^8$	3,04 ± 1,18	2,70 ± 1,12	3,06 ± 1,24	2,65 ± 1,21	3,18 ± 1,25
Erythrozytenaggregation ($\measuredangle\alpha$)	533,0 ± 44,44	532,25 ± 40,93	522,63 ± 38,48	514,38 ± 36,46	528,0 ± 39,22
Hämatokrit (%)	39,30 ± 5,52	39,45 ± 5,30	39,0 ± 5,29	38,90 ± 5,20	38,80 ± 4,60
BSG (mm/Hg)	42,10 ± 31,84	42,80 ± 34,39	42,70 ± 33,85	42,40 ± 33,40	42,80 ± 34,60
RR (mmHg)	155,5 ± 16,78	155,3 ± 22,24	148,4 ± 20,41	148,4 ± 19,39	146,8 ± 22,46
Puls pro Minute	80,1 ± 14,56	80,3 ± 12,82	76,3 ± 12,96	77,2 ± 13,92	79,1 ± 14,23
Hauttemperatur (°C)	30,6 ± 1,67	30,7 ± 1,75	31,57 ± 1,69	31,48 ± 1,70	31,49 ± 1,98

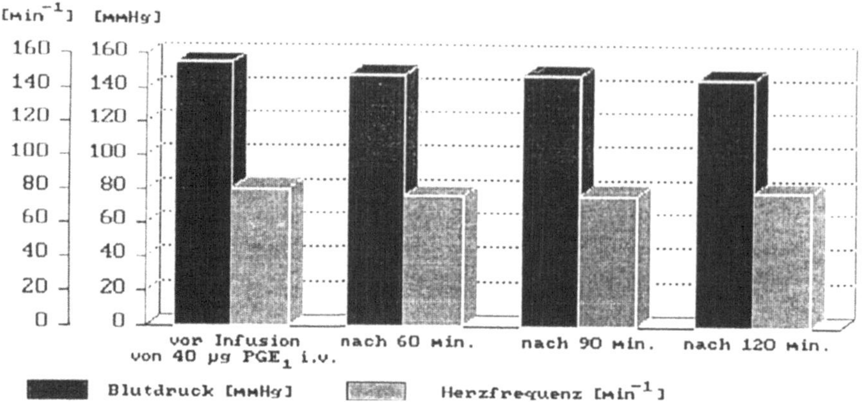

Abb. 2. Verhalten von systemischem Blutdruck und Herzfrequenz bei intravenöser Gabe von Prostaglandin E_1

eine Tendenz zur Verringerung der Werte zu erkennen. Keine Veränderung ergab auch die Erythrozytenfiltrabilität unter Prostaglandin E_1. Die Hauttemperatur stieg im Verlauf der Infusionszeit geringgradig, aber nicht statistisch signifikant an; keine statistischen Veränderungen zeigten sich auch beim systemischen Blutdruck und bei der Pulsfrequenz (Tabelle 1 und Abb. 2).

Diskussion

Unter einer intravenösen Gabe von 40 µg Prostaglandin E_1 bei Patienten mit schwersten Formen der chronisch arteriellen Verschlußkrankheit kam es zu einem Anstieg der transkutanen Sauerstoffdruckwerte und zu einem tendenziellen Abfall der transkutanen Kohlensäuredruckwerte, während die Versorgung des ischämischen Muskelgewebes – beurteilt an Hand des Verhaltens des Muskelgewebesauerstoffdruckes – unbeeinflußt blieb. Der Anstieg der transkutanen Sauerstoffdruckwerte entspricht den Befunden, die von Heidrich und Lammersen [6] sowie von Creutzig und Mitarbeitern [2] gefunden wurden. Während Creutzig in einer früheren Untersuchung festgestellt hat, daß bei intraarterieller Gabe von Prostaglandin E_1 auch der Muskelgewebesauerstoffdruck ansteigen kann [1], zeigen die vorliegenden Daten, daß dieser Parameter bei intravenöser Verabfolgung des Präparates nicht verändert wird. Wir vermuten, daß die Erhöhung der transkutanen Sauerstoffdruckwerte auf eine Verbesserung der kutanen Blutfülle und möglicherweise auch auf eine Verbesserung der kutanen Durchblutungsgröße zurückzuführen ist, wofür auch der geringgradige, aber statistisch nicht signifikante Anstieg der Hauttemperatur spricht. Im Gegensatz zu den Muskelgewebesauerstoffdruckwerten sind Veränderungen der transkutanen Sauerstoffdruckwerte schwierig zu interpretieren; eine direkte Korrelation zu einer günstigen klinischen Wirksamkeit ist nach unserer Meinung nicht erlaubt. Dennoch ist dieser Befund ein deutlicher Hinweis dafür, daß nicht nur bei intraarterieller

Verabfolgung von Prostaglandin E_1 sondern auch bei intravenöser Gabe Änderungen der kutanen Zirkulation stattfinden, welche ein Hinweis für eine therapeutisch erwünschte Wirkung sein können.

Literatur

1. Creutzig A, Alexander K (1985) Drug-induced alterations in muscle tissue oxygen pressure in patients with arterial occlusive disease. Int J Microcirc Clin Exp 4:173
2. Creutzig A, Caspary L, Ranke C, Kiessling D, Wilkens J, Frölich J, Alexander K (1987) Transkutaner pO_2 und Laser Doppler Flux bei steigenden Dosierungen von intraarteriell und intravenös appliziertem Prostaglandin E_1. VASA 16:114
3. Diehm C, Stammler F, Müller-Bühl U, Schettler G (1986) Intravenous prostaglandin E_1 infusion in the treatment of advanced stages of obliteral arterial disease. Angio Archiv 12:197
4. Ehrly AM, Rossbach P (1975) Microrheology: Studies with an 8 μm filter system. Bibl anat 11:55
5. Ehrly AM, Köhler H-J, Schroeder W, Müller R (1975) Sauerstoffdruckwerte im ischämischen Muskelgewebe von Patienten mit chronischen peripheren arteriellen Verschlußkrankheiten. Klin Wschr 53:687
6. Heidrich H, Lammersen TH (1985) Vitalkapillarmikroskopische Untersuchungen und transkutane pO_2-Messungen bei intravenöser Prostaglandin E_1-Infusion. Dtsch Med Wschr 110:1283

Fluoreszenzangiographische Befunde nach intravenöser und intraarterieller Infusion von Prostaglandin E_1 (PGE_1) bei Kranken mit arterieller Verschlußkrankheit (AVK) im Stadium II

H. Rieger und *A. Scheffler*

Einleitung

Für bestimmte Prostaglandine, vor allem für PGE_1, werden aufgrund der Ergebnisse klinischer und kontrollierter Studien sowohl eine Verlängerung der schmerzfreien Gehstrecke, die Verminderung ischämischer Ruheschmerzen als auch eine beschleunigte Heilungstendenz ischämischer Hautläsionen geltend gemacht [Übersicht bei 2]. Ohne auf die methodischen Schwierigkeiten klinischer Studien gerade bei Patienten mit fortgeschrittenen Stadien der arteriellen Verschlußkrankheit (AVK) und das enorme Problem der Strukturgleichheit der Patientengruppen eingehen zu können, implizieren die erwähnten Studien nicht nur Antworten, sondern auch Fragen.

Die Frage z. B., ob die intravenöse Applikation überhaupt wirksam sein kann, da – so die Vermutung – in der Lungenstrombahn ein großer Teil der applizierten Substanz abgebaut bzw. metabolisiert würde [7, 8].

Aus diesem Grunde versuchten wir zur Frage Stellung zu nehmen, ob und inwieweit *intraindividuelle* Unterschiede fluoreszenzangiographischer Perfusionsmuster im Fußsohlenbereich nach intra*arterieller* bzw. intra*venöser* Applikation von PGE_1 zu finden sind.

Methodik der Fluoreszenzangiographie

Bildgewinnung

Die Methode wurde ursprünglich von Lund beschrieben [4] und ist später von Scheffler und Mitarb. [6] modifiziert worden. Nach intravenöser Injektion eines fluoreszierenden Farbstoffs (Natrium-Fluoreszein, 10 %) werden Erscheinungszeit, Anflut- und Verteilungsdynamik an der Fußsohle mit Hilfe einer Motorkamera und eines Hochleistungsringblitzes (UV-flash) unter Verwendung blitzseitiger Anregungs- und kameraseitiger Sperrfilter sequenzphotographisch festgehalten. Miteingeblendet werden eine 12stufige Fluoreszenzverdünnungsreihe (Eichskala) und eine Zeituhr, um exogene Belichtungs- und Filmentwicklungsschwankungen zu korrigieren bzw. den Zeitablauf der fluoreszenz-induzierten Dichteänderungen zu erfassen. Bevor der Farbstoff injiziert wird, werden 2–3

„Leeraufnahmen“ gemacht, um die üblicherweise vorhandenen mehr oder weniger ausgeprägten Eigenfluoreszenzeffekte festzuhalten und später von der perfusionsbedingten Fluoreszenz subtrahieren zu können. Die Filme werden in üblicher Weise entwickelt, und die resultierenden Schwarz-Weiß-Negative der weiteren rechnergestützten Bildverarbeitung zugeführt.

Bildverarbeitung

Alle in die Auswertung eingehenden Negative werden mit einer Videokamera gefilmt, deren Signale anschließend digitalisiert und in einen Prozeßrechner übernommen werden. Im Anschluß an die Normierung der Grauwertverteilung anhand der Eichskala (die Vielzahl der nativ vorhandenen Grautöne werden in die vorgegebenen Grauwerte der Eichskala transformiert bzw. zusammengefaßt) erfolgt die Berechnung der Differenzbilder durch Subtraktion des zu Beginn eingelesenen Leerbildes von allen im Rahmen der photographischen Aufnahmesequenz entstandenen Fluoreszenzbildern. Entscheidend ist nun, daß der Rechner die Sequenz der entstandenen Differenzbilder in ihrer primären zeitlichen Reihenfolge in *einem* Bild vereinigt (Funktionsbild). Mit anderen Worten: Um die Dynamik und das Ausmaß der peripheren Farbstoffanflutung in ihrer topographischen Verteilung zu charakterisieren, werden auf der Grundlage der durch Subtraktion entstandenen Differenzbilder für alle zuvor festgelegten relevanten Bildpunkte der Zeitpunkt des Farbstoffeintreffens (Überschreitung einer willkürlich festgelegten Intensitätsänderungsschwelle) und die durch ihn hervorgerufene mittlere Intensitätsänderung errechnet und in sog. Funktionsbildern zusammengefaßt. Diese können farbcodiert auf einem Monitor dargestellt werden und erlauben eine Quantifizierung der Erscheinungszeiten im Bereich vorwählbarer „regions of interest“ (Abb. 1a, 1b). Im Rahmen dieser Arbeit wurden nur die über jeweils einer Fußsohle *gemittelten* Erscheinungszeiten herangezogen. Bisherige Untersuchungen haben nahegelegt, daß diese Größe noch am ehesten die Schleusenfunktion der Arteriolen (Vasomotorentonus) widerspiegelt. Alle zeitlich später auftretenden Phänomene hängen von der Verteilungskinetik im interstitiellen Gewebe und vom Abtransport des Farbstoffs ab. Das sich *nach* der Anflutung und Primärfluoreszenz ausbildende Fluoreszenzmuster ist somit multifaktoriell bedingt und nicht vorwiegend auf den mikrozirkulatorischen Antransport des Farbstoffs zurückzuführen.

Patientengut und Untersuchungsorganisation

Insgesamt wurden 11 Patienten in die Untersuchungsreihe aufgenommen. Die wesentlichen Randbedingungen waren wie folgt: 22 °C Raumtemperatur und einseitiger isolierter Femoralisverschluß im klinischen Stadium II.

Die Einstellung der Raumtemperatur auf 22 °C wurde zur Schonung der vasodilatatorischen Reserve gewählt. Höhere Temperaturen bedingen eine Vasodilatation der akralen Hautgefäße, so daß die vasodilatatorische Potenz des PGE_1

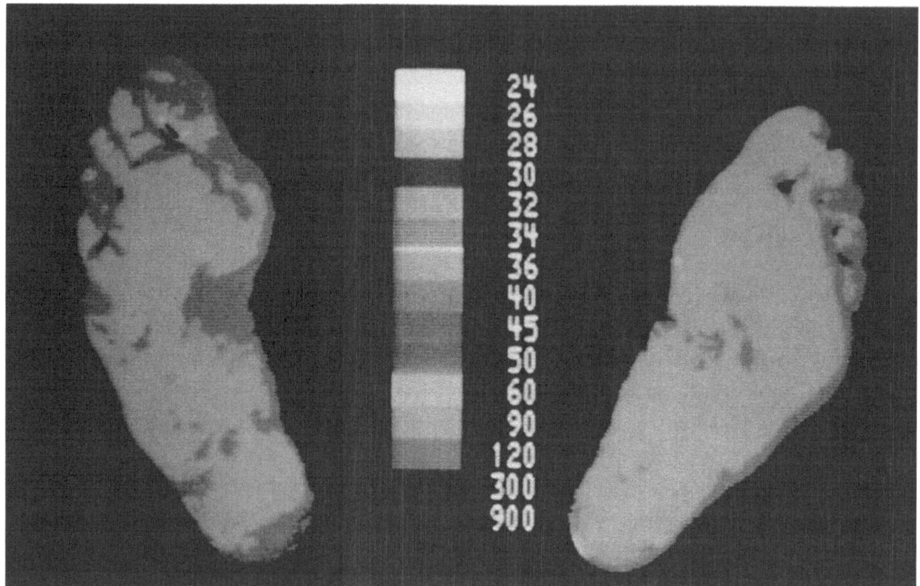

Abb. 1a. Fluoreszenzangiographische Darstellung beider Fußsohlen *vor* intraarterieller linksseitiger PGE_1-Infusion (Stadium-II-Patienten). Die Erscheinungszeiten liegen beidseits zwischen 90 und 120 s (siehe eingeblendete farbkodierte Zeitskala)

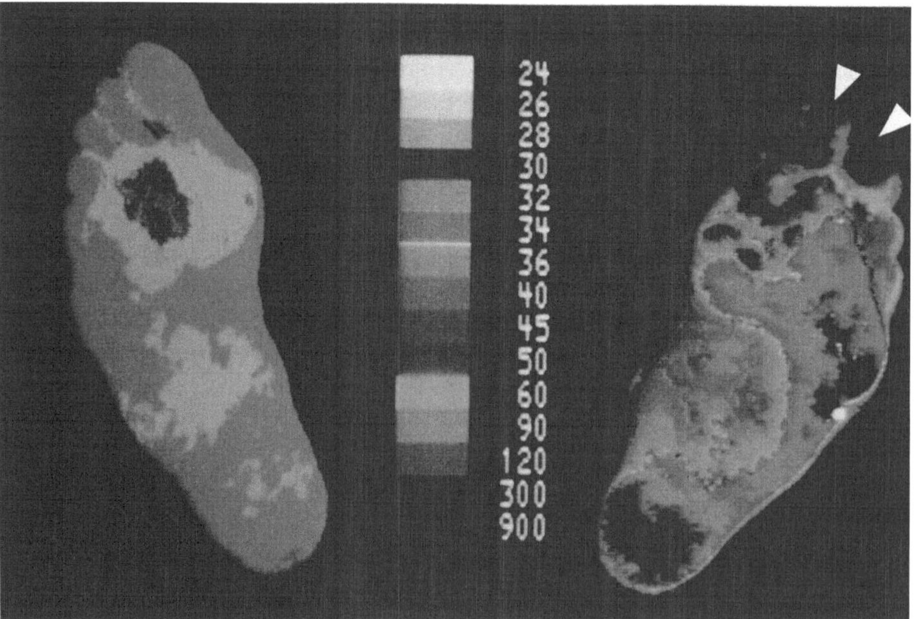

Abb. 1b. Fluoreszenzangiographische Darstellung beider Fußsohlen *nach* intraarterieller PGE_1-Infusion. Die großflächigen Farbänderungen im Bereich der linken Fußsohle bedeuten eine erhebliche Verkürzung der mittleren Erscheinungszeit. *Regional* aber (Digiti I und II) kommt es zu einer ein Steal-Phänomen anzeigenden Farbverdunklung (Pfeil)

als entscheidender Faktor der Erscheinungszeit von vornherein eingeschränkt worden wäre.

Die Einseitigkeit der arteriellen Verschlußkrankheit schien uns notwendig, um die fluoreszenzangiographischen Daten des erkrankten Beines auf die des gesunden Beines beziehen zu können. Die Erfahrung hat nämlich gezeigt, daß trotz aller Standardisierungsbemühungen (Raumtemperatur, Akklimatisierung des Patienten, Blutdruck, Puls, Hauttemperatur etc.) eine systematische Kreislauf-*konstanz* von Untersuchung zu Untersuchung nicht mit ausreichender Zuverlässigkeit erreicht werden kann. Bei der hier verwendeten Konstellation konnte somit durch Division der mittleren Erscheinungszeiten des kranken durch die des gesunden Beines ein fluoreszenzangiographischer Index gebildet werden (FA-Index), der die geschilderten Schwankungen weitestgehend eliminiert.

Die Beschränkung auf das Stadium II der AVK war notgedrungen, da in fortgeschrittenen Stadien (III/IV) nur sehr selten Einseitigkeit vorliegt.

Die Untersuchungen wurden entsprechend dem nachfolgenden Zeitschema durchgeführt:

Tag 1: Fluoreszenzangiographie ohne Medikation (Leeraufnahme, L 1)
Tag 2: Intraarterielle Applikation (ca. 160 ng/min)
Tag 3: keine Untersuchung (Auswaschphase)
Tag 4: Fluoreszenzangiographie ohne Medikation (Leeraufnahme L 2)
Tag 5: Intravenöse Applikation (5,3 ng/kg/min)

Die Infusionsdauer betrug ca. 30 Minuten. Die Fluoreszenzangiographien wurden unmittelbar anschließend angefertigt.

Die doppelte Leerwertuntersuchung (L 1 und L 2) diente dem Zweck, die Reproduzierbarkeit der fluoreszenzangiographischen Untersuchungen bzw. eine stabile Baseline zu sichern.

Ergebnisse

Die Ergebnisse sind in Abb. 2 zusammengefaßt. Die Leerwertreihen L 1 und L 2 (1. und 4. Untersuchungstag) sind mit einem FA-Index von 0,889 $\pm$ 0,140 bzw. 0,881 $\pm$ 0,150 praktisch identisch. Dies weist auf eine hervorragende Reproduzierbarkeit der fluoreszenzangiographischen Erscheinungszeiten unter der Voraussetzung der obengenannten Korrektur hin.

Nach intraarterieller Infusion (I.A.) fällt der Index signifikant auf 0,665 $\pm$ 0,229 ab (signifikante Reduktion der mittleren Erscheinungszeit beim kranken Bein), nach intravenöser Injektion dagegen nicht.

Bei 2 Patienten wurde darüber hinaus unter Verzicht auf eine zusätzliche intraarterielle Infusion eine um den Faktor 3 höhere intravenöse Dosierung gewählt (ca. 15 ng/kg/min). Auch diese Patienten zeigten keine Änderung des FA-Indexes, d. h. der mittleren Erscheinungszeit.

In einem Falle wurde während der *intraarteriellen* Infusion trotz einer signifikanten Reduktion des über die *Fußsohle gemittelten* FA-Index-Wertes ein *regionaler* Durchblutungsstop im Sinne eines Steal-Effektes im Bereich der Großzehe des betroffenen Beines beobachtet (Abb. 1b).

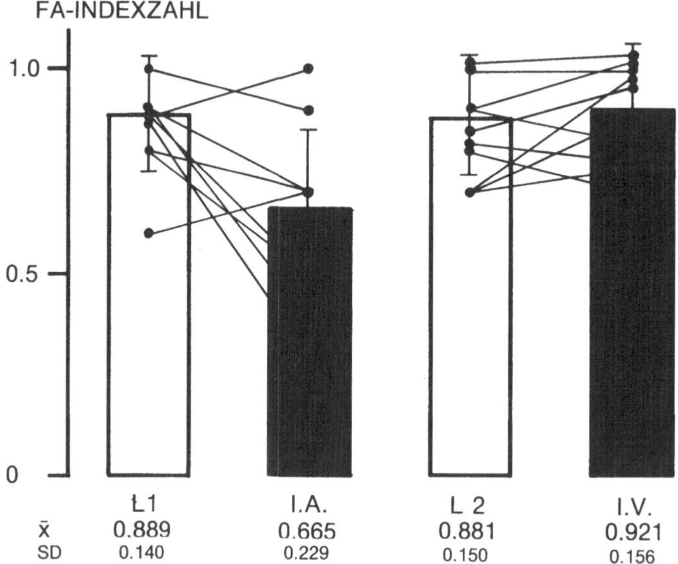

Abb. 2. □ Kontrollen L 1 und L 2; ■ „Aktive Gruppe“
i. a. = intraarteriell, i. v. = intravenös, $\bar{X}$ = Mittelwert, SD = Standardabweichung

Diskussion

Aufgrund der Natur des FA-Index gestaltet sich die Interpretation der Ergebnisse schwieriger als dies auf den ersten Blick scheinen mag. Die Indexbildung (Korrektur der mittleren Erscheinungszeit des gesunden gegen die des kranken Beines) ist sicher notwendig, um die sich trotz aller Standardisierungsbemühungen von Mal zu Mal ändernden übergeordneten und systemischem Kreislaufbedingungen „herauszulösen“. Unter diesen Bedingungen zeigt sich klar, daß sich die mittlere Erscheinungszeit des kranken Beines nach *intraarterieller* Infusion signifikant erniedrigen läßt, nach intravenöser Applikation dagegen nicht. Mit anderen Worten: Die intraarterielle Infusion führt zu einer Hautmehrdurchblutung des erkrankten Beines bzw. der als „region of interest“ betrachteten Fußsohle. Diese Aussage gilt allerdings nur für die von uns untersuchten Stadium-II-Patienten.

Wenn wir dieser Interpretation folgen, wäre dies mit Befunden anderer Autoren vereinbar, die – zumindest bei Stadium-II-Patienten – nach intraarterieller, aber nicht nach intravenöser Gabe von PGE_1 einen Anstieg des transkutanen Sauerstoffs beobachteten [3]. Darüber hinaus würde die Hypothese der pulmonalen Metabolisierung unterstützt und damit die Wirkungslosigkeit der Substanz nach *intravenöser* Gabe wahrscheinlicher.

Auf der anderen Seite kann der Indexbildung entgegengehalten werden, daß sie eine *systemische* Prostaglandinwirkung herauskorrigiere. Unter der Voraussetzung nämlich einer nicht vollständigen pulmonalen Metabolisierung oder einer noch wirksamen Restaktivität der Metaboliten [1, 5] erscheint es durchaus denkbar, daß nach intravenöser PGE_1-Gabe sowohl die Hautgefäße des nichterkrankten als auch die des erkrankten Beines dilatieren und somit in *beiden* Beinen eine sich entsprechende mittlere Verkürzung der Erscheinungszeit auftritt. Im Zuge der hier angewandten Korrektur würde man diesen Effekt maskieren und wäre versucht, die intravenöse Applikation als auf die Mikrozirkulation wirkungslos anzusehen.

Unabhängig von der Indexbildung ist die Möglichkeit eines Steal-Effektes gegeben, wie dies von einer intensiv vasodilatierenden Substanz nicht anders erwartet werden kann (Abb. 1b).

Zusammenfassung

Zusammenfassend kann nach *intraarterieller* Infusion von PGE_1 unter den hier gewählten Untersuchungsbedingungen eine Steigerung der Hautperfusion des entsprechenden Beines im Stadium II nachgewiesen werden. Nach *intravenöser* Applikation wäre nur im *positiven* Falle eine entsprechende Interpretation möglich gewesen. Der von uns beobachtete negative Ausgang läßt jedoch aus den oben genannten Gründen keine abschließende Stellungnahme zu.

Literatur

1. Änggard E (1966) The biological Activities of three Metabolites of Prostaglandin E_1. Acta physiol scand 66:509–510
2. Bollinger A, Rogatti W (eds) (1987) Clinical Relevance of Prostaglandin E_1. VASA, Suppl 17, Huber-Verlag, Bern
3. Creutzig A, Caspary L, Ranke C, Kiessling D, Wilkens J, Frölich J, Alexander K (1987) Transkutaner PO_2 und Laser Doppler Flux bei steigenden Dosierungen von intraarteriell und intravenös appliziertem Prostaglandin E_1, VASA, Suppl 16:114, Huber Verlag, Bern
4. Lund F (1977) Fluorescein angiography of the skin in diagnosis, prognosis and evaluation of the therapy in peripheral arterial disease. Bibl Anat 16:257–262
5. Nakano J (1971) Effects of the Metabolites of Prostaglandin E_1 of the Systemic and Peripheral Circulation in Dogs. Proc Soc Exp Biol Med, Vol 136:1265–1268
6. Scheffler A, Todt M, Heimig T, Rieger H (1985) Die Fluoreszenzangiographie (FA) im Rahmen der peripheren arteriellen Verschlußkrankheit. In: Häring R (Hrsg): Referate der 5. gemeinsamen Jahrestagung der Angiologischen Gesellschaften der Bundesrepublik Deutschland, Österreichs und der Schweiz, Demeter, Gräfelfing, 482–484
7. Simmet Th, Peskar BA, Wolt HRD (1986) On the Metabolism of Prostaglandin E_1 in Patients Suffering from Arterial Occlusive Disease. In: Prostaglandin E_1 in Atherosclerosis (Sinzinger H, Rogatti W, eds), Springer Verlag, 8–12
8. Sinzinger H, Fitscha P (1987) Influence of Prostaglandin E_1 on in-vivo accumulation of radiolabelled platelets and LDL on human arteries. In: Bollinger A, Rogatti W (Hrsg): Clinical Relevance of Prostaglandin E_1, VASA, Suppl 17:5–10, Huber-Verlag, Bern

Messung der Hauttemperatur mittels Flüssigkristall-Thermographie nach i.v. Prostavasin-Infusion

S. v. Bary und *M. Camci*

Einleitung

Die Effizienz intraarterieller Prostaglandin E_1-Infusionen ist in vielen Arbeiten dokumentiert [1, 2, 6, 11, 12]. Für die intravenöse Applikation wurde dagegen eine Inaktivierung des Prostaglandin E_1 durch die Lungenpassage postuliert [5, 9]. Dennoch konnten in letzter Zeit mehrere Arbeitsgruppen auch nach i.v. Prostaglandin E_1-Infusion positive Wirkungen auf das Gefäßsystem nachweisen [3, 4, 7, 8, 13], die uns veranlaßten, diese Therapieform mit einem neuen Verfahren zu prüfen.

Methodik

In der vorliegenden Studie verwendeten wir die Flüssigkristall-Thermographie in ihrer aktuellen Entwicklung in Form der Mehrfarbenkissen. Das physikalische Prinzip beruht auf dem Dualismus der Beweglichkeit von Flüssigkeiten einerseits und der optischen Eigenschaft von kristallinen Strukturen andererseits. Die Windungen der Helix aus Cholesterinester werden mit steigender Temperatur enger. Die Farben des reflektierten Lichtanteils wechseln von Rot nach Blau, das entgegen dem gefühlsmäßigen Farbempfinden für Wärme steht. Das auf diesem physiko-chemischen Prinzip beruhende Gerät ist tragbar und ubiquitär einsetzbar. Die leicht aufgeblasenen Kissen adaptieren das Körperrelief. Für die verschiedenen Areale stehen unterschiedlich ansprechende Detektoren zur Verfügung.

Mit der Thermographie können insbesondere Veränderungen dokumentiert werden, die mit Palpation oder Sonographie nicht faßbar oder vom Patienten selbst nicht eindeutig objektivierbar sind, so z. B. für den wohl unbestrittenen Negativeffekt des Nikotins auf die peripheren Gefäße und damit die Hautdurchblutung.

Herrn Professor Dr. Dr. h.c. W. Brendel zum 65. Geburtstag

Mit der Erfahrung von über 250 Thermographieeinheiten sollte der zu diskutierende Effect *intravenös* applizierten Prostavasins visualisiert werden – unter folgender Fragestellung:

1. Inaktivierung oder Änderung der Hauttemperatur?
2. Nebenwirkungen?

Nach klinischen Einzelbeobachtungen führten wir folgende Untersuchungen durch: 6 Patienten im Rahmen einer Pilotstudie, 6 Patienten in einer Doppelblindstudie sowie 12 Patienten in einer konsekutiven Serie.

In der Pilotstudie erhielten die Patienten jeweils 3 Ampullen Prostavasin (60 µg Prostaglandin E_1) in 250 ml physiologischer Kochsalzlösung über 2 Stunden intravenös.

In die Doppelblindstudie wurden sechs Patienten mit einem Durchschnittsalter von knapp 57 Jahren aufgenommen. Bei einem Patienten handelte es sich um einen Morbus Raynaud, bei 3 Patienten um ein Stadium III und bei zwei Patienten um ein Stadium IV. Die Verschlußlokalisation wurde angiographisch gesichert. Bei einem Patienten fand sich ein Beckenarterienverschluß und bei einem weiteren ein Verschluß der Arteria femoralis superficialis. Die restlichen drei Patienten hatten Verschlüsse vom Mehretagentyp.

Die Patienten wurden randomisiert den beiden Therapiegruppen zugeteilt und erhielten folgende Medikation:

Am ersten Behandlungstag eine i.v. Infusion von 250 ml physiologischer Kochsalzlösung über einen Zeitraum von 2 Stunden. Während der doppelblinden Therapiephase erhielten die Patienten an den darauffolgenden Tagen jeweils entweder eine i.v. Infusion von 3 Ampullen Prostavasin (60 µg Prostaglandin E_1 in 250 ml physiologischer Kochsalzlösung) über einen Zeitraum von 2 Stunden oder eine i.v. Infusion von 3 Ampullen Placebo (1 940,1 µg alpha-Cyclodextrin). Die Infusionen erfolgten immer vormittags unter standardisierten Bedingungen. Vor jeder Infusion, zwei, vier und sechs Stunden nach Infusionsende wurde ein Thermogramm der betroffenen und benachbarten Extremität durchgeführt. Blutdruck und Herzfrequenz wurden vor der Infusion, nach 1 Stunde und am Infusionsende bestimmt.

Ergebnisse

In der Pilotstudie kam es bei allen 6 Patienten zu einer Erhöhung der Hauttemperatur. So fand sich beispielsweise bei einer 19jährigen Patientin mit Morbus Raynaud 4 Stunden nach Prostavasininfusion eine Rekonfigurationssilhouette der linken Hand mit Intensivierung des Thermogramms in das wärmekorrespondierende Blau (Abb. 1). In allen Fällen handelte es sich nicht nur um Einzelbeobachtungen, sondern um jederzeit reproduzierbare und kontrollierte Befunde. Fünf von sechs Patienten gaben entsprechend ein subjektives Besserungsgefühl an.

In der Doppelblindstudie zeigte die Plazebogruppe keine relevante Änderung des Thermogramms – weder nach der sogenannten Auswaschinfusion am 1. Tag mit Kochsalzlösung noch im Verlauf der Studie nach Placeboinfusion – diskrete

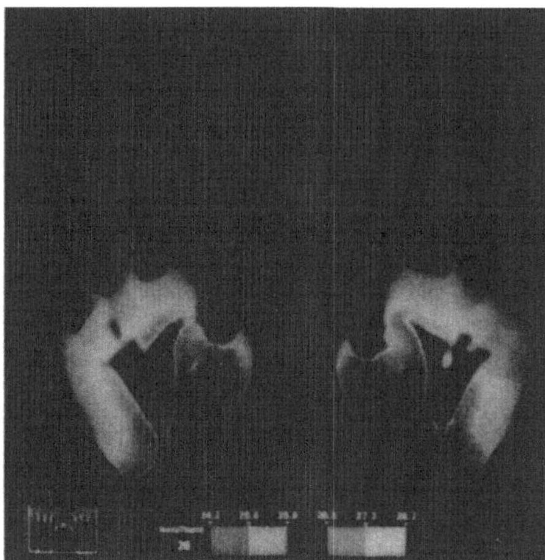

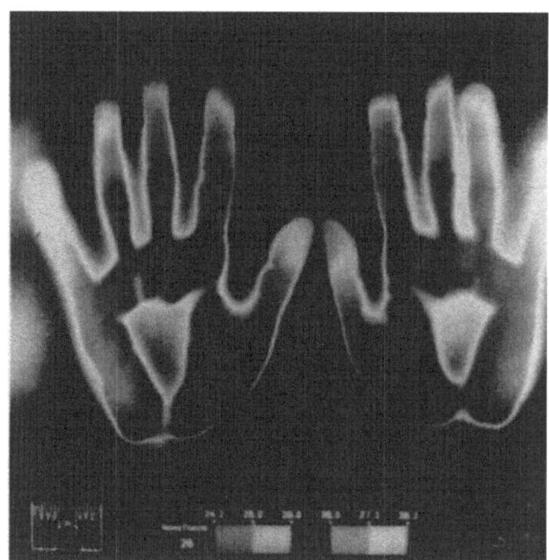

Abb. 1. Patientin mit M. Raynaud vor und 4 Stunden nach i.v. Prostavasin-Infusion

Änderungen im thermischen Tagesrelief sind selbstverständlich. In der Prostavasingruppe kam es bei allen drei Patienten zu einer deutlichen Besserung des Thermogramms, selbstverständlich nicht in der Auswaschphase am 1. Tag mit Kochsalzinfusion. Abb. 2 zeigt bei einem Patienten mit diabetischer Gangrän die deutliche Erhöhung der Hauttemperatur beider Fußsohlen mit kompletter Rekonfiguration der zuvor thermisch amputierten Zehen. Interessanterweise lag das Maximum des Anstiegs meist 2 Stunden nach Infusionsende. In Einzelfällen konnte auch 4–6 Stunden nach Beendigung der Infusion eine erhöhte Hauttemperatur beobachtet werden.

Die Ergebnisse wurden bei elf von zwölf weiteren Patienten in einer klinischen Serie bestätigt. Nebenwirkungen wurden weder in der Pilotstudie, der Doppelblindstudie noch in der klinischen Serie beobachtet. Es traten keine klinisch relevanten Veränderungen von Blutdruck oder Herzfrequenz auf.

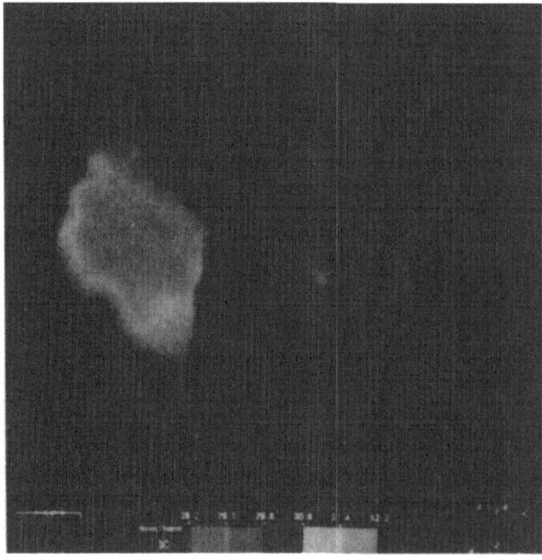

Abb. 2. Patient mit diabetischer Gangrän vor und 4 Stunden nach i.v. Prostavasin-Infusion

Diskussion

Die eingangs gestellten Fragen sind also dahingehend zu beantworten:
1. Die i.v. Applikation von Prostaglandin E_1 führt zu keinem Aktivitätsverlust zumindest bezüglich der Erhöhung der Hauttemperatur, wie sie im Thermogramm verifiziert werden kann.
2. Klinisch relevante Nebenwirkungen wurden nicht beobachtet.

Die Befunde stehen im Einklang mit klinischen Studien, die ebenfalls die Wirksamkeit der i.v. Prostaglandin E_1-Therapie nachweisen konnten [3, 8, 10].

Mit der i.v. Prostavasin-Applikation steht somit eine schonende, gut verträgliche therapeutische Alternative zur i.a. Infusion zur Verfügung. Mögliche punktionsbedingte Komplikationen können vermieden und die Compliance verbessert werden.

Literatur

1. Böhme H, Brülisauer M, Härtel U, Bollinger A (1987) Kontrollierte Studie zur Wirksamkeit von i.a. PGE_1-Infusionen bei peripherer arterieller Verschlußkrankheit im Stadium III und IV. VASA, Suppl 20:206–208
2. Creutzig A, Caspary L, Alexander K (1987) Intermittent intra-arterial prostaglandin E_1 therapy of severe claudication. VASA, Suppl 17:44–46
3. Diehm C, Stammler F, Hübsch C, Wilhelm C, Eckstein HH (1987) Behandlung von Ruheschmerzen bei peripherer arterieller Verschlußkrankheit (PAVK) mit intravenösen Prostaglandin-Infusionen. VASA, Suppl 20:204–205
4. Ehrly AM, Schenk J, Saeger-Lorenz K (1987) Einfluß einer intravenösen Gabe von Prostaglandin E_1 auf den Muskelgewebesauerstoffdruck, die transkutanen Gasdruckwerte und die Fließeigenschaften des Blutes von Patienten im Stadium III und IV der chronischen arteriellen Verschlußkrankheit. VASA, Suppl 20:196–198
5. Golub M, Zia P, Matsund M, Horton R (1975) Metabolism of prostaglandins A_1 and E_1 in man. J. Clin Invest 56:1404
6. Gruß JD, Vargas-Montano H, Bartels D, Simmenroth HW, Sakurai T, Schäfer G, Fietze-Fischer B (1984) Use of prostaglandins in arterial occlusive diseases. Inter Angio, Vol 3, Suppl 7–17
7. Heidrich H, Lammersen T (1985) Vitalkapillarmikroskopische Untersuchungen und transkutane pO_2-Messungen bei intravenöser Prostaglandin E_1 Infusion. Dtsch med Wschr 110:1283–1285
8. Heidrich H, Dimroth H, Gutmann M, Helmis J, Peters A, Ranft J (1986) Long-Term intravenous infusion of PGE_1 in peripheral arterial blood flow disorders: results of an open screening study with patients in fontaine's stages III and IV in: Prostaglandin E_1 in Atherosclerosis. Sinzinger H, Rogatti W (eds), Springer Verlag, S. 92
9. Piper PJ, Vane JR, Wyllie JH (1970) Inactivations of prostaglandins by the lung. Nature (Lond) 225:600
10. Rudofsky G, Meyer P, Lohmann A (1988) Intravenous application of PGE_1 in patients with intermittent claudication. Haemostasis 18, Suppl 2:109
11. Sakaguchi S (1984) Prostaglandin E_1 intra-arterial infusion therapy in patients with ischemic ulcer of the extremities. Inter Angio, Vol 3, Suppl 39–42
12. Trübestein G, Ludwig M, Diehm C, Gruß JD, Horsch S (1987) Prostaglandin E_1 bei arterieller Verschlußkrankheit im Stadium III und IV – Ergebnisse einer multizentrischen Studie. Dtsch med Wschr 112:955–959
13. Wilkens JH, Wilkens H, Elger B, Cassidy F, Caspary L, Creutzig A, Frölich JC (1987) Cardiac and microcirculatory effects of different doses of prostaglandin E_1 in man. Eur J Clin Pharmacol 33:133–137

Aktivierung der endogenen Fibrinolyse durch Prostaglandin E_1

V. Tilsner

Einleitung

Die Wirksamkeit von Prostaglandin E_1 wird nicht nur durch den subjektiven Schmerzrückgang, sondern auch durch das Abheilen von Nekrosen und in Einzelfällen auch angiographisch belegt [1–3, 5, 7, 8, 10, 16]. Da als eine der Ursachen gerinnungsbedingte Einflüsse diskutiert werden, hatten wir in einer ersten Studie [15] versucht, die Wirkung zu definieren und nachzuweisen. Dabei zeigte sich, daß die Hemmung der Thrombozytenfunktion in vitro [4, 9, 11, 13] zwar eindeutig zu belegen war, bei ex vivo-Untersuchungen jedoch keine Bestätigung fand. Demgegenüber konnte eine Aktivierung der endogenen Fibrinolyse nachgewiesen werden [6, 12, 14]. Insbesondere die Zahl der Untersuchungen reichte jedoch für eine endgültige Aussage noch nicht aus.

Wir haben deshalb bei insgesamt 12 Patienten mit einer Langzeitbehandlung mit Prostaglandin E_1 unsere Gerinnungsstudien fortgesetzt. Prostaglandin E_1 wurde 12stdl. als intravenöse Kurzinfusion über 1 Stunde gegeben, wobei als einzelne Infusionsdosis 10 µg, 20 µg und 30 µg infundiert wurden. Während bei den ersten Patienten grundsätzlich mit 10 µg angefangen wurde und nicht immer 30 µg als Einzeldosis eingesetzt wurden, begannen wir im Verlauf der Studie z. T. gleich mit 20 µg und steigerten immer auf 30 µg. Der Versuch, die Dosis auf 40 µg pro Infusion zu erhöhen, scheiterte, da die Mehrzahl der Patienten eine sehr schmerzhafte lokale Gefäßalteration angab. Ziel der Studie war die Klärung folgender Fragen:

1. Läßt sich auch an einem größeren Patientengut die Aktivierung der endogenen Fibrinolyse statistisch nachweisen?
2. Inwieweit ist die Aktivierung dosisabhängig?
3. Erschöpft sich die gemessene therapeutische Wirkung analog dem DDAVP nach einiger Zeit?

Der 3. Frage messen wir besondere Bedeutung bei, da im Gegensatz zu den rekonstruktiven Maßnahmen wie Operation, Katheterprozedur und therapeutischer Lyse die Aktivierung der endogenen Lyse durch Prostaglandin E_1 immer über einen längeren Zeitraum durchgeführt werden muß, wenn ein dauerhafter Therapieerfolg zu erwarten sein soll.

Patienten und Methoden

In die Studie einbezogen wurden 12 Patienten mit einer angiographisch gesicherten peripheren arteriellen Verschlußkrankheit Stadium III und IV nach Fontaine. Es waren 10 Männer und 2 Frauen mit einem Durchschnittsalter von 59,6 Jahren (32 bis 76 Jahre). An Nebenwirkungen traten in Einzelfällen ein leichter Flush sowie, bei zu schneller Infusion, ein leichtes lokales Brennen an der Infusionsstelle auf. Blutungen oder Thrombosen wurden ebenso wie ein Blutdruckabfall in keinem einzigen Fall beobachtet.

Folgende Untersuchungen wurden durchgeführt:

Fibrinmonomere (FM), D-Dimere im ELISA, Fibrinopeptid A (FPA), Plasminogen, Plasmin, Thrombin-Antithrombin III-Komplex (TAT), alpha$_2$-Antiplasmin, Urokinase (UK) und tissue Plasminogen Activator (tPA). Außerdem wurden folgende Gerinnungsanalysen vorgenommen:

Thrombozytenaggregation mit ADP, Kollagen, Adrenalin und Ristocetin (ex vivo-Untersuchungen), Fibrinogen, F VIII:C, Ristocetin-Cofaktor und vW:Ag. Da die letztgenannten 5 Untersuchungsgruppen keinerlei statistisch signifikante Änderungen ergaben, werden sie in den Tabellen und bei der Besprechung der Ergebnisse nicht aufgeführt. Alle Untersuchungen wurden vor Beginn der Therapie und anschließend 2mal wöchentlich vor und 1 Stunde nach der 60 Minuten dauernden Kurzinfusion ausgeführt. In der Auswertung werden jedoch nur folgende Befunde wiedergegeben:

Vor Therapiebeginn, nach 5tägiger Infusionstherapie mit 10 µg, am 10. Tag nach 12stdl. 20 µg und am 21. Tag nach 12stdl. 30 µg Prostaglandin E_1 als Einzelinfusion. Die Befunde änderten sich auch bei längerdauernder Therapie nicht. Bei den letzten 4 Patienten wurde die Anfangsdosis von 10 µg Prostaglandin E_1 12stdl. wegen mangelnder Wirksamkeit weggelassen. Bezüglich der Untersuchungstechnik verweisen wir auf unsere letzte Publikation [15], in der die Verfahren angegeben sind.

Ergebnisse

Die Ergebnisse sind aus den Tabellen 1 und 2 der Abbildung 1 zu ersehen. Bei einer 12stdl. Kurzinfusion von 20 sowie von 30 µg Prostaglandin E_1 sind Fibrinmonomere nachweisbar, die jedoch nur im Zusammenhang mit der Infusion zu beobachten sind. Bei den D-Dimeren findet sich lediglich bei 30 µg Prostaglandin E_1 ein statistisch signifikanter Anstieg, der jedoch auch nur kurzfristig ist. Demgegenüber steigt das FPA auch schon bei 10 µg Prostaglandin E_1 12stdl. statistisch signifikant an. Dieser Effekt potenziert sich mit zunehmender Dosiserhöhung. Das Plasminogen zeigt keinerlei statistisch signifikante Veränderungen vor und nach der Infusion, insbesondere kommt es auch zu keinem Abfall. Beim Plasmin führt die Infusion von 20 bzw. 30 µg Prostaglandin E_1 zu einem statistisch gesicherten Anstieg während und nach der Infusion (Tabelle 1a). Die weiteren Ergebnisse vor und nach der Infusion sind aus der Tabelle 1b zu ersehen. Der TAT und das alpha$_2$-Antiplasmin veränderten sich statistisch nicht signifikant. Jedoch steigt die Urokinase bereits bei einer Dosierung von 10 µg Prosta-

Tabelle 1a. Beeinflussung der Blutgerinnung durch Prostaglandin E_1, Befund vor und 1 h nach i.v. Infusion (Infusionsdauer 60′) (p 0 = keine signifikante Änderung)

		10 µg Prostaglandin E_1 vor	nach	20 µg Prostaglandin E_1 vor	nach	30 µg Prostaglandin E_1 vor	nach
Fibrinmono-	n	12	8	10	10	9	9
mere (FM)	x̄	0	0	(+)	+	(+)	+
normal: 0	p	/	/	/	/	/	/
D-Dimere	n	12	8	10	10	9	9
normal:	x̄	190,00	240,00	365,00	489,00	174,44	283,89
20 ng/ml	s	184,06	141,70	265,28	369,05	86,62	112,24
(ELISA)	p	0		0		<0,0125	
FPA	n	12	8	10	10	9	9
normal:	x̄	3,01	5,00	5,66	6,40	10,84	16,50
3 ng/ml	s	2,25	3,02	6,42	4,85	7,34	8,81
	p	<0,01		<0,005		<0,0005	
Plasminogen	n	12	8	10	10	9	9
normal:	x̄	105,58	109,38	108,30	116,50	113,00	111,56
70–130 ng/ml	s	20,39	24,56	14,68	16,12	21,96	23,38
	p	0		0		0	
Plasmin	n	12	8	10	10	9	9
normal:	x̄	0,07	0,18	0,18	0,33	0,41	0,52
O CTA E/ml	s	0,10	0,20	0,20	0,37	0,61	0,72
	p	0		<0,025		<0,025	

Tabelle 1b. Beeinflussung der Blutgerinnung durch Prostaglandin E_1, Befund vor und 1 h nach i.v. Infusion (Infusionsdauer 60′) (p 0 = keine signifikante Änderung)

		10 µg Prostaglandin E_1 vor	nach	20 µg Prostaglandin E_1 vor	nach	30 µg Prostaglandin E_1 vor	nach
Thrombin-AT	n	12	8	10	10	9	9
III-Komplex	x̄	1,84	2,13	2.63	2,63	2,63	2,11
(TAT) normal:	s	1,04	0,88	2,14	1,65	1,20	0,63
1,0–4,1 µg/l	p	0		0		0	
α_2-Antiplasmin	n	12	8	10	10	9	9
normal:	x̄	115,00	106,63	104,00	101,14	95,50	96,63
70–140 %	s	23,35	28,61	5,80	3,98	12,27	15,30
	p	0		0		0	
Urokinase	n	12	8	10	10	9	9
normal:	x̄	12,75	14,50	14,30	18,50	19,39	27,67
5–15 E/ml	s	6,75	3,81	4,85	4,84	5,13	7,14
	p	<0,0025		<0,0025		<0,0025	
tPA	n	12	8	10	10	9	9
normal:	x̄	0,69	0,78	0,76	0,99	0,88	1,12
0,7–1,4 E/ml	s	0,14	0,13	0,16	0,23	0,20	0,32
	p	0		<0,005		<0,0025	

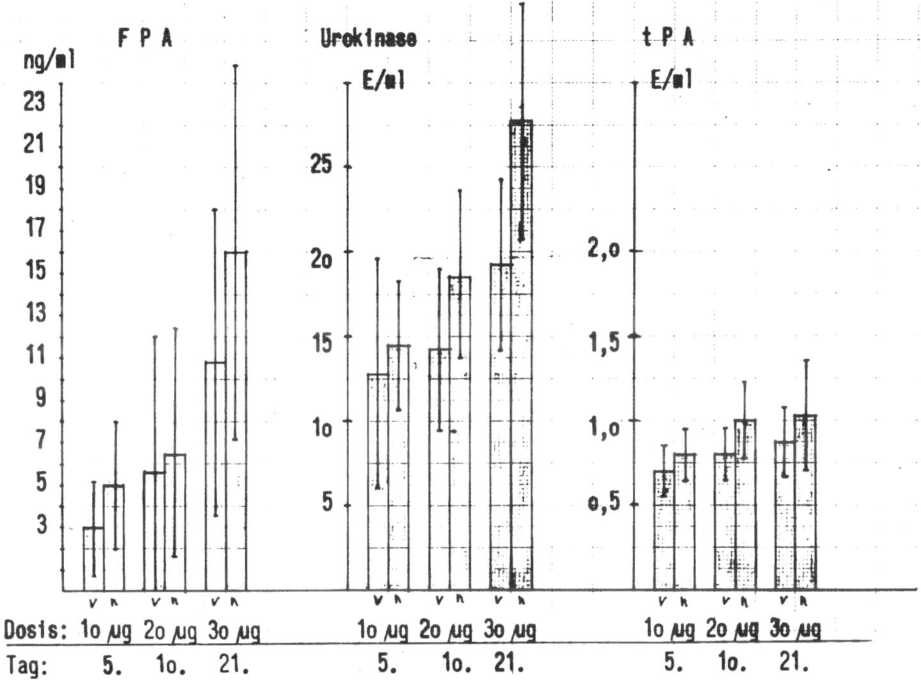

Abb. 1. Dosisabhängige Wirkung von Prostaglandin E_1 auf die Gerinnung

glandin E_1 12stdl. statistisch signifikant an, ein Effekt, der sich bei zunehmender Dosierung potenziert. Das tPA erhöht sich statistisch signifikant im Zusammenhang mit der Infusion nur bei einer Dosierung von 20 bzw. 30 µg Prostaglandin E_1.

Langzeitergebnisse sind aus den Tabellen 2a und 2b zu ersehen. Hierbei wurden die Kontrolluntersuchungen nach 12stündiger Infusionspause, d. h. vor der nächstfolgenden Infusion, mit den Ausgangswerten vor der Therapie verglichen. Im Verlauf der mindestens 3wöchigen Behandlung steigt das FPA bei allen Dosierungen statistisch signifikant an, wobei eine dosisabhängige Wirkungszunahme zu beobachten ist. Das Plasminogen ergibt erst nach 3wöchiger Therapiedauer einen leichten, wenn auch statistisch signifikanten, Anstieg. Demgegenüber erhöht sich das Plasmin konstant nach 10tägiger Behandlungsdauer. Der TAT zeigt unter 20 µg nach 10 Tagen einen statistisch signifikanten Anstieg, der allerdings im Normbereich bleibt und sich nicht weiter potenziert. Während die Urokinase unter der Therapie konstant ansteigt, ist ein Langzeiteffekt bei tPA nicht meßbar. Die Abbildung 1 gibt als graphische Darstellung die wichtigsten Befunde noch einmal wieder.

Tabelle 2a. Langzeitbeeinflussung der Blutgerinnung durch Prostaglandin E_1 (Infusionsdauer 60′, 12stündliche i.v.-Applikation – die Pfeile geben an, welche Wertepaare mit dem t-Test nach Student auf ihre Signifikanz geprüft wurden) p0 = keine signifikante Änderung

		vor Therapie	5 Tage 10 µg	10 Tage, ab 6. Tag 20 µg	21 Tage ab 14. Tag 30 µg
D-Dimere (ELISA)	n	12	8	10	9
	$\bar{x}$	190,00	240,00	369,60	177,44
	s	184,06	141	387,99	86,62
	p		→ 0	→ 0	→ 0
					→ 0
FPA	n	12	8	10	9
	$\bar{x}$	3,01	5,00	5,66	10,84
	s	2,25	3,02	6,42	7,34
	p		→ <0,01	→ <0,0005	→ <0,0005
					→ <0,0005
Plasminogen	n	12	8	10	9
	$\bar{x}$	105,58	109,38	108,30	116,43
	s	20,39	24,56	14,68	23,58
	p		→ 0	→ 0	→ 0
					→ <0,025
Plasmin	n	12	8	10	9
	$\bar{x}$	0,07	0,13	0,18	0,41
	s	0,10	0,20	0,20	0,61
	p		→ 0	→ <0,0005	→ <0,0005
					→ <0,0005

Diskussion

Nach den vorliegenden Meßergebnissen kommt es zu einer statistisch gesicherten Aktivierung der endogenen Fibrinolyse. Dabei sind einige Meßwerte wie die D-Dimere, die Fibrinmonomere und das tPA nur während und nach der Prostaglandin-Therapie zeitweilig erhöht. Ein dauerhafter Effekt, der über die statistisch signifikante Vermehrung der körpereigenen Urokinase zu erklären ist, zeigt sich beim Anstieg des Plasmins und daraus folgend des Fibrinopeptid A im Verlauf der Behandlung. Diese Wirkungen sind dosisabhängig. Die Gabe von 12stdl. 10 µg Prostaglandin E_1, bzw. 24stündig 20 µg, muß als Unterdosierung gewertet werden. Hierbei lassen sich zwar auch schon gesicherte Effekte nachweisen, die jedoch noch nicht optimal sind. Demgegenüber sind bei Einzeldosen von 20 bzw. 30 µg und entsprechenden Tagesdosen von 40 bis 60 µg Prostaglandin E_1 auch Langzeiteffekte auf die Aktivierung der endogenen Lyse meßbar. Eine Umsatzsteigerung, gemessen mit dem TAT, ist erst bei einer Einzeldosis von 20 µg Prostaglandin E_1 nachweisbar, bleibt jedoch im Normbereich und steigt nach Dosissteigerung nicht weiter an. Die hier nicht wiedergegebenen

Tabelle 2b. Langzeitbeeinflussung der Blutgerinnung durch Prostaglandin E_1 (Infusionsdauer 60′, 12stündliche i.v.-Applikation – die Pfeile geben an, welche Wertepaare mit dem t-Test nach Student auf ihre Signifikanz geprüft wurden) p0 = keine signifikante Änderung

		Vor Therapie	5 Tage 10 μg	10 Tage, ab 6. Tag 20 μg	21 Tage, ab 14. Tag 30 μg
	n	12	8	10	9
TAT	$\bar{x}$	1,84	2,13	2,63	2,63
	s	1,04	0,88	2,14	1,20
	p	——▶	0	——▶ <0,0005	——▶ 0
		———————————			▶ <0,0005
α_2-Antiplasmin	n	12	8	10	9
	$\bar{x}$	115,00	106,63	117,78	95,50
	s	23,35	28,61	17,70	12,27
	p	——▶	0	——▶ 0	——▶ 0
		———————————			▶ 0
	n	12	8	10	9
Urokinase	$\bar{x}$	12,75	14,50	19,63	19,39
	s	6,72	3,81	7,21	5,13
	p	——▶	<0,0025	——▶ <0,0005	——▶ 0
		———————————			▶ <0,0005
	n	12	8	10	9
tPA	$\bar{x}$	0,69	0,78	0,96	0,88
	s	0,14	0,13	0,36	0,20
	p	——▶	0	——▶ 0	——▶ 0
		———————————			▶ 0

F VIII-Werte ergeben im Anfang einen leichten Anstieg und später einen mäßigen Abfall, der jedoch nicht statistisch signifikant ist. Die in vitro meßbare Hemmung der Thrombozytenfunktion ließ sich bei keinem der Patienten – auch nicht dosisabhängig – bei den ex vivo-Untersuchungen bestätigen. So kommt der Aktivierung der endogenen Lyse bei dem gerinnungsbezogenen Wirkmechanismus des Prostaglandin E_1 nach unseren Meßwerten die größere Bedeutung zu. In keinem der Meßwerte ließ sich eine Erschöpfung des Therapieeffektes nach 3wöchiger Anwendung oder länger nachweisen.

Literatur

1. Biedermann H (1984) Results of intra-arterial long-term infusion therapy with prostaglandin E_1 (PGE_1) for arterial circulatory disturbances in the extremities in stages III and/or IV. Inter Angio 3, Suppl:59
2. Blume J, Rühlmann KU, Kiesewetter H (1986) Clinical efficacy of intra-arterial PGE_1-Infusion in intermittent claudication: A double-blind study. In: Sinzinger H, Rogatti W (eds) Prostaglandin E_1 in Atherosclerosis, Springer-Verlag, Berlin–Heidelberg–New York, 75

3. Böhme H, Brülisauer M, Härtel U, Bollinger A (1987) Kontrollierte Studie zur Wirksamkeit von i.a. Prostaglandin E_1-Infusionen bei peripherer arterieller Verschlußkrankheit im Stadium III und IV. VASA, Suppl 20:206
4. Breddin HK, Weichert W (1986) Effects of prostaglandins on platelet function ex vivo and in animal thrombosis models. In: Sinzinger H, Rogatti W (eds) Prostaglandin E_1 in Atherosclerosis, Springer Verlag, Berlin–Heidelberg–New York, 13
5. Creutzig A, Lux M, Dau D, Alexander K (1985) Intermittent intra-arterial short-time infusion of Prostaglandin E_1 for treatment of arterial occlusive diesease. Prostaglandins and other eicosanoids in the cardiovascular system. In: Schrör (ed) Proc 2nd Int Symp Nürnberg–Fürth, Karger, Basel, 341
6. Crutchley DJ, Conanan LB, Maynard JR (1982) Stimulation of fibrinolytic $activity_1$ in human skin fibroblasts by Prostaglandin E_1, E_2 and I_2 J Pharm Experimental Ther, Vol 222, No. 3:544
7. Diehm C, Stammler F, Hübsch C, Wilhelm C, Eckstein HH (1987) Behandlung von Ruheschmerzen bei peripherer arterieller Verschlußkrankheit (PAVK) mit intravenösen Prostaglandin-Infusionen. VASA Suppl. 20:204
8. Heidrich H, Ranft J, Peters A, Rummel S (1987) Früh- und Spätergebnisse nach intravenöser Prostavasin-Therapie bei peripher-arteriellen Durchblutungsstörungen mit Ruheschmerz und Nekrosen. VASA Suppl 20:202
9. Paoletti R (1986) Biochemistry and pharmacology of Prostaglandin E_1: Introductory Remarks. In: Sinzinger H, Rogatti W (eds) Prostaglandin E_1 in Atherosclerosis. Springer Verlag, Berlin–Heidelberg–New York, 3
10. Rudofsky G (1987) Beeinflussung der Kollateralarterien durch i.a. Prostaglandin E_1-Infusion. VASA Suppl 20:215
11. Sekhar NCh (1970) Effect of eight Prostaglandins on Platelet aggregation. J Med Chem 13:39
12. Simmet Th, Fitscha P, Peskar BA, Sinzinger H, Rogatti W, Tilsner V (1987) Studies on pharmacokinetics, platelet function and fibrinolytic activity under various Prostaglandin E_1 infusion regimens. In: Sinzinger H, Schrör K (eds) Prostaglandins in clinical research. Alan Liss Inc, New York, 365
13. Sinzinger H (1984) Prostaglandin synthesis and metabolism. Physiology and pathophysiology. Prostaglandins in Vascular Diseases. Int Angio 3, Suppl:19
14. Szczeklik A, Kopec M, Sladek K, Musial J, Chmielewska E, Teisseyre E, Dudek-Wojciechowska M, Palester-Chlebowczyk M (1983) Prostacyclin and the fibrinolytic system in ischemic vascular disease. Thromb Res 29:655
15. Tilsner V, Reuter H (1987) Beeinflussung der plasmatischen Gerinnung durch Prostaglandine. III. Hamburger Symposium über Blutgerinnung. In: Arterielle Verschlußkrankheit und Blutgerinnung, XXX. Hamburger Symposion über Blutgerinnung am 19. und 20. Juni 1987, Hrsg. Prof. Dr. V. Tilsner, Editiones Roche
16. Trübestein G, Ludwig M, Diehm C, Gruß JD, Horsch S (1987) Prostaglandin E_1 bei arterieller Verschlußkrankheit im Stadium III und IV. DMW 112:955

Zur antithrombotischen Wirkung von PGE_1 auf die experimentelle Thrombenbildung

R. Zimmermann, J. Stadler, J. Harenberg und *W. Kübler*

Einleitung

In mehreren Untersuchungen konnte die vasodilatierende und thrombozytenfunktionshemmende Wirkung von PGE_1 nachgewiesen werden [3, 4, 5]. Bezüglich Ausprägung und Bewertung eines antithrombotischen Effektes besteht bisher keine endgültige Klarheit. Untersuchungen an einem Thrombozyten-Embolisierungsmodell hatten eine geringere „white-body"-Bildung und Embolierate unter Gabe von PGE_1 ergeben [1]. Ergebnisse mehrerer Studien zum therapeutischen Effekt bei Patienten mit peripherer arterieller Verschlußkrankheit [2, 7, 8] hatten einen vielversprechenden Effekt demonstriert. An einem standardisierten experimentellen Thrombosemodell [9, 10, 11], das bezüglich der Wirkung von thrombozytenfunktionshemmenden Substanzen gut definiert ist, wurde daher Prostaglandin E_1 auf seinen möglichen antithrombotischen Einfluß geprüft.

Methoden

Die Untersuchungen zur experimentellen Thrombenbildung wurden bei insgesamt 20 Kaninchen durchgeführt. Wie früher berichtet [9], wurden venöse und arterielle Thromben durch eine perivasale Applikation von Silbernitrat erzeugt. Die Tiere wurden mit Natrium-Pentobarbiturat (30 mg/kg Körpergewicht über einen Ohrvenenkatheter appliziert) anästhesiert. Nach Präparation der kontralateralen Jugularvene wurde eine Gefäßwandschädigung auf einer Länge von 1,5 cm durch perivasale Applikation von 20%iger Silbernitratlösung gesetzt [9]. Nach 20 Minuten erfolgte die Entnahme des Gefäßes aus dem Situs, die umgehende Untersuchung auf die gebildeten Thromben und die Ermittlung der Thrombusgröße durch Gewichtsbestimmung. Arterielle Thromben wurden im Bereich der Aorta abdominalis in gleicher Weise produziert.

Die Zuordnung zu Test- oder Kontrollgruppe erfolgte streng zufällig. 10 Tiere dienten als Kontrollgruppe und erhielten physiologische Kochsalzlösung. Den mit Prostaglandin E_1 (Prostavasin, Schwarz, Monheim) behandelten Tieren wurde die Testsubstanz 30 bis 60 Minuten vor Versuchsbeginn über einen Perfusor intravenös in einer Dosierung von 1 µg/kg/Std. appliziert. 60 Minuten nach Beginn der Injektion von PGE_1 wurde die Thrombenbildung induziert.

In einer zweiten Serie wurde 60 Minuten nach Beginn von PGE_1 die Kollagen- und ADP-induzierte Thrombozytenaggregation in üblicher Weise [6] an einem Aggregometer (Modell PAP-2A, Bio/Data Corp. Willow Grove, Pa) ermittelt.

Ergebnisse

Thrombozytenfunktion

Die Kollagen-induzierte Thrombozytenaggregation (maximale Amplitude) nahm unter Behandlung mit PGE_1 im Mittel von 68,3 % auf 43,8 % statistisch signifikant ab. In gleicher Weise wurde die ADP-induzierte Thrombozytenaggregation signifikant inhibiert (Tabelle 1). Die maximale Amplitude verminderte sich von 52 % auf 30,2 % (statistisch signifikant). Auch die Zeit bis zum Eintritt der Thrombozytenaggregation konnte durch Prostavasin statistisch signifikant beeinflußt werden und nahm bei Auslösung der Aggregation mit Kollagen von 11 sec auf 26,8 sec statistisch signifikant zu. Bei Durchführung der ADP-induzierten Thrombozytenaggregation zeigte sich eine Tendenz zur Verlängerung des Aggregationseintritts. Thrombozytenzahl, aktivierte partielle Thromboplastinzeit und Quickwert zeigten im Vergleich zur Kontrollgruppe keine Änderungen.

Tabelle 1. Ergebnisse der Kollagen-induzierten und ADP-vermittelten Thrombozytenaggregation unter Behandlung mit Prostavasin

	Prostaglandin E_1 vor	nach
Kollagen-induzierte Thrombozytenaggregation (MA, %)		
Mittelwert	68,3	43,83
Median	70,0	41,0
Standardabweichung	5,57	12,1
ADP-induzierte Thrombozytenaggregation (MA, %)		
Mittelwert	52,0	30,2
Median	52,0	22,0
Standardabweichung	14,0	15,6

Experimentelle Thrombenbildung

Die arterielle Thrombenbildung konnte unter Behandlung mit Prostaglandin E_1 von 9,99 mg in der Kontrollgruppe auf 2,54 mg um 70 % vermindert werden (Tabelle 2). Der Unterschied zwischen beiden Behandlungsverfahren erwies sich mittels Berechnung des Wilcoxon-Testes als statistisch signifikant. Im venösen Gefäßbereich betrug die Thrombusgröße 8,42 mg und nahm im Mittelwert im

Tabelle 2. Verhalten des arteriellen und venösen Thrombengewichtes unter Behandlung mit Prostaglandin E_1

	Kontrollgruppe	Prostaglandin E_1
Arterielles Thrombusgewicht (mg)		
Mittelwert	9,99	2,45
Median	8,85	2,65
Standardabweichung	3,65	0,93
Venöses Thrombusgewicht (mg)		
Mittelwert	8,42	3,06
Median	8,45	2,70
Standardabweichung	1,52	1,77

Vergleich zur Kontrollgruppe um 68 % auf 3,06 mg ab. Auch im venösen Bereich erwies sich der Unterschied als statistisch signifikant.

Diskussion

Die vorliegenden Untersuchungen lassen einen ausgeprägten und statistisch signifikanten antithrombotischen Effekt von Prostaglandin E_1 im arteriellen und venösen Gefäßsystem erkennen. Die arterielle Thrombenbildung konnte um 70 %, das venöse Thrombuswachstum um 68 % im Vergleich zur Kontrollgruppe vermindert werden.

Der der antithrombotischen Wirkung zugrunde liegende Mechanismus dürfte auf die Hemmung der Thrombozytenfunktion durch Prostaglandin E_1 zurückzuführen sein [3, 4, 5]. So konnte unter Prostaglandin E_1 neben einer Hemmung der maximalen Thrombozytenaggregation auch eine Verzögerung des Aggregationsbeginns nach Zusetzen des aggregierenden Stimulans beobachtet werden. Im Vergleich zur zwar statistisch signifikanten aber doch nur mäßiggradigen Hemmung der Thrombozytenfunktion war die hemmende Wirkung auf das Thrombuswachstum wesentlich stärker ausgeprägt. Hier zeichnet sich entsprechend den Befunden von Bousser und Mitarbeiter [1] eine Diskrepanz zur Wirkung von Aspirin ab. Nach diesen Befunden könnte Prostaglandin E_1 im wesentlich stärkerem Maße die Adhäsion der Blutplättchen an das subendotheliale Gewebe als die Thrombozytenaggregation allein inhibieren.

Literatur

1. Bousser MG, Lecrubier C (1972/73) Effect of Prostaglandin E_1 on Experimental Thrombosis and Platelet Aggregation in Rabbits. Haemostasis I:294
2. Creutzig A, Caspary L, Alexander K (1986) Intraarterielle Infusionstherapie der arteriellen Verschlußkrankheit Stadium II b mit Laevadosin versus Prostavasin. Ergebnisse einer Pilotstudie. Klin Wochenschr 64:259
3. Emmons PR, Hampton JR, Harrison MJG, Honour AJ, Mitchell JRA (1967) Effect of prostaglandin E_1 on platelet behaviour in vitro and in vivo. Brit med J II:468

4. Kinglough-Rathbone L, Packham MA, Mustard JF (1970) Effect of prostaglandin E_1 on platelet function in vitro and in vivo. Brit J Haemat 19:559
5. Kloeze J (1970) Prostaglandins and platelet aggregation in vivo: I. Influence of prostaglandin E_1 and ω-homo-prostaglandin E_1 on transient thrombocytopenia and of prostaglandin E_1 on the LD 50 of ADP. Thromb Diath haemorrh 23:286
6. Levine PH (1973) A qualitative platelet defect in severe vitamin B_{12} deficiency. Ann Intern Med 78:553
7. Shionoya S (1985) Intraarterielle Dauerinfusion mit Prostaglandin E_1 bei fortgeschrittener arterieller Verschlußkrankheit im Stadium IV. In: Prostaglandin E_1. Therapie der arteriellen Verschlußkrankheit. A Schrey (Hrsg). Universitätsdruckerei und Verlag Wolf, München, S 83
8. Sinzinger M, Fitscha P (1986) Prostaglandine – Grundlagen, Bedeutung und therapeutische Anwendungsmöglichkeiten. Herz Gefäße 6:486
9. Zimmermann R, Zeltsch C, Lange D (1979) Estimation of thrombus formation by labeling of platelets, red cells and fibrinogen. Thrombos Res 16:147
10. Zimmermann R, Jung G, Peter J, Walter E, Harenberg J, Mörl H (1982) Zur antithrombotischen Wirkung hoch und niedrig dosierten Aspirins. In: Hämostase, Thrombophilie und Arteriosklerose. J van de Loo, F Asbeck (Hrsg). Schattauer, S 263
11. Zimmermann R, Hof M, Andrassy K (1978) Untersuchungen zur Thrombenbildung unter maximaler Hemmung der Thrombocytenfunktion. In: Prostaglandine und Plättchenfunktion. Breddin K (Hrsg). Ed. Schattauer Stuttgart, S. 355

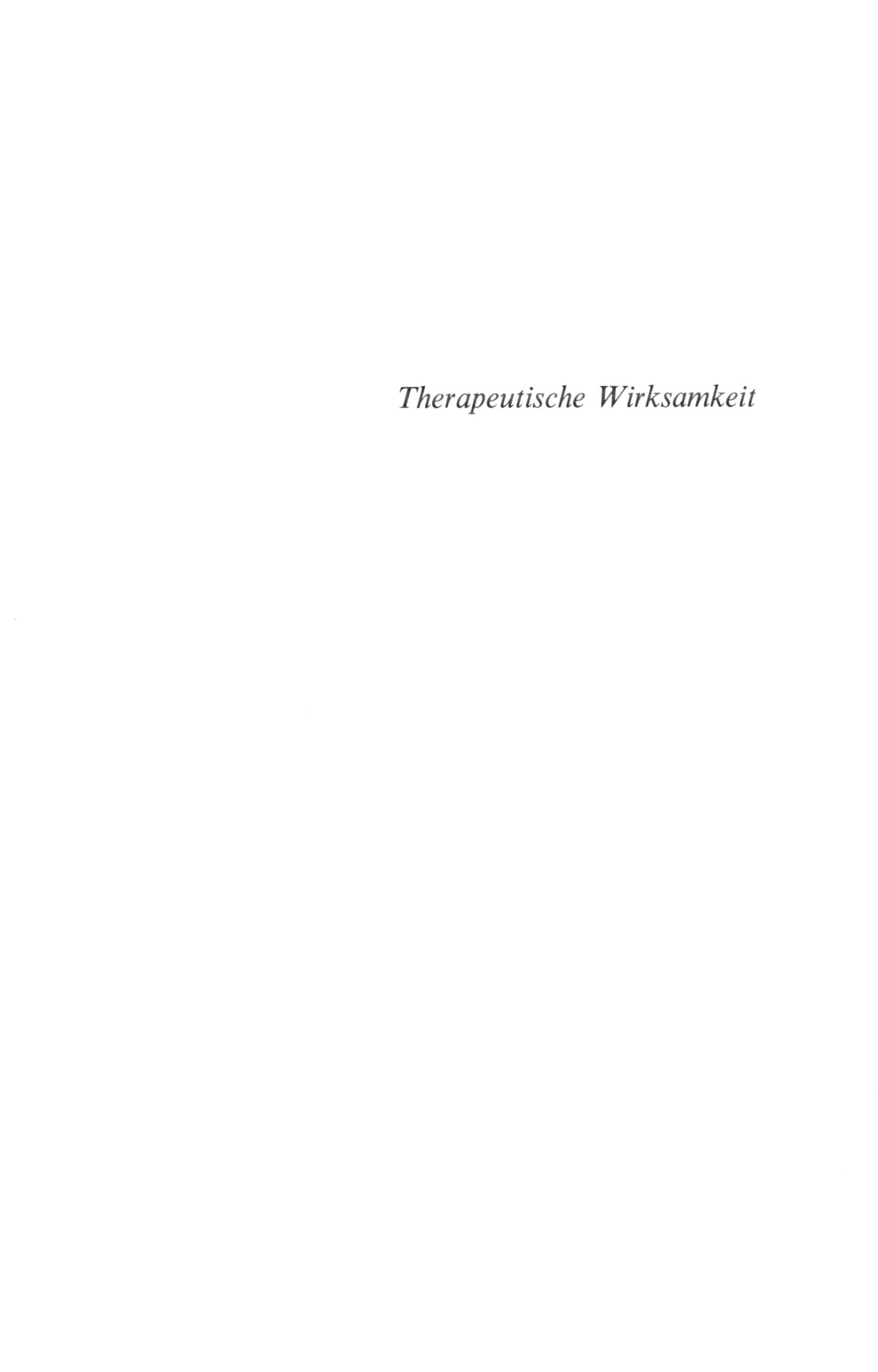

Therapeutische Wirksamkeit

Physikalische Maßnahmen und konservativ-medikamentöse Therapieprinzipien bei der arteriellen Verschlußkrankheit

U. Maass

Physikalische Maßnahmen

Die Befunde über die Beeinflussung einzelner Reaktionsschritte durch körperliches Training und die wechselseitigen Beziehungen auf den Energiestoffwechsel lassen sich im Stadium II der arteriellen Verschlußkrankheit noch nicht zu einem einheitlichen Bild zusammenfügen. Während die motorischen Beanspruchungsformen wie Koordination, Flexibilität und Kraft den ersten Schritt für eine Steigerung der Ausdauer bieten, die in Abhängigkeit von der Art der Bewegungstherapie durch Adaptationen des kardiovaskulären Systems und auch der Skelettmuskulatur ermöglicht wird, werden Ansätze über den Wirkungsmechanismus des Intervalltrainings bei Verschlußkranken nur über den experimentellen Zugang zur Intervallarbeit möglich.

Die Voraussetzungen für eine optimale Gestaltung des Intervalltrainings werden erst dann möglich sein, wenn Untersuchungen über das wechselseitige Verhältnis von Arbeit und Pause vorliegen. Unter laufbandergometrischer Belastung wurde erstmals das Verhältnis von Arbeit und Pause bei Verschlußkranken geprüft und in Abb. 1 sind die arterio-popliteavenösen Laktat-Differenzen und arterio-popliteavenösen Laktat-Pyruvat-Differenzen für die Intervallbelastungen und Pausen zusammengefaßt. Die arteriovenöse Laktat-Differenz erreicht während der 1. Pause ihr Maximum und fällt während der 2. Intervallbelastung signifikant ab. Ein gleichartiges Verhalten zeigt der Laktat-Pyruvat-Quotient. Während in der ersten Pause nach Arbeitsende die reaktive Hyperämie bei Verschlußkranken nur zögernd abnimmt und nur ein Teil des durch den Arbeitsbeginn entstandenen Laktats beseitigt wird, trifft die erneute Belastung auf ein noch erhöhtes Herzminutenvolumen und eine noch nicht den Ruhebedingungen entsprechende periphere Hämodynamik. Infolge der noch vorhandenen „Arbeitseinstellung“ des kardiopulmonalen Systems kommt es im Gegensatz zur ersten Belastung zu einem geringeren Sauerstoffdefizit. Der aerobe Stoffwechsel konnte somit in größerem Umfang und früher beginnen, wodurch die anaerobe Stoffwechsellage reduziert wird.

Neben dieser Form der physikalischen Therapie ist in den Stadien III und IV der arteriellen Verschlußkrankheit der Tatsache bisher wenig Aufmerksamkeit geschenkt worden, die kontralaterale, stärker durchblutungsgestörte Extremität

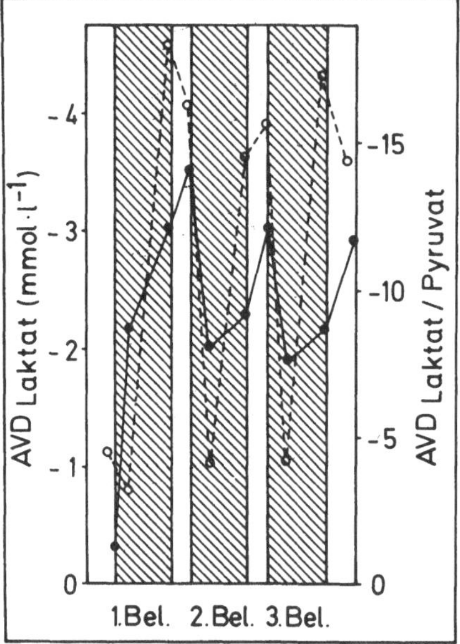

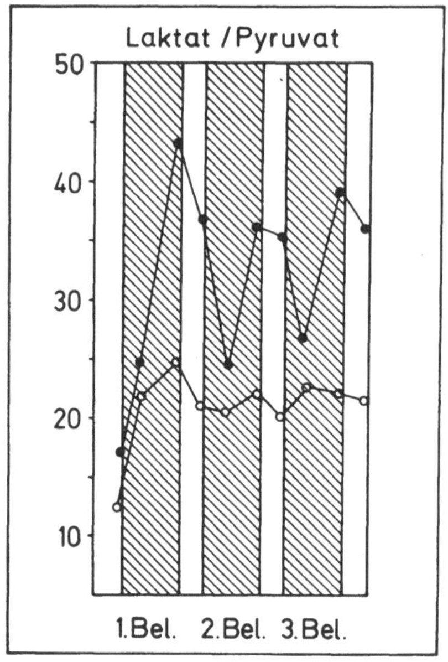

Abb. 1. Verhalten der arteriovenösen Laktat-Differenzen und des Laktat-Pyruvat-Quotienten im arteriellen und popliteavenösen Blut unter Intervallbelastung auf dem Laufband bei 12 Verschlußkranken

vom Stoffwechsel her zu trainieren, nachdem eine unmittelbare Belastung der stark durchblutungsgestörten Extremität nicht mehr in Frage kommt. Nachdem Untersuchungen von Hollmann und Hettinger [2] sowie auch aus der Sportphysiologie von Keul, Doll und Keppler [3] vorlagen, die gezeigt haben, daß bei einseitiger Belastung in der kontralateralen Extremität Stoffwechselveränderungen auftreten, prüften wir, ob analoge Stoffwechseleffekte auch bei Patienten mit arterieller Verschlußkrankheit auszulösen sind. Im Akutversuch ließ sich nachweisen, daß die unbelastete Extremität von Verschlußkranken auf eine erhöhte Sauerstoffextraktion zurückgreift, ein Phänomen, dem als Kompensationsmechanismus bei einem chronischen Muskeltraining auch in den Stadien III und IV bisher zu wenig Aufmerksamkeit geschenkt worden ist (Abb. 2). Für die Stoffwechseländerungen der ruhenden Extremität können zwei Erklärungen angeführt werden. Einmal die konsensuelle Mitreaktion durch eine isometrische Kontraktion in der Muskulatur des ruhenden Beines und andererseits auch eine Katecholaminausschüttung, die zu einer gesteigerten Glykogenolyse führt.

Konservativ-medikamentöse Therapieprinzipien

Jede hämodynamisch effektive Durchblutungsstörung gewinnt nur dann Krankheitswert, wenn sie zu einer Beeinträchtigung des Stoffwechsels führt. Die lokale Azidose bildet die pathophysiologische Basis aller klinischen Erscheinungsbilder der arteriellen Verschlußkrankheit, beginnend mit der eingeschränkten Lei-

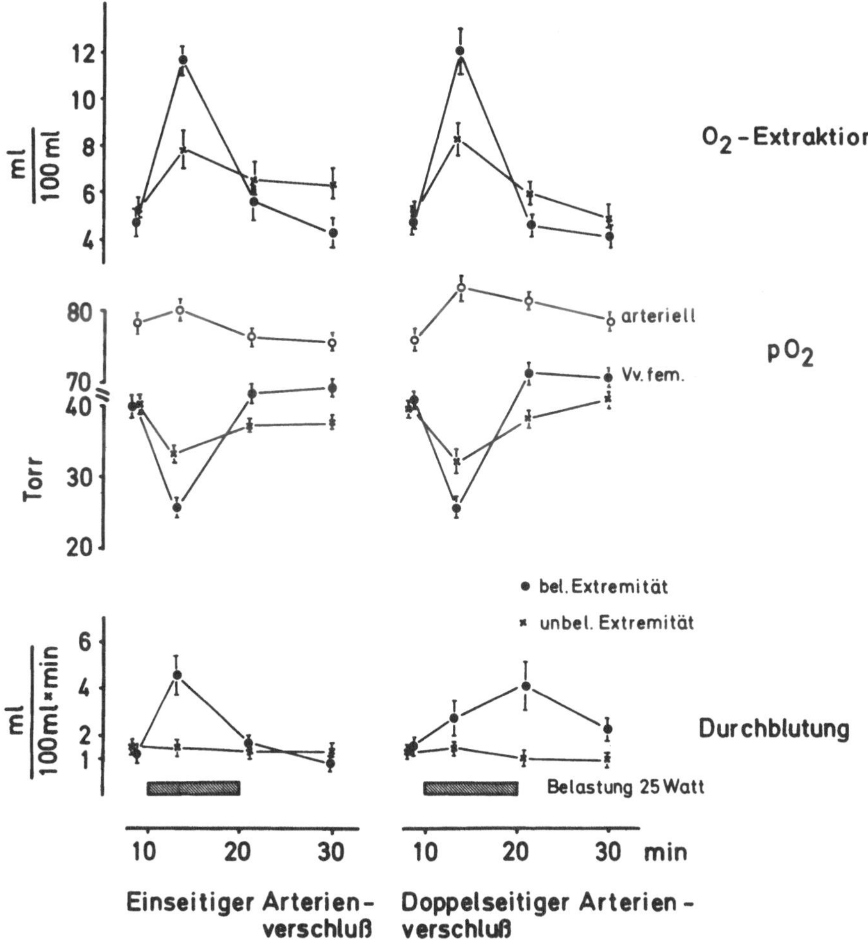

Abb. 2. Durchblutung, Sauerstoffdruck und Sauerstoffextraktion unter Belastung der gesunden bzw. weniger stark durchblutungsgestörten Extremität

stungsbreite bis hin zum Ruheschmerz und zur ischämischen Nekrose. Daraus folgt, daß medikamentöse Therapieprinzipien sowohl die veränderte Hämodynamik als auch die inadäquate Stoffwechselleistung berücksichtigen müssen. Während hämodynamische Aspekte lange Zeit im Mittelpunkt standen, hat sich das therapeutische Prinzip einer Erhöhung des prä- und poststenotischen Druckgradienten methodisch nicht sichern lassen, da bei den bisher dargelegten therapeutischen Effekten lediglich hämodynamische Wirkungen erzielt wurden, die keineswegs mit der therapeutischen Wirksamkeit von Pharmaka gleichgesetzt werden dürfen. Stoffwechseluntersuchungen, die als Basis einer Therapiekontrolle dienen, sind in den letzten zwei Jahren in geringem Umfang vorgenommen worden [1, 4, 5]. Jedoch lassen sich gegen das in letzter Zeit unter dem Einfluß neuer Pharmaka in den Vordergrund reichende therapeutische Prinzip einer Verbesserung der hypoxischen Stoffwechselsituation vor und nach Pharmakotherapie unter Belastung drei Einwände methodischer Art anführen:

a) Die Intensität einer Stoffwechselstörung läßt sich bei Verschlußkranken durch den Laktat-Pyruvat-Quotienten nur qualitativ erfassen. Überraschend erscheinen immer mehr Prüfungen, die den Laktat-Pyruvat-Quotienten als definitive Aussage für die hypoxischen Stoffwechselveränderungen vor und nach einer Pharmakotherapie belegen. Dagegen sind arteriovenöse Substratdifferenzen auch ohne Kenntnis der Durchblutung aussagekräftig, wenn das Verhältnis der arteriovenösen Substratdifferenzen und der arteriovenösen Sauerstoffdifferenzen gebildet wird. So wurde bei einseitiger arterieller Verschlußkrankheit geprüft, wie das Verhältnis der anoxydativen zur oxydativen Energiebereitstellung sich in gesunden und durchblutungsgestörten Beinen unter Belastung verändert (Abb. 3). Dieses Verhältnis ist von der Durchblutung und dem Volumen des Gewebes unabhängig und wird auch von der Eröffnung funktioneller oder anatomischer Shunts nicht beeinflußt.

b) Bei den bisher vorgenommenen Untersuchungen lassen sich pharmakotherapeutische von belastungsinduzierten Stoffwechselveränderungen nicht hinreichend trennen. Die Untersuchungen zur Intervallarbeit haben gezeigt, welche Beeinflussung die erste auf die zweite Belastung hat (Abb. 1).

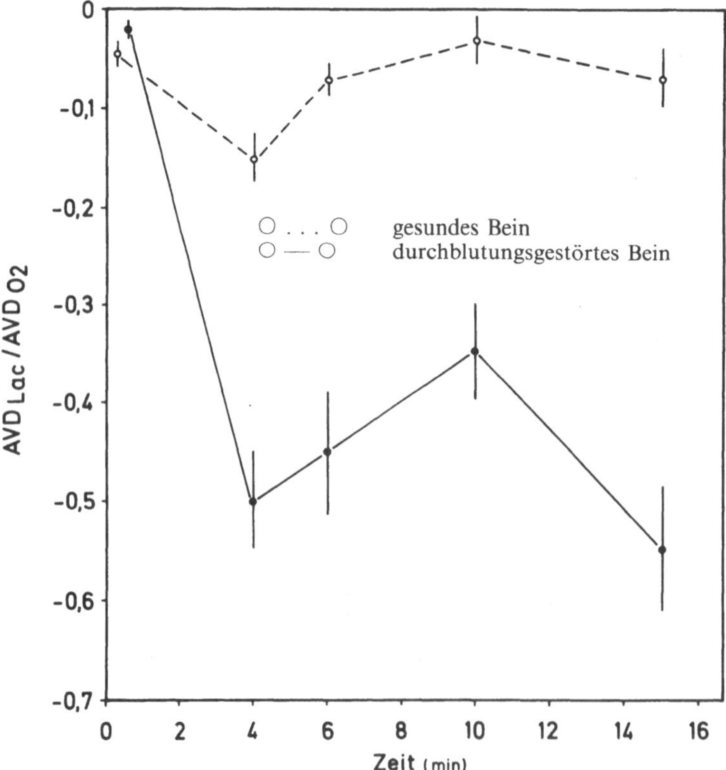

Abb. 3. Verhalten des molaren Laktat-Sauerstoff-Quotienten in Ruhe während laufbandergometrischer Belastung und in der Erholungsphase bei zwölf Patienten mit einseitiger arterieller Verschlußkrankheit

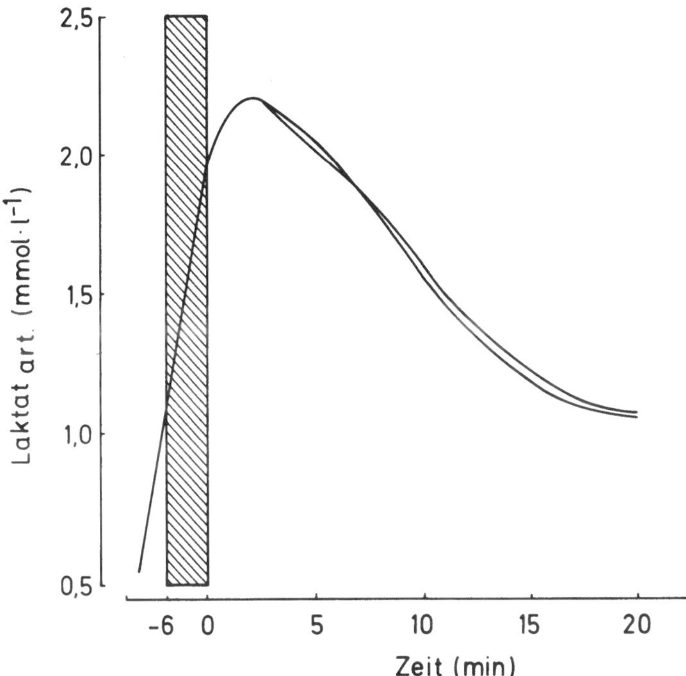

Abb. 4. Laktat-Kinetik in der Erholungsphase nach sechsminütiger laufbandergometrischer Belastung

c) Die Kinetik der Stoffwechselparameter in der Erholungsphase stellt eine wichtige Voraussetzung für die Beurteilung metabolischer Wirkungen im Rahmen einer pharmakologischen Prüfung dar. Mit Hilfe der Laktat-Pyruvat-Kinetik läßt sich aufzeigen, wie lang die Erholungsphase eingehalten werden muß, bis die Ruhewerte wieder erreicht sind. Aufgrund der in Abb. 4 dargestellten Funktion läßt sich errechnen, wann der Ruhewert der Stoffwechselparameter wieder erreicht wird. Mit einer 95%igen Wahrscheinlichkeit wird für die Kinetik im arteriellen Blut eine Zeit von 54 Minuten und für das venöse Blut von 45 Minuten errechnet.

Wenn auch das Experiment und das Modell immer nur Teilaspekte erfassen, so sollte dennoch mit großer Sorgfalt eine dem Gegenstand adäquate Methode gesucht werden. Da es kein Einheitsmodell geben kann, steht der Untersucher in jedem einzelnen Fall vor dem Problem einer Entscheidung über die dem Gegenstand angemessene Methode. Unter Berücksichtigung der bisher vorliegenden Stoffwechseluntersuchungen wird ein Modell zur Kontrolle therapeutischer Effekte bei arterieller Verschlußkrankheit vorgestellt (Abb. 5). Dieses Modell soll zur Unterscheidung zwischen belastungsinduzierten Veränderungen und einer durch ein Pharmakon induzierten Stoffwechselveränderung herangezogen werden.

1. Belastungsinduzierte Veränderungen

1.1. Belastung$_{I}$ - Belastung$_{II}$

2. Beziehungen zwischen Belastung und Erholung

2.1. Belastung$_{II}$ - Erholung$_{I}$

2.2. Erholung$_{I}$ - Erholung$_{II}$

3. Pharmakologisch induzierte Veränderungen

3.1. Belastung$_{II}$ - Belastung$_{III}$

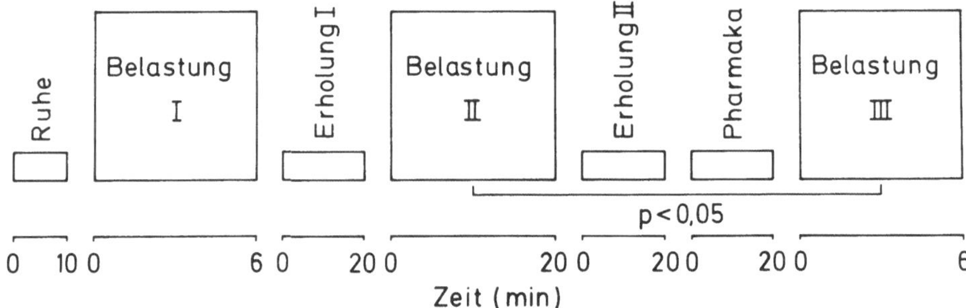

Abb. 5. Modell zur Unterscheidung belastungsinduzierter und pharmakotherapeutischer Effekte bei arterieller Verschlußkrankheit

Literatur

1. Creutzig A, Creutzig H, Alexander K (1985) Zum Wirkungsmechanismus von Prostaglandin E_1. In: Häring R: 5. Gemeinsame Jahrestagung der Angiologischen Gesellschaften der Bundesrepublik Deutschland, Österreichs und der Schweiz. Demeter, Gräfelfing
2. Hollmann W, Hettinger TH (1976) Sportmedizin – Arbeits- und Trainingsgrundlagen. Schattauer Stuttgart New York
3. Keul J, Doll E, Keppler B (1969) Muskelstoffwechsel. Barth, München
4. Köhler M, Krüpe M, Martin M (1979) Laktat- und Pyruvatreaktion auf therapeutische Fibrinogensenkung bei gestörtem Muskelstrom. In: Ehringer H, Betz E, Bollinger A, Deutsch E: Gefäßwand – Rezidivprophylaxe – Raynaud-Syndrom. Witzstrock Baden-Baden New York
5. Rexroth W, Amendt K, Römmele U, Stein U, Wagner E, Hild R (1985) Effekte von Prostaglandin E_1 auf Hämodynamik und Extremitätenstoffwechsel bei Gesunden und Patienten mit arterieller Verschlußkrankheit im Stadium III und IV. VASA 3:220

Prospektive randomisierte Doppelblindstudie zur Wirksamkeit von i.a. Prostaglandin E_1 bei der schweren Claudicatio intermittens

A. Creutzig, L. Caspary, U. Radeke, S. Specht, C. Ranke und *K. Alexander*

Einleitung

Prostaglandin E_1 (PGE_1) hat eine Reihe von pharmakologischen Eigenschaften, die die Substanz für die Therapie von chronischen arteriellen Durchblutungsstörungen als geeignet erscheinen lassen. PGE_1 ist ein starker Vasodilatator, hemmt die Thrombozytenaggregation und erhöht die Erythrozytenflexibilität [7]. Darüber hinaus werden metabolische Effekte auf die ischämische Muskulatur mit Umstellung von der Fettsäureoxydation auf die Glukoseoxydation beschrieben [8]. PGE_1 wird bereits mit Erfolg in den schweren Stadien der chronischen arteriellen Verschlußkrankheit eingesetzt [9]. Unsere vorangegangenen Untersuchungen hatten zeigen können, daß unter intraarterieller PGE_1-Infusion die Sauerstoffpartialdrücke an der Oberfläche des Musculus gastrocnemius bei Patienten mit schwerer arterieller Verschlußkrankheit deutlich zunahmen [2]. Darüber hinaus konnten wir mit der Xenon-Clearance-Technik eine Steigerung der muskulären Perfusion nachweisen [3]. Der Anstieg des Laktat-Pyruvat-Quotienten während ergometrischer Belastung der Wadenmuskulatur als Maß für die anaerobe Energiebereitstellung war während PGE_1-Infusion deutlich vermindert [5].

Diese Befunde veranlaßten uns, der Frage nachzugehen, ob Prostaglandin E_1 (Prostavasin, Schwarz, Monheim) auch bei der schweren Claudicatio intermittens infolge chronischer arterieller Verschlußkrankheit erfolgreich eingesetzt werden kann. Als Vergleichssubstanz diente ein Gemisch von energiereichen Phosphaten (Laevadosin, Boehringer Mannheim), welches wir seit vielen Jahren mit Erfolg bei diesem Krankheitsbild eingesetzt haben.

Patienten und Methoden

In die Studie wurden Patienten mit einer peripheren arteriellen Verschlußkrankheit der unteren Extremitäten im stabilen Stadium II nach Fontaine aufgenommen. Die Verschlußkrankheit mußte anamnestisch seit mindestens 6 Monaten bestehen. Sie war in der Regel durch Angiographie zu sichern. Die laufbandergometrisch (5 % Steigung, Schrittempo von 3 km/Std.) bestimmte minimale Gehleistung durfte 30 m nicht unter- und die maximale Gehleistung 200 m nicht überschreiten.

Patienten, bei denen ein gefäßrekonstruktiver Eingriff möglich war oder bei denen eine perkutane transluminale Angioplastie (PTA) durchgeführt werden konnte, wurden ebenso wie Schwangere ausgeschlossen. Weitere Kriterien für die Nichtaufnahme in die Studie waren Aorten- oder Beckenarterienverschlüsse und Nekrosen oder Ruheschmerz sowie eine dekompensierte Herz-, Nieren- oder respiratorische Insuffizienz und gehleistungsmindernde Gelenkbeschwerden. Die Studie wurde nicht durchgeführt bei Patienten, bei denen elektrokardiographisch ein AV-Block II. oder III. Grades vorlag oder bei einer Thrombozytose über 400 000 pro µl.

Beschwerdefreie und maximale Gehstrecken durften während einer mindestens 4wöchigen Auswaschphase, in der sämtliche vasoaktiven Medikamente abgesetzt waren, um nicht mehr als 20 % vom Ausgangswert differieren. Von zunächst 57 für die Studie vorgesehenen Patienten fielen in diesem Zeitraum 17 Patienten heraus, davon 12 wegen zu starker Änderung der Gehstrecke. Bei 3 Patienten waren in der Zwischenzeit Ruheschmerz oder eine Hautläsion aufgetreten. Bei jeweils einem Patienten kam es bei der ergometrischen Kontrolle zu einem Abbruch wegen lumbalgieformer Beschwerden sowie wegen Dyspnoe.

Die verbliebenen 40 Patienten wurden stationär aufgenommen und nach ausführlicher Aufklärung und schriftlicher Einverständniserklärung randomisiert.

Die charakteristischen Daten der Patienten gehen aus Tabelle 1 und 2 hervor. Der Druck der Arteria tibialis posterior wurde jeweils nach der Dopplermethode bestimmt. Venenverschlußplethysmographisch wurden nach 3minütigem arteriellem Stau während der reaktiven Hyperämie first-flow und peak-flow gemessen (Periquant 3500, Gutmann, Eurasburg).

Bei 39 Patienten war zuvor eine angiographische Abklärung der Verschlußlokalisation insbesondere im Hinblick auf die Möglichkeit einer Gefäßrekonstruktion oder PTA durchgeführt worden. Bei allen Patienten zeigten sich kombinierte Verschlüsse mit Beteiligung jeweils der Arteria femoralis superficialis sowie einer oder mehrerer Unterschenkelarterien. Die A. profunda femoralis war

Tabelle 1. Charakteristische Daten der Patienten bei Beginn der Behandlung

Patienten	Prostavasin n = 20	Laevadosin n = 20
männlich/weiblich	12/8	15/5
Alter in Jahren (Median und Range)	64 (36–79)	69,5 (32–81)
Claudicatio-Dauer in Monaten (Median und Range)	18 (7–180)	24 (8–96)
Knöchelarteriendruck in mmHg ($\bar{x} \pm$ SD)	73 ± 18	57 ± 33
brachiopedale Druckdifferenz in mmHG ($\bar{x} \pm$ SD)	72 ± 30	84 ± 53
Venenverschlußplethysmographie first flow ml/100 ml/min ($\bar{x} \pm$ SD)	$5{,}6 \pm 4{,}2$	$6{,}1 \pm 3{,}4$
Venenverschlußplethysmographie peak flow ml/100 ml/min ($\bar{x} \pm$ SD)	$7{,}5 \pm 3{,}5$	$8{,}1 \pm 3{,}4$

Tabelle 2. Verteilung der Risikofaktoren (n = Anzahl der Patienten)

	Prostavasin n	Laevadosin n
Nikotinabusus (noch bestehend)	11	12
Hypertonie	10	8
Hyperlipidämie	8	7
Diabetes mellitus	4	7
Nikotinabusus (früher)	6	3
Adipositas	3	4
Hyperurikämie	3	2

bei allen Patienten offen. Bei einem Patienten (Prostavasin-Gruppe) war wegen einer Kontrastmittelallergie eine Angiographie nicht durchzuführen. Hierbei handelte es sich klinisch um einen Oberschenkeltyp.

Alle Patienten hatten ein Gehtraining erfolglos absolviert. Die Mehrzahl gab an, daß sich ihre Gehstrecke unter Einnahme vasoaktiver Medikamente nicht gebessert habe.

Jeweils 20 Patienten erhielten Prostavasin 5 µg ad 50 ml NaCl 0,9%ig (entsprechend etwa 1,5 ng PGE_1/kg Körpergewicht/min) oder 10 ml Laevadosin ad 50 ml NaCl 0,9%ig in Form von intermittierenden intraarteriellen Infusionen über jeweils 50 min. Es wurden jeweils 36 Infusionen in 21 Tagen verabreicht. 6 Patienten (2 × Prostavasin, 4 × Laevadosin) erhielten wegen annähernd gleich stark ausgeprägter Claudicatio in beiden Beinen alternierend Infusionen in beide Arteriae femorales. Die Punktionen wurden jeweils mit 1,0-Kanülen durchgeführt, die jeweils nach Ende der Infusionsbehandlung wieder entfernt wurden. Damit die Studie doppelblind durchgeführt werden konnte, mußte jeweils eine Ampulle Trockensubstanz (Prostavasin oder Plazebo) in physiologischer Kochsalzlösung aufgelöst werden und mit einer Ampulle, die 10 ml Flüssigkeit enthielt (Plazebo oder Laevadosin), vermischt werden.

Die Patienten wurden angewiesen, während der stationären Behandlung und auch nach Entlassung ein Gehtraining durchzuführen, das jedoch nicht überwacht wurde. Während der stationären Behandlung wurden folgende Begleitmedikationen gegeben: Calcium-Antagonisten bei 24 Patienten, Thrombozytenaggregationshemmer (meist bei mitbestehender Carotisstenose) bei 11 Patienten, Diuretika bei 10 Patienten, Nitro-Präparate und H_2-Blocker bei jeweils 7 Patienten, Digitalis bei 6 Patienten, Antihyperurika und Antidiabetika bei je 4 Patienten, Antilipämika und nicht-steroidale Antiphlogistika bei 2 Patienten.

Laufbandergometrische Kontrolluntersuchungen sowie Messungen der Knöchelarteriendrücke und verschlußplethysmographische Untersuchungen wurden zu Beginn, nach einer Woche Behandlung sowie bei Abschluß der Therapie nach 3 Wochen durchgeführt. Während dieses Zeitraumes waren die Patienten hospitalisiert. Ambulante Nachuntersuchungen erfolgten 4, 12 und 36 Wochen nach Entlassung aus der stationären Behandlung. Bei einigen Patienten war jedoch eine laufbandergometrische Untersuchung bei diesen Nachuntersuchungen nicht möglich. Die Gründe hierfür sind in Tabelle 3 angeführt. Die Ergebnisse beziehen

Tabelle 3. „Drop outs" während der Nachbeobachtung (P = Prostavasin, L = Laevadosin; n = Anzahl der Patienten)

	4 Wochen		12 Wochen nach Therapie		36 Wochen	
	P n	L n	P n	L n	P n	L n
nicht erschienen		1			1	1
Stadium IV		1		1		1
Lyse und PTA						1
Herzinfarkt/instabile Angina	1				1	
Schlaganfall					2	1
Plasmozytom		1		1		1
insgesamt „drop outs"	1	3	–	2	4	5
nachuntersucht	19	17	20	18	16	15

sich nur auf die Patienten, bei denen zu allen Zeitpunkten die Laufbandergometrie durchgeführt wurde (je 15 Patienten).

Die konfirmatorische Analyse für den Zielparameter maximale Gehstrecke am Laufband erfolgte mit dem Mann-Whitney-Test. Es wurde ein einseitiger Test auf dem Signifikanzniveau 5 % durchgeführt. Die durch Randomisierung gebildeten Patientengruppen waren bezüglich der wichtigsten anamnestischen Daten und der Ausgangswerte für die symptomfreie und die maximale Gehstrecke vergleichbar.

Ergebnisse

Die symptomfreien und die maximalen Gehstrecken nahmen während der dreiwöchigen Behandlungsphase in beiden Behandlungsgruppen hochsignifikant zu (p jeweils $< 0{,}001$) (Abb. 1). Sie stiegen unter Prostavasin-Behandlung um 225 % und 233 % und unter Laevadosin-Behandlung um 150 % und 161 % an. Im Gruppenvergleich der Gesamtveränderung der Gehstrecken zeigte sich jedoch kein signifikanter Unterschied. Während der Nachbeobachtungsperiode kam es in beiden Gruppen noch zu einem weiteren Ansteigen der maximalen Gehstrecke nach 4 bzw. 12 Wochen. Nach 36 Wochen lagen die Werte wieder auf dem Niveau wie nach Ende der Therapie. Auch während der Nachbeobachtungsphase ergab sich kein statistisch signifikanter Gruppenunterschied.

Unterteilt man die Patientenkollektive in Gruppen mit einer maximalen Gehstrecke vor Therapie über und unter 100 m, so zeigt sich, daß bei Ende der Behandlung sowie in der Nachbeobachtungsperiode kein klinisch relevanter Unterschied zwischen beiden Kollektiven besteht (Tabelle 4).

Bei den drei Untersuchungen in der Nachbeobachtungsphase bis 36 Wochen nach Therapie-Ende fanden wir in der Prostavasin-Gruppe vier und in der Lae-

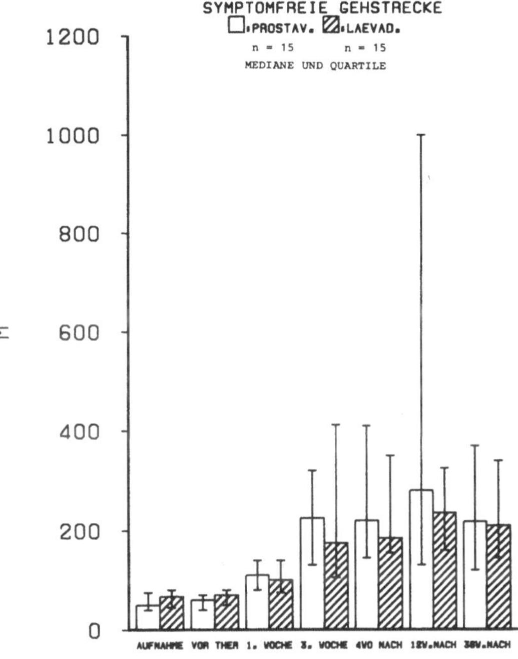

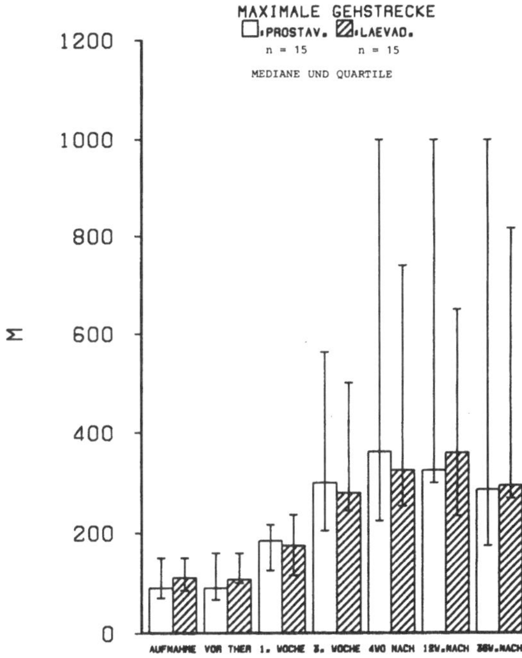

Abb. 1a und b. Symptomfreie und maximale Gehstrecke in Metern (Laufbandergometrie 3 km/h, 5 % Steigung) bei beiden Behandlungsgruppen (□ Prostavasin, ■ Laevadosin). Medianwerte mit 1. und 3. Quartil (n = 15)

Tabelle 4. Verlauf der maximalen Gehstrecke in Metern in Abhängigkeit von der maximalen Gehstrecke vor Therapie; jeweils Median sowie 1. und 3. Quartil.

Maximale Gehstrecke vor Therapie ≤ 100 m							
		vor Therapie	1. Woche	3. Woche	4 Wochen nach	12 Wochen nach	36 Wochen nach
Prostavasin	(n = 9)	70 (60, 80)	135 (120, 165)	275 (200, 563)	285 (225, 550)	325 (300, 395)	260 (150, 287)
Laevadosin	(n = 6)	88 (60, 100)	145 (70, 230)	296 (245, 320)	438 (260, 750)	435 (315, 650)	290 (170, 425)
Maximale Gehstrecke vor Therapie > 100 m							
		vor Therapie	1. Woche	3. Woche	4 Wochen nach	12 Wochen nach	36 Wochen nach
Prostavasin	(n = 6)	165 (155, 175)	215 (200, 287)	323 (300, 380)	514 (325,1 000)	361 (300,1 000)	385 (295,1 000)
Laevadosin	(n = 9)	130 (116, 170)	192 (137, 237)	267 (250, 500)	325 (254, 412)	350 (235, 400)	295 (270,1 000)

Tabelle 5. Anzahl der Patienten, bei denen die Laufbandergometrie nicht wegen Claudicatio der behandelten Extremitäten abgebrochen werden mußte (P = Prostavasin, L = Laevadosin, n = Anzahl der Patienten)

	Therapieende		4 Wochen		12 Wochen nach Therapie		36 Wochen	
	P n	L n	P n	L n	P n	L n	P n	L n
Dyspnoe/Angina pectoris	2	1	1	1	4	2	2	–
Kontralaterales Bein	1	–	3	2	–	1	1	2
	3	1	4	3	4	3	3	2

vadosin-Gruppe einen Patienten, die bei allen Untersuchungen jeweils eine unbegrenzte Gehstrecke hatten. Jeweils zwei Patienten in jeder Behandlungsgruppe konnten während der Nachbeobachtungsphase konstant weniger als 200 m maximale Gehstrecke zurücklegen.

Eine Verdoppelung der maximalen Gehstrecke nach 36 Wochen im Vergleich zur Gehstrecke vor Therapiebeginn konnte in beiden Gruppen bei jeweils vier Patienten nicht erreicht werden.

Bei einer Reihe von Patienten war die Laufbandergometrie im Verlauf limitiert durch eingeschränkte kardiopulmonale Leistungsfähigkeit oder Auftreten von Claudicatio-Beschwerden im kontralateralen, nicht behandelten Bein (Tabelle 5). Bei diesen Patienten wurde die maximale Gehstrecke dementsprechend angegeben, obwohl sie nicht durch Claudicatio im behandelten Bein bedingt war.

Die Knöchelarteriendrücke änderten sich in beiden Gruppen nicht signifikant. Die venenverschlußplethysmographischen Befunde während reaktiver Hyperämie änderten sich ebenfalls nicht signifikant.

An Nebenwirkungen wurden während der Infusionsbehandlung in der Prostavasin-Gruppe jeweils einmal Schweißausbruch und Übelkeit, in der Laevadosin-Gruppe jeweils einmal Erbrechen, Übelkeit und thorakale Beklemmung angegeben. Ein Behandlungsabbruch brauchte in keinem Fall zu erfolgen.

Die vor und nach Therapie geprüften Laborparameter zeigten in beiden Behandlungsgruppen ein statistisch signifikantes, klinisch jedoch irrelevantes Absinken von Hämoglobin, Hämatokrit und Erythrozyten sowie von Cholesterin und Triglyzeriden in der Prostavasin-Gruppe und von GOT, Triglyzeriden, Kreatinin und Harnstoff in der Laevadosin-Gruppe. In der Prostavasin-Gruppe kam es zu einem leichten Anstieg der Thrombozytenzahlen von 260 000 auf 285 000/μl.

Diskussion

Therapie der Wahl bei Claudicatio intermittens ist zweifellos das Gehtraining vom Intervalltyp. Die weitaus größte Zahl der Patienten erreicht damit eine Gehstrecke, die sie im täglichen Leben nicht wesentlich limitiert. Bei einem kleinen Teil, insbesondere mit kombinierten Verschlüssen von Ober- und Unterschenkelarterien, ist jedoch bei Erfolglosigkeit des Gehtrainings eine Dilatationsbehandlung, eine gefäßchirurgische Intervention oder eine medikamentöse Behandlung indiziert.

Diese prospektive, doppelblind durchgeführte randomisierte Studie zeigt, daß Prostaglandin E_1 in der Behandlung der meist langjährigen, schweren Claudicatio intermittens wirksam ist. In dieser Studie konnte jedoch eine Überlegenheit gegenüber der herkömmlichen Therapie mit energiereichen Phosphaten nicht bewiesen werden. Erstmals konnte gezeigt werden, daß bei schwerer und ansonsten therapieresistenter Claudicatio intermittens durch die intraarterielle Infusionsbehandlung auch längerfristig eine deutliche, klinisch relevante Steigerung der Gehstrecke erreicht werden kann. Prostaglandin E_1 hat sich in der von uns gewählten Dosierung bei intermittierender intraarterieller Infusionsbehandlung als sehr gut verträglich und darüber hinaus kostengünstig erwiesen.

Zwei kürzlich publizierte Plazebo-kontrollierte Doppelblindstudien haben die Wirksamkeit dieser Substanz bei intraarterieller Infusionsbehandlung nachweisen können [1, 6]. Die von uns in einer offenen randomisierten Pilotstudie gezeigte Überlegenheit des Prostavasins gegenüber dem Laevadosin konnte in dieser Studie nicht bestätigt werden [4]. Ausschlaggebend hierfür ist die große Streuung der Therapieergebnisse in einem bei Behandlungsbeginn gut ausbalanciertem Patientenkollektiv.

In der Prostavasin-Gruppe fanden wir jetzt wie auch schon in unserer Pilotstudie mehr Patienten mit einer uneingeschränkten Gehstrecke als in der Vergleichsgruppe. Diese Patienten unterscheiden sich nicht bezüglich Verschlußlokalisation, Knöchelarteriendruck und Risikoprofil von dem gesamten Kollektiv, so daß es an Hand dieser Fallzahlen nicht möglich ist, die Patienten zu charakterisieren, die von einer Prostavasin-Behandlung besonders profitieren können.

Wir danken Frau I. Kiegeland für die technische Assistenz und Frau C. Glasser für die Hilfe bei der Abfassung des Manuskriptes.

Literatur

1. Blume J, Rühlmann KU, Kiesewetter H (1986) Clinical efficacy of intraarterial PGE_1-infusion in intermittent claudication: A double-blind study. In: Sinzinger H, Rogatti W (eds) Prostaglandin E_1 in Atherosclerosis, Springer, Berlin Heidelberg New York, 75–80
2. Creutzig A, Alexander K (1985) Drug-induced alterations in muscle tissue oxygen pressure in patients with arterial occlusive disease. Int J Microcirc: Clin Exp 4:173–181
3. Creutzig A, Creutzig H, Alexander K (1986) Effects of intra-arterial prostaglandin E_1 in patients with peripheral arterial occlusive disease. Europ J Clin Investig 16:480–485
4. Creutzig A, Caspary L, Alexander K (1987) Intermittent intra-arterial prostaglandin E_1 therapy of severe claudication. VASA Suppl 17:44–46
5. Rexroth W, Amendt K, Römmele U, Stein U, Wagner E, Hild R (1985) Effekte von Prostaglandin E_1 auf Hämodynamik und Extremitätenstoffwechsel bei Gesunden und Patienten mit arterieller Verschlußkrankheit Stadium III und IV. VASA 14:220–224
6. Rudofsky G, Altenhoff B, Meyer P, Lohmann A (1987) Intra-arterial perfusion with prostaglandin E_1 in patients with intermittent claudication. VASA Suppl 17:47–51
7. Schrör K (1984) Prostaglandine und verwandte Verbindungen. Thieme, Stuttgart New York
8. Stiegler H, Wicklmayr M, Rett K, Dietze G, Mehnert H (1987) Stoffwechseleffekte von PGE_1 auf den menschlichen Skelettmuskel. VASA Suppl 20:192–195
9. Trübestein G, Ludwig M, Diehm C, Gruß JD, Horsch S (1987) Prostaglandin E_1 bei arterieller Verschlußkrankheit im Stadium III und IV. Dtsch med Wschr 112:955–959

Intravenöse PGE_1-Infusionsbehandlung bei Patienten mit arterieller Verschlußkrankheit im Stadium IIb

G. Rudofsky

Einleitung

Die intraarterielle Applikation von Prostaglandin E_1 hat in den letzten Jahren ihre klinische Wirksamkeit bei schweren Stadien einer arteriellen Verschlußkrankheit eindeutig unter Beweis gestellt [2, 5, 10, 13, 15]. Wahrscheinlich ist ein wesentlicher Wirkstoffmechanismus die selektive Weitstellung präformierter Kollateralarterien, die auch lange nach Medikamentenapplikation nachzuweisen ist [11, 12].

Die intravenöse Applikation von Prostaglandin E_1 wurde lange Zeit als wenig wirksam angesehen, da man der Ansicht war, daß die Substanz bei der ersten Lungenpassage bereits inaktiviert wird [1, 4]. In den letzten Jahren konnten jedoch klinische Studien und Doppelblinduntersuchungen am Gesunden im Ischämiemodell bei intraarterieller und intravenöser Prostaglandin E_1-Applikation im Vergleich zu Plazebo zeigen, daß auch bei intravenöser Gabe Effekte an der peripheren Gliedmaßendurchblutung und der Hämorheologie belegbar sind [3, 6–9]. Es schien uns daher gerechtfertigt, bei Patienten im austrainierten, stabilen Stadium IIb mit einer doppelblind angelegten intravenösen vierwöchigen Infusionsbehandlung mit PGE_1, placebokontrolliert, zu überprüfen, ob auch bei intravenöser Anwendung eine Gehstreckenverlängerung zu erreichen ist.

Methodik

In die Studie wurden Patienten einbezogen, die eine angiographisch gesicherte arterielle Verschlußkrankheit vom Oberschenkeltyp hatten und deren schmerzfreie Gehstrecke seit 6 Monaten trotz physikalischer Therapie unverändert unter 200 m lag. Als Ausschlußkriterien galten kardiopulmonale Erkrankungen und Krankheiten des Stütz- und Bindegewebes, die sich zusätzlich limitierend auf die schmerzfreie Gehstrecke hätten auswirken können. Diabetes mellitus vom Typ I und vom Typ II mit Manifestationen von Mikroangiopathie am Augenhintergrund, an der Niere oder begleitender Polyneuropathie waren ebenfalls Ausschlußgrund. Ferner wurden Patienten mit ausgeprägter Niereninsuffizienz, Gallensteinanamnese oder erheblicher zerebrovaskulärer Insuffizienz von der Studie ausgeschlossen. Schwangerschaft und Stillzeit wurden ebenfalls als Ausschlußkriterien definiert.

Die minimale Gehleistung der in die Studie aufgenommenen Patienten betrug 50 m, die maximale 150 m am Laufbandergometer bei einer Steigung von 5 % und einem Schrittempo von 3 km/h. Vor und nach einer 7tägigen Auswaschphase sowie 2 Wochen und 4 Wochen nach Therapiebeginn wurden neben der klinischen Untersuchung eine Ultraschalldopplerdruckmessung an den 3 Fußarterien vor und nach Belastung, Laufbandergometrie mit Erfassung der absolut schmerzfreien und maximalen Gehstrecke, akrale Zehentemperaturmessungen sowie selektive Wadenergometrie mit Messungen des venösen Lactat/Pyruvat-Quotienten vor und nach Belastung und der Ergometriedauer und Messungen der Vollblutviskosität und Erythrozytenaggregation vor und nach maximaler Belastung bis zum Abbruch durch intensiven Claudicatioschmerz im femoralvenösen Blut der belasteten Extremität durchgeführt. Im Anschluß an die Wadenergometrie erfolgte die Messung der Belastungshyperämie über Wade und Fuß.

Die Patienten erhielten in Doppelblindanordnung täglich eine intravenöse Infusion von 3 Ampullen Prostavasin (60 µg Prostaglandin E_1) in 100 ml physiologischer Kochsalzlösung über 2 Stunden oder Plazebo im gleichen Volumen gelöst.

Als Zielgröße galt die schmerzfreie Gehstrecke auf dem Laufbandergometer. Alle anderen Meßgrößen wurden im Sinne einer explorativen Analyse gewertet.

Ergebnisse

Insgesamt 50 Patienten konnten über den Zeitraum von 4 Wochen behandelt werden. Ein vorzeitiger Therapieabbruch war in keinem Fall notwendig.

Die statistische Auswertung erfolgte neben der elementaren Datenanalyse in Form eines Gruppenvergleiches bezüglich der Veränderung gegenüber dem Aufnahmezustand der Patienten mit dem Mann-Whitney-Test. Die konfirmatorische Analyse bezog sich auf das Hauptzielkriterium „symptomfreie Gehstrecke", wobei die Gesamtveränderung nach vierwöchiger Therapie dem Aufnahmestatus in den Gruppen gegenübergestellt wurde. Der Test erfolgte einseitig auf einem Signifikanzniveau von 5 %. Für die anderen Parameter wurden analoge Berechnungen durchgeführt, die Signifikanzergebnisse jedoch im Sinne einer explorativen Datenanalyse durchgeführt.

Ergebnisse

Am Laufband stieg in beiden Gruppen die symptomfreie Gehstrecke signifikant gegenüber den Ausgangswerten an. In der PGE_1-Gruppe ergab sich durchschnittlich eine Erhöhung von 73 %, während in der Plazebokontrollgruppe ein Anstieg im Mittel von 35 % erzielt wurde (Tabelle 1, Abb. 1). Die maximale Gehstrecke stieg unter PGE_1 um 57 %, in der Kontrollgruppe hingegen nur um 27 %. Im Gruppenvergleich zeigte sich sowohl für die symptomfreie als auch für die maximale Gehstrecke ein signifikanter Unterschied hinsichtlich der Veränderung nach vierwöchiger Behandlung ($p = 0{,}0014$, $p = 0{,}00003$) (Tabelle 1, Abb. 2). Die Dopplerdrucke vor und nach Belastung waren in der Plazebogruppe

Tabelle 1. Veränderung der symptomfreien und maximalen Gehstrecke

Prostavasin

Gehstrecke	Aufnahme	nach Auswaschphase	nach 2 Wochen	nach 4 Wochen
symptomfreie Gehstrecke (m)				
arith. Mittelwert	71	69	93	123
Standardabweichung	20	17	25	38
N	25	25	25	25
mittl. Differenz abs.		– 2	22	52*
mittl. Differenz in %		– 2,8	31,0	73,2
maximale Gehstrecke (m)				
arith. Mittelwert	116	114	146	182
Standardabweichung	40	40	45	58
N	25	25	25	25**
mittl. Differenz abs.		– 2*	30	66
mittl. Differenz in %		– 1,7	25,9	56,9

Plazebo

Gehstrecke	Aufnahme	nach Auswaschphase	nach 2 Wochen	nach 4 Wochen
symptomfreie Gehstrecke (m)				
arith. Mittelwert	71	72	83	96
Standardabweichung	18	17	23	46
N	25	25	25	25
mittl. Differenz abs.		1	12	25*
mittl. Differenz in %		1,4	16,9	35,2
maximale Gehstrecke (m)				
arith. Mittelwert	123	124	141	156
Standardabweichung	31	34	46	81
N	25	25	25	25**
mittl. Differenz abs.		1	18	33
mittl. Differenz in %		0,8	14,6	26,8

Gruppenvergleich mit dem Wilcoxon-Mann-Whitney-Test:
* p = 0,0014 zugunsten von PROSTAVASIN
** p = 0,00003 zugunsten von PROSTAVASIN

nahezu unverändert, bei PGE$_1$ zeigte sich vor allem ein Anstieg der Dopplerdrucke nach Belastung.

Bei der selektiven Wadenergometrie des führenden Claudicatiobeines stieg die Belastungsdauer in beiden Gruppen deutlich an, wobei unter der PGE$_1$-Therapie die Belastungsdauer durchschnittlich um 31 % anstieg, während in der Plazebogruppe nur eine Verlängerung von 13 % nachweisbar war (Abb. 3). Bei der gleichzeitigen Verlängerung der Belastungsdauer bis zum Eintreten des Ischämieschmerzes fiel in der PGE$_1$-Gruppe der Quotient aus Laktat und Pyruvat und damit das Ausmaß der erreichten metabolischen Azidose ab, in der Kontrollgruppe stieg er dagegen an (Abb. 4).

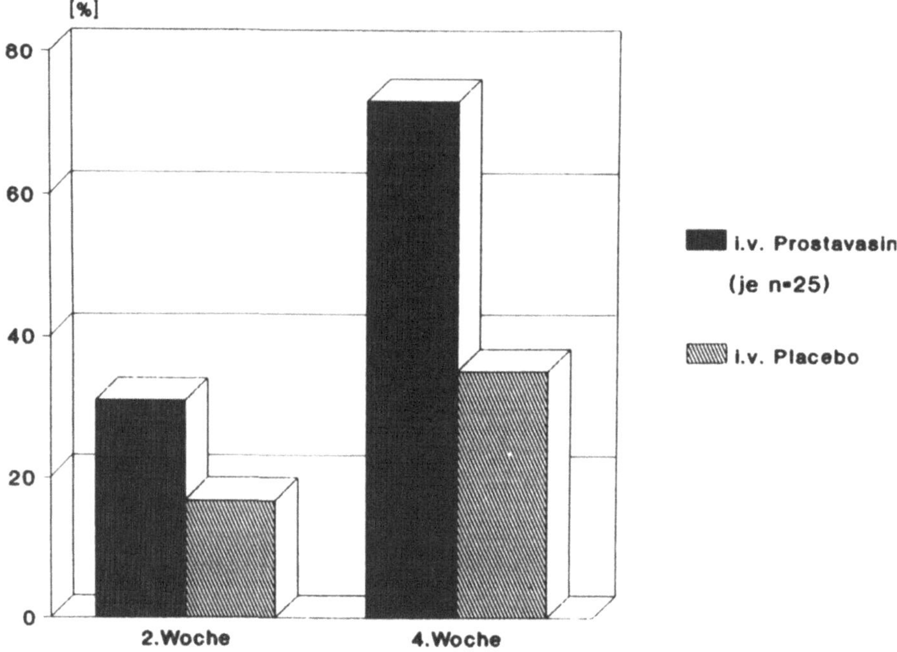

Abb. 1. Symptomfreie Gehstrecke am Laufband nach i.v. PGE_1- bzw. Plazebo-Therapie

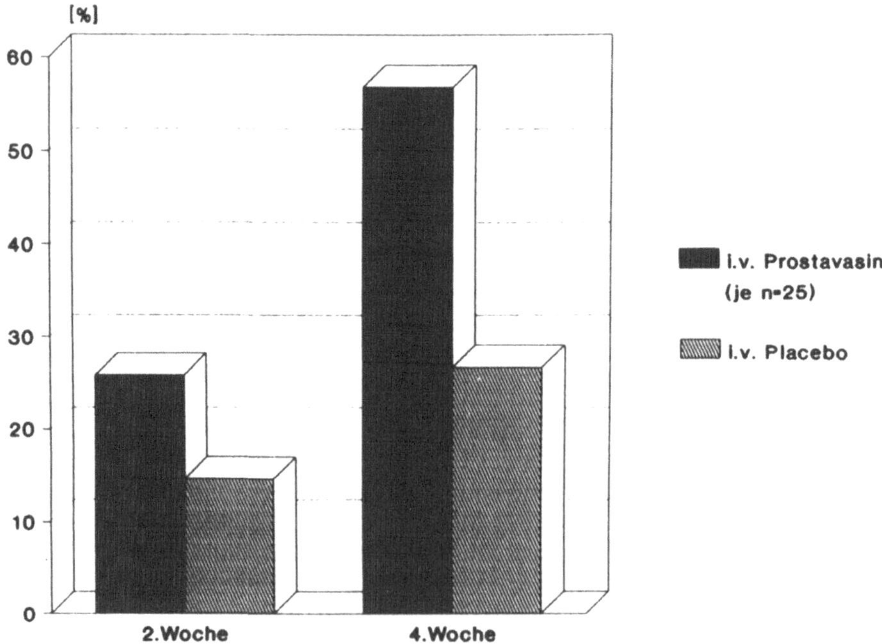

Abb. 2. Maximale Gehstrecke am Laufband nach i.v. PGE_1- bzw. Plazebo-Therapie

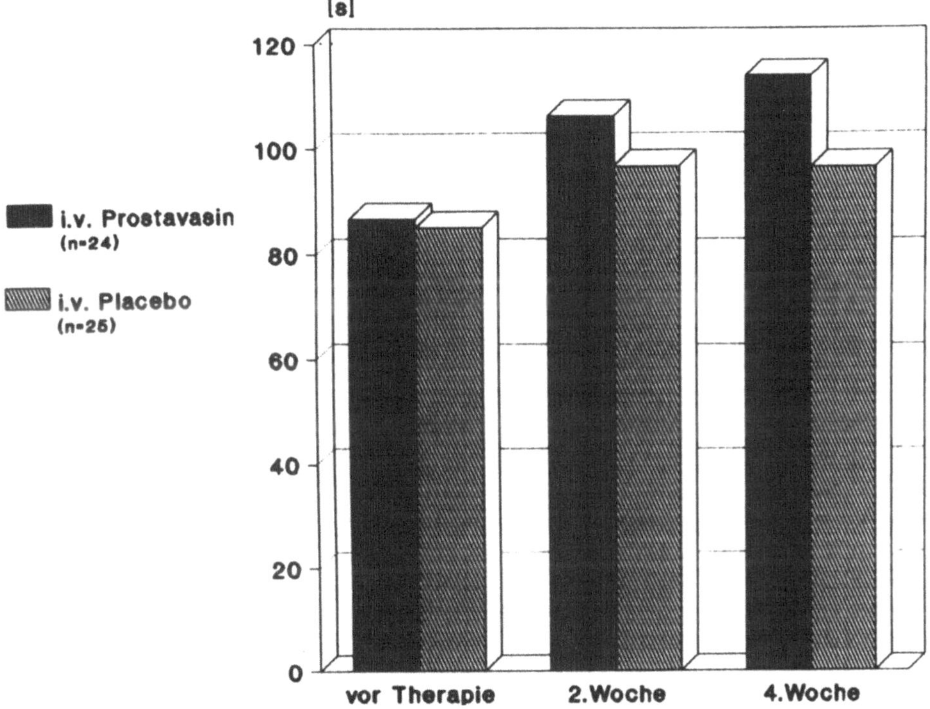

Abb. 3. Ergometriedauer nach selektiver Wadenergometrie

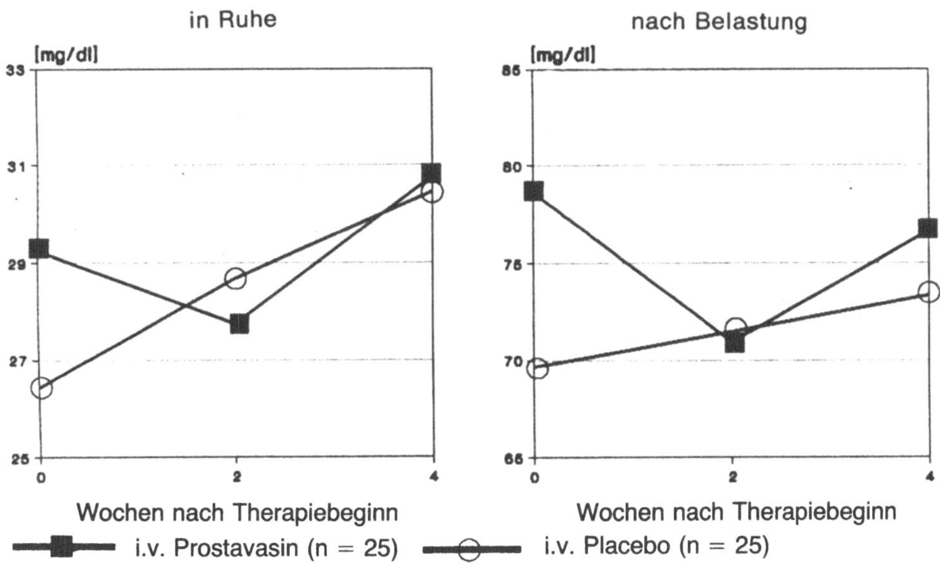

Abb. 4. Laktat/Pyruvat-Quotient vor und nach Belastung

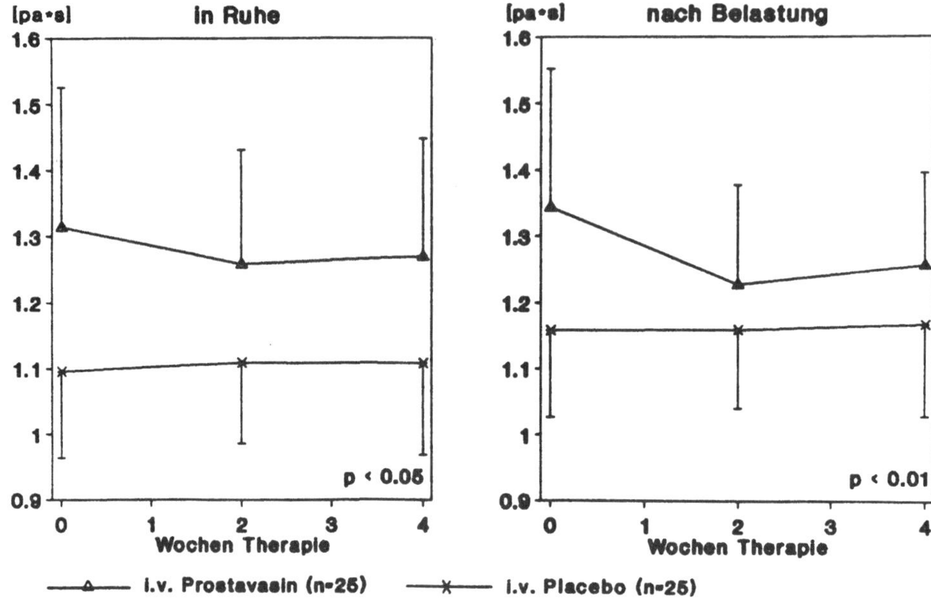

Abb. 5. Plasma-Viskosität in Ruhe und nach Belastung

Die Vollblutviskosität in Ruhe und nach Belastung fiel unter PGE_1-Behandlung leicht ab, in der Plazebogruppe fand sich dagegen eine Steigerung, wahrscheinlich bedingt durch die ausgeprägtere metabolische Dekompensation, so daß der Gruppenvergleich einen signifikanten Unterschied zwischen Verum und Plazebo nach vierwöchiger Behandlungsdauer zeigte (Abb. 5).

Die nach der Wadenergometrie registrierte Belastungshyperämie zeigte eine deutliche Verbesserung von first flow und peak flow an Wade und am Fuß unter PGE_1-Behandlung (Abb. 6). Unerwünschte Arzneimittelwirkungen traten lediglich bei einem Patienten unter Plazeboinfusion als Wärmegefühl im Oberkörper auf.

Diskussion

Sowohl die absolut schmerzfreie wie auch die maximale Gehstrecke wird durch die vierwöchige Infusionsbehandlung um mehr als 50 % gegenüber den Ausgangswerten gesteigert. Der Gehstreckenzuwachs unter Plazebo fällt nur halb so hoch aus und entspricht den üblichen Steigerungen unter Plazebotherapie. Die Gehstreckensteigerung unter PGE_1 geht sehr wahrscheinlich nicht zu Lasten einer verstärkten metabolischen Dekompensation, denn am Wadenergometer kann eine Zunahme der Belastungsdauer bei standardisierter Ergometerleistung festgestellt werden. Gleichzeitig nimmt der Lactat/Pyruvat-Quotient, das Maß für die metabolische Dekompensation, nach Belastung deutlich gegenüber den Aus-

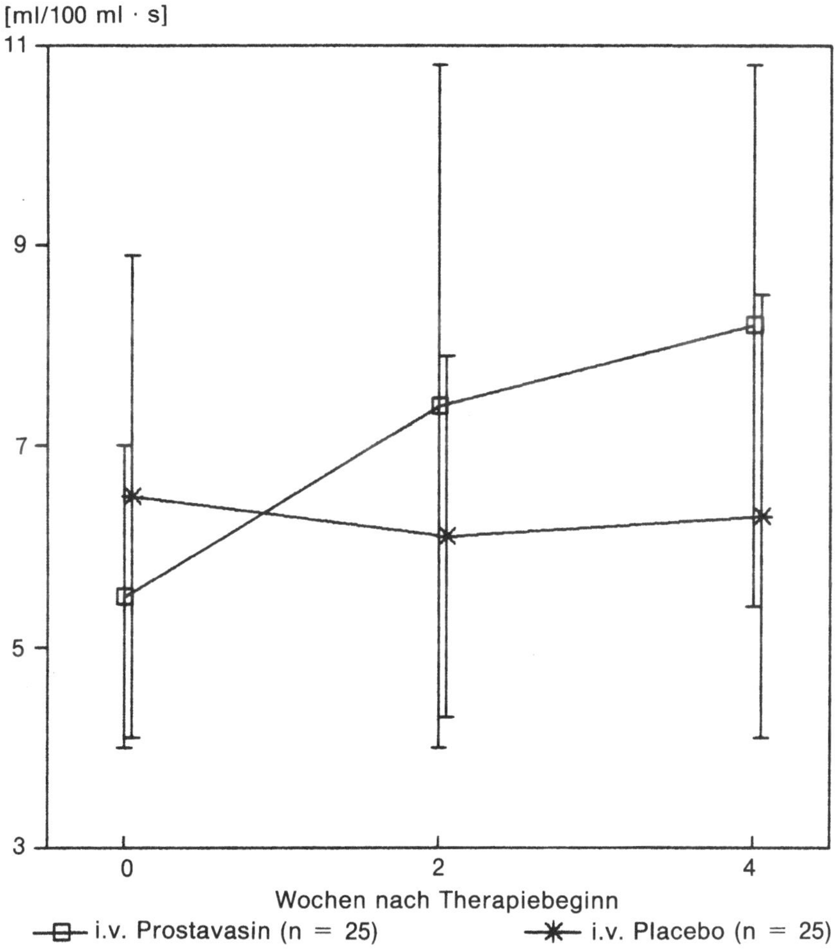

Abb. 6. Peak flow der Wade nach Wadenergometrie

gangswerten ab. Es kommt damit also zu einer Leistungsverbesserung bei gleichzeitiger Abnahme der metabolischen Dekompensation.

Als Erklärung hierfür können zwei Beobachtungen in dieser Studie angeführt werden:

So steigt die Durchblutungsreserve nach Belastung über Wade und Fuß an, und bei der Dopplerdruckmessung nach Laufbandbelastung findet sich ebenfalls eine leichte Steigerung der Fußarteriendrucke nach Belastung. Dies kann als Hinweis für eine hämodynamische Wirkung auch bei intravenöser Gabe der Substanz gewertet werden. Ob diese in einer Verbesserung der kollateralen Transportkapazität zu sehen ist, kann ohne entsprechende Untersuchung nicht beantwortet werden.

Eine weitere Erklärung der Leistungsverbesserung könnte auch der Einfluß auf die Vollblutviskosität darstellen, die unter PGE_1 sowohl bei Ruhebedingungen wie auch nach Belastung, das heißt in lokaler metabolischer Azidose, im femoralvenösen Blut deutlich gegenüber den Ausgangswerten und Plazebo abfällt.

Wie aus experimentellen Untersuchungen bekannt, müssen natürlich auch Einflüsse auf den Muskelzellstoffwechsel diskutiert werden, die sich in der Leistungsverbesserung bemerkbar machen können [14].

Insgesamt beweist diese Untersuchung, daß auch bei intravenöser Applikation von PGE_1 die schmerzfreie Gehstrecke bei Patienten mit Claudicatio intermittens verlängert wird. Ob eventuell bei einer höheren Dosierung auch eine größere Gehstreckenverlängerung erzielt werden kann, muß sicherlich noch überprüft werden. Vergleicht man die Ergebnisse der vorliegenden Studie mit denen nach intraarterieller Applikation, so zeigt sich ein Trend für eine Überlegenheit der intraarteriellen intermittierenden Perfusionsbehandlung gegenüber der intravenösen. Eine endgültige Validierung dieser Aussage ist jedoch nur mit kontrollierten Studien möglich.

Unerwünschte Wirkungen auf Blutdruck oder Herzfrequenz wurden unter der systemischen Applikation von PGE_1 nicht beobachtet, so daß kein Anhalt auf mögliche Steal-Effekte gegeben ist.

Literatur

1. Altiere RJ, Piti RB, Gillis CN (1981) Separation of prostaglandin E_1 from its major metabolites: Application of the technique to measure first-pass clearance of PGE_1 in the pulmonary and cerebral circulations of the anesthetized dog. Biochem Pharmac 30:2953–2961
2. Böhme H, Brülisauer M, Härtel U, Bollinger A (1987) Kontrollierte Studie zur Wirksamkeit von i.a.-Prostaglandin E_1-Infusionen bei peripherer arterieller Verschlußkrankheit im Stadium III und IV. VASA Suppl 20:206–208
3. Diehm C, Stammler F, Hübsch C, Wilhelm C, Eckstein HH (1987) Behandlung von Ruheschmerzen bei peripherer arterieller Verschlußkrankheit (PAVK) mit intravenösen Prostaglandin-Infusionen. VASA Suppl 20:204–205
4. Domschke W, Domschke S, Hornig D, Demling L (1978) Prostaglandin-stimulated gastric mucus secretion in man. Acta hepatogastroenterol. 25:292–294
5. Gruss JD, Vargas-Montano H, Bartels D, Simmenroth HW, Sakurai T, Schäfer G, Fietze-Fischer B (1984) Use of prostaglandins in arterial occlusive disease. Inter Angio Suppl 3:7–17
6. Heidrich H, Dimroth H, Gutmann M, Helmis J, Peters A, Ranft J (1986) Long-term intravenous infusion of PGE_1 in arterial blood flow disorders: Results of an open screening study with patients in Fontaine's stages III and IV. In: Prostaglandin E_1 in Atherosclerosis, Sinzinger H, Rogatti W (Hrsg), Springer Verlag, Berlin–Heidelberg–New York, pp 92–98
7. Heidrich H, Ranft J, Peters A, Rummel S (1987) Früh- und Spätergebnisse nach intravenöser PROSTAVASIN-Therapie bei peripher-arteriellen Durchblutungsstörungen mit Ruheschmerz und Nekrose. VASA Suppl 20:202–203
8. Killion DD, Ambrus JL (1987) Treatment of complications of peripheral obstructive arterial disease with prostaglandin E_1. Angiology 38:507–513
9. Rudofsky G (1986) The effect of intraarterial and intravenous Prostaglandin E_1 in a model of ischemia in healthy volunteers. In: Prostoglandin E_1 in Atherosclerosis, Sinzinger H, Rogatti W (Hrsg), Springer Verlag, Berlin–Heidelberg–New York, pp 49–53
10. Rudofsky G, Altenhoff B, Meyer P, Lohmann A (1987) Intraarterial perfusion with prostaglandin E_1 in patients with intermittent claudication. VASA Suppl 17:47–51

11. Rudofsky G (1987) Beeinflussung der Kollateralarterien durch i.a.-Prostaglandin E_1-Infusion. VASA Suppl 20:215–217
12. Rudofsky G (1988) Kompaktwissen Angiologie. Perimed Verlag, Erlangen
13. Sinzinger H, Rogatti W (1986) Prostaglandin E_1 in Atherosclerosis. Springer Verlag, Berlin–Heidelberg–New York
14. Stiegler H, Wicklmayr M, Rett K, Dietze G, Mehnert H (1987) Stoffwechseleffekte von Prostaglandin E_1 auf den menschlichen Skelettmuskel. VASA Suppl 20:192–195
15. Trübestein, G, Diehm C, Gruss JD, Horsch S (1987) Prostaglandin E_1 in chronic arterial disease – a multicenter study. VASA Suppl 17:39–43

Intravenöse Prostavasin-Therapie bei peripherarteriellen Durchblutungsstörungen im Fontaine-Stadium III und IV. Früh- und Spätergebnisse einer Screening-Studie

H. Heidrich, J. Ranft, A. Peters und *S. Rummel*

Einleitung

Nachdem die intraarterielle Prostaglandin-Therapie bei peripher-arterieller Verschlußkrankheit zu außerordentlich interessanten und relevanten Ergebnissen geführt hat [1, 3, 7, 9], eine intraarterielle Dauerinfusion aber an spezielle technische Voraussetzungen und Erfahrungen gebunden ist und damit bei der praktischen Anwendung limitiert bleibt, haben wir in einer offenen Screening-Studie untersucht, ob und in welchem Umfang auch eine intravenöse PGE_1-Behandlung bei Ruheschmerzen und Nekrosen sinnvoll sein kann. Dieser Versuch schien gerechtfertigt, nachdem eigene Untersuchungen [4] über das Verhalten des transcutanen Sauerstoffpartialdruckes und vitalkapillarmikroskopischer Parameter unter intravenöser PGE_1-Infusion gezeigt haben, daß die Mikrozirkulation distal von Gefäßstenosen und -Verschlüssen ähnlich gut wie unter intraarterieller Applikation gebessert wird und diese Untersuchungen deutlich machten, daß der Vorbehalt einer Unwirksamkeit von PGE_1 bei intravenöser Applikation nicht mehr aufrecht zu halten ist.

Patienten und Therapieschema

Bei 202 Patienten (Tabelle 1) im mittleren Alter von 72 Jahren (22–92 Jahre) mit einer peripheren arteriellen Verschlußkrankheit und gleichzeitigem Ruheschmerz und/oder Nekrosen (Fontaine-Stadium III und IV), bei denen eine operative Gefäßrekonstruktion, eine Katheterdilatation oder Thrombolyse-Therapie nicht möglich, nicht erfolgreich waren, zu risikoreich erschienen oder vom Patienten

Tabelle 1. Alters- und Geschlechtsverteilung der PGE_1-behandelten Patienten

Patienten	202	(100,0 %)
Männer	133	(65,8 %)
Alter	70,0 (22–90) Jahre	
Frauen	69	(34,2 %)
Alter	75,0 (28–92) Jahre	

Tabelle 2. Verschluß- bzw. Stenosenlokalisationen (Angiographiebefund) (n = 202)

BE	0,0 %
BE + OS	2,8 %
BE + OS + US	10,5 %
OS + US	41,4 %
US	38,1 %
OS	7,2 %

BE = Beckenarterien; OS = Oberschenkelarterien; US = Unterschenkelarterien

abgelehnt wurden und bei denen eine konventionelle Behandlung mit vasoaktiven Pharmaka, eine Hämodilution und eine Defibrinierung ineffektiv waren, wurde Alprostadil (Prostavasin) in einer Tagesgesamtdosis von 80 µg Prostaglandin E_1 (2 × täglich 40 µg) intravenös infundiert. Die Infusionsdauer pro Einzelinfusion betrug 2 Stunden. Als Trägersubstanz wurden 250–500 ml 5%iger Laevulose verwendet. Die durchschnittliche Behandlungsdauer lag bei 27,1 ± 20,4 Tagen. 72,3 % der Patienten hatten eine degenerative Arteriosklerose, 27,7 % eine Thrombangiitis. Der außergewöhnlich hohe Anteil an Patienten mit einer Thrombangiitis resultiert aus der Tatsache, daß dieses Kankheitsbild primär konservativ und in unserer Klinik darüber hinaus schwerpunktmäßig behandelt wird. Nach dem angiographischen Befund lagen am häufigsten kombinierte Ober- und Unterschenkelarterienstenosen oder -verschlüsse (41,4 %) bzw. isolierte Unterschenkelarterienverschlüsse und -stenosen (38,1 %) vor (Tabelle 2). Die Beurteilung der therapeutischen Wirkung wurde unmittelbar am Ende der Akuttherapie und in einer Nachuntersuchung über 9–39 Monate nach klinischen Kriterien vorgenommen. Zielparameter waren eine Beseitigung bzw. Reduktion von Ruheschmerzen und eine Abheilung bzw. Verkleinerung von Nekrosen.

Frühergebnisse

1. Unmittelbar nach Abschluß der intravenösen Infusionsbehandlung mit PGE_1 zeigte sich, daß Ruheschmerzen (n = 187) in 27,8 % aller Fälle nicht mehr vorhanden, in 40,1% erheblich reduziert und in 32,1 % unverändert vorhanden waren. Nekrosen (n = 131) waren in 19,8 % abgeheilt, bei 38,9 % partiell abgeheilt, in 9,2 % nicht verändert und in 32,1 % verschlechtert.
   Amputationen waren unmittelbar am Ende der Prostaglandin-Therapie nur noch in 20,4 % notwendig.
2. Die Ex-Poststratifikation nach Respondern und Non-Respondern zeigte, daß Patienten, bei denen der Ruheschmerz beseitigt werden konnte, im Mittel jünger waren als Patienten, bei denen nur eine Reduzierung bzw. keine Änderung des Ruheschmerzes erreicht wurde. Es fand sich weiter, daß Patienten mit Ruheschmerzen ohne gleichzeitige Nekrosen (Fontaine-Stadium III) häufiger schmerzfrei bzw. gebessert wurden als Patienten mit Ruheschmerz und Nekrose (Fontaine-Stadium III–IV) und daß Nichtdiabetiker bessere Therapie-Frühergebnisse zeigten als Diabetiker.

3. Abgesehen von vereinzelten reversiblen, subjektiv unbedeutenden Rötungen im Verlauf der zur Infusion verwendeten Armvenen fand sich lediglich bei 10 von 202 Patienten eine klinisch relevante Nebenwirkung. Hier kam es am Infusionsende zu Übelkeit und Unwohlsein. Nur in einem Fall mußte die Therapie wegen der Intensität dieser Begleiterscheinungen abgebrochen werden.

Spätergebnisse

Von den insgesamt 202 mit Prostavasin behandelten Patienten konnten 91 Patienten (44,8 %) über einen durchschnittlichen Zeitraum von 21,9 (9–39) Monaten nachbeobachtet werden. Dabei wurden folgende wesentliche Ergebnisse erzielt:

1. Von 50 Patienten mit primärem Ruheschmerz oder Nekrosen, die am Ende der PGE_1-Therapie ein Fontaine-Stadium II erreicht hatten, wurde bei 9 Patienten im Nachbeobachtungszeitraum eine Gefäßrekonstruktion wegen erneuter Verschlechterung der arteriellen Verschlußkrankheit notwendig. Das Langzeitergebnis dieser Gruppe ist in Tabelle 3 aufgeführt.
   Von 41 der 50 Patienten, bei denen eine Gefäßrekonstruktion nicht erforderlich war, befanden sich nach im Mittel 2jähriger Beobachtung 66 % weiter im Stadium der Claudicatio Intermittens, nur 2 % (1 Patient) hatten wieder Ruheschmerzen, 10 % der Patienten eine Nekrose und 22 % waren verstorben (Tabelle 4). In 12 % der 41 Patienten waren innerhalb der Nachbeobachtungszeit Teilamputationen ohne Gefäßrekonstruktion notwendig.
2. Von 12 der 91 nachuntersuchten Patienten, bei denen unter Prostaglandin E_1 lediglich eine Reduktion des Ruheschmerzes oder eine partielle Besserung von Nekrosen erreicht wurde, mußte bei 7 Patienten eine Gefäßoperation in der Nachbeobachtungszeit vorgenommen werden. Trotz dieser Operation erreichten nur 14 % ein Stadium II, in 57 % war die Amputation nicht zu verhindern. Bei 5 der 12 Patienten, die nach der nur bedingt erfolgreichen PGE_1-Behandlung keiner Gefäßrekonstruktion mehr unterzogen werden konnten, verblie-

Tabelle 3. Langzeitergebnisse nach i. v. PGE_1-Behandlung bei Patienten mit zusätzlicher Gefäßoperation im Nachbehandlungszeitraum ($\bar{x}$ 21,9 Monate)

	Gruppe 1 (n = 9)	Gruppe 2 (n = 7)	Gruppe 3 (n = 16)
Fontaine Stadium II	44 %	14 %	31 %
Fontaine Stadium III	–	14 %	19 %
Fontaine Stadium IV	12 %	14 %	6 %
Amputationen	44 %	57 %	69 %
Verstorben	44 %	58 %	44 %

Gruppe 1: erfolgreiche PGE_1-Behandlung
Gruppe 2: teilerfolgreiche PGE_1-Behandlung
Gruppe 3: erfolglose PGE_1-Behandlung

Tabelle 4. Langzeitergebnisse nach i. v. PGE_1-Behandlung bei Patienten ohne zusätzliche Gefäßoperation in Nachbehandlungszeitraum ($\bar{x}$ 21,9 Monate)

	Gruppe 1 (n = 41)	Gruppe 2 (n = 5)	Gruppe 3 (n = 13)
Fontaine Stadium II	66 %	–	8 %
Fontaine Stadium III	2 %	40 %	23 %
Fontaine Stadium IV	10 %	20 %	23 %
Amputationen	12 %	40 %	31 %
Verstorben	22 %	40 %	46 %

Gruppe 1: erfolgreiche PGE_1-Behandlung
Gruppe 2: teilerfolgreiche PGE_1-Behandlung
Gruppe 3: erfolglose PGE_1-Behandlung

ben alle im Fontaine-Stadium III und IV. 40 % mußten amputiert werden (Tabelle 4).

50 % der 12 nur partiell gebesserten Patienten waren zum Zeitpunkt der Nachuntersuchung bereits verstorben.

3. Bei primär erfolgloser Prostaglandin E_1-Behandlung und damit unveränderten Ruheschmerzen und Nekrosen wurde bei 16 von insgesamt 29 Patienten eine Gefäßrekonstruktion versucht. In 31 % der 16 Patienten konnte nach Abbruch der Alprostadil-Behandlung durch aorto-profundale oder aorto-iliakale Gefäßrekonstruktion ein Fontaine-Stadium II erreicht werden (Tabelle 3). Eine Grenzzonen-, Unterschenkel-, Knie- oder Oberschenkelamputation war trotz eines femoro-kruralen Bypasses in 69 % dieser Gruppe nicht zu verhindern.

   Bei 13 der 29 nachuntersuchten erfolglos PGE_1-Behandelten und im Nachbeobachtungszeitraum nicht gefäßoperierten Patienten kam es einmal spontan zur Entwicklung eines Fontaine-Stadiums II, in 31 % war eine Amputation notwendig, weil sich keine Bypass-Möglichkeit bot, in 46 % persistierten Ruheschmerzen und Nekrose (Tabelle 4). 45 % der insgesamt 29 erfolglos behandelten PGE_1-Patienten waren im Nachuntersuchungszeitraum verstorben.

Diskussion

Die Ergebnisse dieser Pilotstudie belegen, daß Prostaglandin E_1 nicht nur bei intraarterieller, sondern auch bei intravenöser Applikation und extrem negativ ausgewähltem Patientengut effektiv wirksam sein kann. Das wurde eben auch von Diehm und Mitarbeitern [2] in einer plazebokontrollierten Doppelblindstudie belegt. Die Frühergebnisse einer intravenösen Infusionsbehandlung sind dabei ähnlich gut wie die Frühergebnisse vergleichbarer Untersuchungen nach intraarterieller Prostaglandin E_1-Therapie (Tabelle 5). Die Ergebnisse unserer Screening-Studie belegen erstmals, daß mit der intravenösen Applikationsform auch relativ

Tabelle 5. Behandlungsergebnisse bei intraarterieller und intravenöser PGE_1-Therapie im Fontaine-Stadium III und IV

Autor	Jahr	Pat.	Applikation	Therapiedauer	Fontaine-Stadium	Ergebnisse			Amputationen
						Gebessert	Gleich	Verschlechtert	
Sethi und Mitarbeiter	1980	25	i. a.	3 Tage	III/IV	36 %			
Pilger und Mitarbeiter	1983	20	i. a.	6 Tage	III/IV	75 %	20 %		
Gruß und Mitarbeiter	1984	105	i. a.	36 Tage	III/IV	30–71 %		11–34 %	33–53 %
Shohtsu und Mitarbeiter	1984	60	i. v.	14–42 Tage	II/III/IV	57–60 %			
Sakaguchi und Mitarbeiter	1985	49	i. v.	> 14 Tage	III (IV)	48–91 %			
Heidrich und Mitarbeiter	1987	202	i. v.	27,1 Tage	III/IV	Ruheschmerz 67,9 %	32,1 %		20,4 %
						Nekrose 58,7 %	9,2 %	32,1 %	

gute Langzeitergebnisse zu erreichen sind. Eine Prostavasin-Infusionstherapie ist nach unserer Auffassung deshalb immer dann indiziert, wenn Ruheschmerzen und Nekrosen bei peripher-arterieller Verschlußerkrankung bestehen, eine Gefäßrekonstruktion, Katheterdilatation oder Thrombolyse nicht möglich sind, als Primärtherapie zu risikoreich erscheinen und andere konservative Therapieverfahren nicht wirksam waren.

Literatur

1. Biedermann H (1984) Results of intra-arterial long-term infusion therapy with prostaglandin E_1 (PGE_1) for arterial circulatory disturbances in the extremities in stage III and/or IV. Inter Angio 3:59
2. Diehm C, Stammler F, Hübsch-Müller C, Eckstein HH (1987) Behandlung von Ruheschmerzen bei peripherer arterieller Verschlußkrankheit (PAVK) mit intravenösen Prostaglandin-E_1-Infusionen. Eine Plazebo-kontrollierte Doppelblind-Studie. VASA Suppl 20: 204
3. Gruss JD, Vargas-Montano H, Bartels D, Simmenroth HW, Sakurai T, Schäfer C, Fietze-Fischer B (1984) Use of prostaglandins in arterial occlusive diseases. Inter Angio Suppl 3:7
4. Heidrich H, Lammersen Th (1985) Vitalkapillarmikroskopische Untersuchungen und transkutane pO_2-Messungen bei intravenöser Prostaglandin-E_1-Infusion. Dtsch Med Wschr 34:1283
5. Pilger E, Juan H (1983) Vorläufige Ergebnisse einer Prostaglandin-E_1-Therapie bei peripherer obliterierender Arteriopathie. Wien klin Wschr 95:263
6. Sakaguchi S (1984) Prostaglandin E_1 intra-arterial infusion therapy in patients with ischemic ulcer of the extremities. Inter Angio Suppl 3:39
7. Sakaguchi, S, Ohsawa M, Takenaka M, Inone A, Akiyana F, Kaburagi T, Wani T, Hosoi Y (1985) Intravenous drip of Prostaglandin E_1 in the treatment of peripheral ischemic diseases with special references to its indication and administration period. Gendai Iryo 17:664
8. Sethi GK, Scott SM, Takaro T (1980) Effect of intra-arterial infusion of PGE_1 in patients with severe ischemia of lower extremity. J Cardiovasc Surg 21:185
9. Shionoya S (1984) Clinical experience with prostaglandin E_1 in occlusive arterial disease. Inter Angio Suppl 99
10. Shohtsu A, Matsumoto A, Aso K, Noguchi T, Hori G, Kobayashi Y, Korehisa H, Yoshida S (1984) Intravenous drip of Prostaglandin E_1 in patients with arterial occlusion in the extremities. Gendai Iryo, 16:1023

Kontrollierte Zweizentren-Studie zur Wirksamkeit von intraarteriellen Prostaglandin E_1-Infusionen bei peripherer arterieller Verschlußkrankheit im Stadium III und IV

H. Böhme, M. Brülisauer, U. Härtel und *A. Bollinger*

Einleitung

Die Wirksamkeit einer intraarteriellen Applikation von Prostaglandin E_1 im Stadium III und IV der peripheren arteriellen Verschlußkrankheit wurde bisher in verschiedenen klinischen Untersuchungen geprüft. Dabei zeigte sich ein erfolgreiches Therapieergebnis unter PGE_1 i. a. sowohl beim Ruheschmerz als auch bei der Abheilung von Nekrosen [1, 3, 4, 7, 10, 11, 12]. Kontrollierte multizentrische Studien hierzu liegen nur von Sakaguchi et al. [10] und Trübestein et al. [12] vor.

Aufgabe der vorliegenden Studie war es, die klinische Wirksamkeit von intraarteriellen PGE_1-Infusionen gegenüber Adenosin-Triphosphat (ATP) als Vergleichssubstanz [6] bei den fortgeschrittenen Stadien der arteriellen Verschlußkrankheit zu untersuchen.

Patienten und Methodik

In einer kontrollierten, prospektiven Studie erhielten 42 Patienten mit peripherem Typ einer AVK im Stadium III und IV nach Randomisierung 1 × täglich eine 60minütige i. a.-Infusion von 10–20 μg PGE_1 (Prostavasin) bzw. 30 mg ATP (Atriphos) über durchschnittlich 23 Tage. Um ein homogenes Krankengut zu gewährleisten, wurde streng darauf geachtet, daß A. femoralis und A. poplitea angiographisch bis zum Kniegelenkspalt offen waren. Zu den Einschlußkriterien gehörten weiterhin die Voraussetzungen, daß eine gefäßchirurgische Rekanalisation, eine transluminale Katheterdilatation oder eine lokale Fibrinolyse nicht möglich waren. Gemäß Ein- und Ausschlußkriterien konnten 34 Patienten ausgewertet werden (PGE_1 n = 18, ATP n = 16). Das Durchschnittsalter betrug 69 Jahre (33–87 Jahre) (Tabelle 1).

Hinsichtlich Altersverteilung, Geschlecht, Risikofaktoren und Stadium der Erkrankung bestanden keine signifikanten Unterschiede zwischen den Gruppen (Tabelle 2). Die Verlaufskontrollen erfaßten den Ruheschmerz, Größenänderungen der Nekrosen (fotografisch), transkutanen Sauerstoffdruck und Analgetikaverbrauch. Klinische Nachuntersuchungen erfolgten bis zu 12 Monate nach Therapieende.

Tabelle 1. Kontrollierte Zweizentren-Studie PGE_1/ATP i. a. im Stad. III und IV der periph. AVK

Med. Poliklinik Univ.-Spital Zürich: A. Bollinger
Inst. f. Gefäßerkrankungen Gauting: H. Böhme

n = 34	n = 18 PGE_1	(Prostavasin)
	n = 16 ATP	(Atriphos)
randomisiert		
mittl. Alter		69 (33–85 Jahre)
Verschlußlokalisation		peripherer Typ
Infusionsdauer		60 min
Therapiedauer		23 (10–40) Tage

Tabelle 2. Kontrollierte Zweizentren-Studie PGE_1/ATP i. a. im Stad. III und IV der periph. AVK–Risikofaktoren und Anamnese

	PGE_1 n = 18	ATP n = 16
Männer	11	13
Frauen	7	3
mittl. Alter	69,5	63,5
AVK	16	13
Endang. obl.	2	3
Stadium III	0	1
Stadium IV	18	15
Nikotin	7	11
Hypertonie	9	6
Diab. mell.	13	11
Hyperlipidämie	4	3

Statistische Methodik

Der statistische Vergleich für die qualitativen Zielkriterien erfolgte mit dem exakten Fisher-Test für Vierfeldertafeln bei einseitiger Fragestellung. Innerhalb der beiden Gruppen wurden die Veränderungen gegenüber dem Ausgangsbefund mit dem Wilcoxon-Vorzeichenrangtest überprüft.

Ergebnisse

Das Therapieergebnis der Studie wurde nach klinischen Gesichtspunkten in Erfolg, Teilerfolg bzw. ohne Erfolg unterteilt. Dabei bedeutet Erfolg die völlige Beseitigung des Ruheschmerzes und/oder eine vollständige Abheilung der Nekrosen. Als Teilerfolg wurde die deutliche Reduzierung der Ruheschmerzen und eine Verkleinerung der Nekrosen bezeichnet ohne die weitere Notwendigkeit eines aktiven therapeutischen Vorgehens. Eine Erfolgslosigkeit der Behandlung ist durch die Konstanz des Ruheschmerzes und/oder gar die Progredienz des Gefäßleidens mit Zunahme der Nekrosen gekennzeichnet.

Frühergebnis

Unter PGE_1 konnte bei 14 von 18 Patienten ein Therapieerfolg bzw. ein Teilerfolg, d. h. Beseitigung bzw. deutliche Verringerung des Ruheschmerzes mit Abheilung bzw. Verkleinerung der Nekrosen erreicht werden (Tabelle 3). In der ATP-Gruppe (n = 16) waren Erfolg und Teilerfolg bei 13 Patienten erreichbar. Dabei konnte eine Rückführung in das Stadium II b unter PGE_1 in 7 von 18 Fällen (= 38,8%), unter ATP jedoch nur in 3 von 16 Fällen (= 18,7%) erzielt werden. Signifikante Gruppenunterschiede bestanden, wohl aufgrund der zu kleinen Fallzahl, nicht (Tabelle 4).

Der transkutane Sauerstoffdruck zeigte vor, während und nach Infusion sowohl unter PGE_1 als auch unter ATP nur geringfügige Änderungen. Zwischen den Behandlungsgruppen waren keine signifikanten Unterschiede nachweisbar.

Spätergebnis

Die klinische Nachuntersuchung erfolgte durch Zusammenwirken mit dem Hausarzt bis zu einem Zeitraum von 12 Monaten nach Therapieende. Sie ergab bei

Tabelle 3. Frühergebnisse PGE_1/ATP i. a. im Stad. III und IV der periph. AVK

	Gauting	Zürich	insges.	
PGE_1 n = 18	4 5 1	4 1 3	8 6 4	Erfolg Teilerfolg kein Erfolg
ATP n = 16	5 4 1	2 2 2	7 6 3	Erfolg Teilerfolg kein Erfolg

Tabelle 4. Kontrollierte Zweizentren-Studie PGE_1/APT i. a. im Stad. III u. IV der periph. AVK

	PGE_1 n = 18	ATP n = 16
Übergang in Stad. II b	7	3
Amputationen	1	4

Tabelle 5. Spätergebnisse n. 12 Monaten PGE_1/ATP i. a. im Stad. III und IV der periph. AVK

	Gauting	Zürich	insges.	
PGE_1	10	5	15	Erfolg
n = 18	0	0	0	Teilerfolg
	0	3	3	kein Erfolg
ATP	6	2	8	Erfolg
n = 16	1	0	1	Teilerfolg
	3	4	7	kein Erfolg

15 Patienten der PGE_1-Gruppe einen weiterhin bestehenden Erfolg bzw. Teilerfolg gegenüber 9 Patienten der ATP-Gruppe (Tabelle 5). Betrachtet man die Veränderungen zwischen Früh- und Spätergebnissen statistisch, so ergibt sich ein signifikanter Unterschied zugunsten einer Behandlung mit Prostaglandin E_1 ($p < 0{,}05$).

Amputation

Auch hinsichtlich der Notwendigkeit einer Oberschenkel- bzw. Unterschenkelamputation war ein deutlicher Unterschied zwischen den beiden Behandlungsgruppen nachweisbar. Während in der ATP-Gruppe 4 Amputationen erforderlich waren und 3 Patienten verstarben, wurde in der PGE_1-Gruppe nur 1 Amputation notwendig und 1 Patient verstarb (Tabelle 4).

Nebenwirkungen

Nebenwirkungen traten in der PGE_1-Gruppe bei 11 von 18 Patienten auf. Es handelte sich hierbei um Schmerzen, Brennen und Wärmegefühl unter der Infusion, die bei 2 Patienten zum Abbruch der Behandlung führten. In der ATP-Gruppe traten bei 2 von 16 Patienten vergleichbare Nebenwirkungen auf, ein Therapieabbruch war hierdurch nicht erforderlich.

Diskussion

Die vorliegende kontrollierte Vergleichsstudie von intraarteriell appliziertem PGE_1 gegen ATP an zwei klinischen Zentren zeigt, daß beim peripheren Typ einer arteriellen Verschlußkrankheit im Stadium III und IV bei 14 von 18 Patienten ein Therapieerfolg bzw. Teilerfolg mit PGE_1, d. h. eine Beseitigung des Ruheschmerzes und/oder der Nekrosen erreicht werden konnte. Die mit ATP behandelte Vergleichsgruppe läßt Erfolg und Teilerfolg bei 13 von 16 Patienten erkennen. Signifikante Gruppenunterschiede, wie sie in einer ähnlich angelegten multizentrischen Studie mit 57 Patienten von Trübestein u. Mitarb. gefunden wurden, bestehen aufgrund der kleinen Fallzahl nicht.

Während die Frühergebnisse nur einen geringen Unterschied zwischen PGE_1 und ATP erkennen lassen, wird bei den Spätergebnissen ein deutlicher Vorteil zugunsten der PGE_1-Behandlung sichtbar. Bei Nachuntersuchungen bis 12 Monate nach Therapieende befanden sich aus der PGE_1-Gruppe noch 15, aus der ATP-Gruppe noch 8 Patienten im Stadium II b. Dieser Vorteil zeigt sich auch an der Zahl der notwendig gewordenen Amputationen.

Die relativ hohe Rate an lokalen Nebenwirkungen (Schmerzen, Brennen u. a.) unter PGE_1 ist wahrscheinlich auf die in Einzelfällen anfangs höhere PGE_1-Dosis zurückzuführen. Dosisreduktion auf 10 µg PGE_1 führte vielfach auch zu einer Besserung der unerwünschten Wirkungen. Zur Erklärung der Frühergebnisse, insbesondere jedoch der Langzeitergebnisse, können Befunde von Brecht u. Ayaz [2] sowie Caspary, Creutzig u. Mitarb. [5] herangezogen werden, die unter intraarterieller PGE_1-Applikation sowohl eine Steigerung der Durchblutungsreserve als auch der Ruhedurchblutung fanden. Die Zunahme des kollateralen Gesamtgefäßquerschnittes unter PGE_1 i. a., wie sie von Rudofsky [9] beschrieben wurde und eine damit einhergehende Verbesserung des kollateralen Blutflusses dürfte ebenfalls dazu beitragen. Auch Heidrich u. Mitarb. [8] kamen zu ähnlichen Spätergebnissen, wenn auch unter intravenöser PGE_1-Therapie.

Zusammenfassung

In einer kontrollierten prospektiven Zweizentren-Studie wurde die Wirksamkeit von intraarteriellen Prostaglandin E_1-Infusionen (Prostavasin) gegen Adenosin-Triphosphat (Atriphos) bei Patienten mit peripherem Typ einer arteriellen Verschlußkrankheit im Stadium III und IV geprüft. Nach Randomisierung erhielten 18 Patienten täglich 10–20 µg PGE_1, 16 Patienten 30 mg ATP i. a. Die durchschnittliche Therapiedauer betrug 23 Tage. Die Verlaufskontrollen erfaßten Ruheschmerz, Größenänderungen der Nekrosen, transkutanen Sauerstoffdruck und Analgetika-Verbrauch. Nachuntersuchungen erfolgten bis zu 12 Monate nach Therapieende. Unter PGE_1 konnte bei 14 von 18 Patienten ein Therapieerfolg bzw. Teilerfolg, d. h. Beseitigung bzw. deutliche Verringerung des Ruheschmerzes, Abheilung bzw. Verkleinerung der Nekrosen erreicht werden. Die ATP-Gruppe läßt Erfolg (7) und Teilerfolg (6) bei 13 von 16 Patienten erkennen. Eine Rückführung in das Stadium II b unter PGE_1 gelang in 7 von 18 Fällen, unter ATP in 3 von 16 Fällen. Signifikante Gruppenunterschiede bestanden, wohl aufgrund der zu kleinen Fallzahl, nicht.

Die *Spätergebnisse* nach 12 Monaten zeigten einen signifikanten Unterschied zugunsten von PGE_1 ($p < 0{,}05$). Bei 15 Patienten der PGE_1-Gruppe bestand weiterhin ein Erfolg bzw. Teilerfolg gegenüber nur 9 Patienten der ATP-Gruppe. Während in der ATP-Gruppe 4 Amputationen erforderlich waren und 3 Patienten verstarben, erfolgte in der PGE_1-Gruppe nur 1 Amputation und 1 Patient verstarb.

Literatur

1. Biedermann H (1982) Unsere ersten Erfahrungen bei der Behandlung inoperabler Ischämie- und Gangränbeine mit Prostaglandin E_1 (PGE_1). Angio Archiv Bd 3:98
2. Brecht Th, Ayaz M (1985) Circulation parameters during intravenous and intra-arterial administration of increasing doses of prostaglandin E_1 in healthy subjects. Klin Wochenschr 63:1201
3. Bruch H-P, Hörl M, Herold A (1987) Prostaglandin E_1 in arterial occlusive disease in stages III and IV according to Fontaine. In: Sinzinger H, Rogatti W (Hrsg): Prostaglandin E_1 in Atherosclerosis. Springer Verlag, Berlin, 81
4. Carlson LA, Eriksson I (1973) Femoral-artery infusion of Prostaglandin E_1 in severe peripheral vascular disease. Lancet I:155
5. Caspary L, Creutzig A, Alexander K (1987) Reaction of transcutaneous PO_2 and laser doppler flow signal on intraarterial infusion of PGE_1 and nucleotide phosphates in patients with peripheral arterial occlusive disease. Vasa Suppl 17:17
6. Dittrich J, Hild R, Spaan G, Stein U, Wagner E (1979) Klinische Ergebnisse und hämodynamische Parameter bei intraarterieller Nucleotid-Nucleosid-Gemisch-(NNG-)Therapie. In: Hild R, Spaan G (Hrsg): Therapie-Kontrolle in der Angiologie. G Witzstrock, Baden-Baden
7. Gruss JD, Vargas-Montano H, Bartels D, Simmenroth HW, Sakurai T, Schäfer G, Fietze-Fischer B (1984) Use of prostaglandins in arterial occlusive diseases. Int Angio Suppl 3:7
8. Heidrich H, Ranft J, Peters A, Rummel S (1987) Früh- und Spätergebnisse nach intravenöser Prostavasin®-Therapie bei peripher-arteriellen Durchblutungsstörungen mit Ruheschmerz und Nekrose. Vasa Suppl 20:202
9. Rudofsky G (1987) Beeinflussung der Kollateralarterien durch i. a.-Prostaglandin E_1-Infusion. Vasa Suppl 20:215
10. Sakaguchi S, Kusaba A, Mishima Y, Kamiya E, Nashimura A, Furukawa K, Shionoya S, Kawashima M, Katsumura T, Sakuma A (1978) A multiclinical double blind study with PGE_1 (α-cyclodextrin clathrate) in patients with ischemic ulcer of the extremities. Vasa Suppl 7:263
11. Shionoya S (1984) Clinical experience with prostaglandin E_1 in occlusive arterial disease Int Angio Suppl 3:99
12. Trübestein G, Ludwig M, Diehm C, Gruss JD, Horsch S (1987) Prostaglandin E_1 bei arterieller Verschlußkrankheit im Stadium III und IV. Dtsch med Wschr 112:995

Prostaglandin E_1 bei fortgeschrittener arterieller Verschlußkrankheit – Ergebnisse einer multizentrischen Studie

G. Trübestein, C. Diehm, J. D. Gruß und *S. Horsch*

Einleitung

Prostaglandin E_1 (PGE_1) wurde erstmals 1973 von Carlson und Eriksson [2] bei Patienten mit fortgeschrittener arterieller Verschlußkrankheit eingesetzt. In den folgenden Jahren berichteten mehrere Arbeitsgruppen [6, 9, 10, 13, 14, 16] über positive Ergebnisse mit PGE_1 in der Behandlung der fortgeschrittenen arteriellen Verschlußkrankheit. Hierbei wurde PGE_1 intraarteriell über 2–7 Wochen, in einzelnen Fällen auch länger gegeben [7, 11]. Erste klinische Untersuchungen sprechen auch für die Wirksamkeit von intravenös verabreichtem PGE_1 in höherer Dosierung [5, 12, 17, 18].

Wir haben die Wirksamkeit von PGE_1 bei Patienten mit arterieller Verschlußkrankheit im Stadium III und IV überprüft. Hierbei wurde PGE_1 intraarteriell intermittierend in einer fixen Dosierung über 3 Wochen verabreicht. Als Vergleichssubstanz diente Adenosintriphosphat (ATP).

Patienten und Methoden

In die Studie wurden Patienten im Alter zwischen 50 und 70 Jahren mit arterieller Verschlußkrankheit im Stadium III oder IV aufgenommen. Die Dauer der arteriellen Verschlußkrankheit sollte mindestens ein Jahr betragen, ein arterielles Ulkus mindestens 14 Tage bestanden haben. Die angiographisch nachgewiesenen Stenosen und Verschlüsse sollten im Bereich der Oberschenkel- und Unterschenkelarterien liegen. Der Patient mußte sein Einverständnis zur Teilnahme an der Studie gegeben haben.

Patienten mit manifester Herzinsuffizienz oder Patienten, bei denen in den zurückliegenden 6 Monaten eine Gefäßoperation durchgeführt worden war, durften in die Studie nicht aufgenommen werden.

Studienplan

Nach einer siebentägigen Auswaschphase, in der sämtliche vasoaktiven Substanzen und Thrombozytenfunktionshemmer abgesetzt wurden, erhielten die Patienten randomisiert täglich intraarteriell 20 μg PGE_1 (Prostavasin) oder 30 mg ATP (Atriphos), jeweils in 50 ml physiologischer Kochsalzlösung gelöst, über einen Perfusor in 60 Minuten.

Die Basistherapie in Form von Bettruhe, Lagerung, Analgetikagabe, lokaler Behandlung der Nekrosen und gegebenenfalls Antibiotikagabe wurde beibehalten. Die Therapiedauer betrug 3 Wochen. Anschließend wurden die Patienten über weitere 5 Tage beobachtet. Die Untersuchungen wurden unter stationären Bedingungen durchgeführt.

Die täglichen Kontrolluntersuchungen erfaßten den klinischen Befund, den Ruheschmerz nach einer Analogskala (10 Punkte) und den Analgetikaverbrauch (Tilidin + Naloxon [Valoron], Tramadol [Tramal]) sowie während der Therapie auftretende Nebenwirkungen. Ferner wurden wöchentlich eine klinische Untersuchung mit vollständigem Gefäßstatus, eine Photographie bei bestehender Ulzeration respektive Nekrose, eine Ultraschall-Dopplerdruckmessung sowie klinisch-chemische Untersuchungen einschließlich hämostaseologischer Untersuchungen durchgeführt.

Wirksamkeitsparameter

Wirksamkeitsparameter waren ein Rückgang der Ruheschmerzen, eine Reduktion des Analgetikaverbrauchs, ein Abheilen der Ulzeration, eine Stadienverbesserung, eine Senkung der Amputationsrate bzw. bei notwendigen Amputationen die Erhaltung einer funktionstüchtigen Extremität und ein Verschieben der Amputationsgrenze nach distal. Der Therapieerfolg wurde von dem behandelnden Arzt anhand einer 5-Punkte-Skala zusammenfassend beurteilt.

Patienten

31 Patienten wurden in die PGE_1-Gruppe, 26 Patienten in die ATP-Gruppe aufgenommen. Das mittlere Alter lag bei den mit PGE_1 behandelten Patienten bei 68 Jahren und bei den mit ATP behandelten Patienten bei 63 Jahren. In der PGE_1-Gruppe befanden sich elf Patienten im Stadium III und 20 Patienten im Stadium IV, in der ATP-Gruppe waren zehn Patienten im Stadium III und 16 Patienten im Stadium IV.

Lokalisation der arteriellen Stenosen und Verschlüsse

In der PGE_1-Gruppe waren zwei Patienten mit einem Verschluß der A. femoralis, sieben Patienten mit Stenosen und Verschlüssen der A. poplitea, 21 Patienten mit Stenosen oder Verschlüssen der A. femoralis und der Unterschenkelarterien und ein Patient mit einer Stenose der A. iliaca sowie Stenosen und Verschlüssen der Unterschenkelarterien.

In der ATP-Gruppe waren drei Patienten mit Stenosen oder Verschlüssen der A. femoralis, vier Patienten mit Stenosen oder Verschlüssen der A. poplitea und

19 Patienten mit Stenosen oder Verschlüssen der A. femoralis und der Unterschenkelarterien.

Die Risikofaktoren waren in beiden Patientengruppen annähernd gleich verteilt. In der PGE_1-Gruppe hatten 15 Patienten eine Hypertonie, 16 Patienten waren Raucher, sieben Patienten hatten einen Diabetes mellitus und fünf Patienten eine Hyperlipoproteinämie. In der ATP-Gruppe hatten 15 Patienten eine Hypertonie, 18 Patienten waren Raucher, sechs Patienten hatten einen Diabetes mellitus und sieben Patienten eine Hyperlipoproteinämie.

Statistik

Die Veränderung der Schmerzen (10-Punkte-System) in den beiden Therapiegruppen wurde mit dem Mann-Whitney-Test überprüft. Weiterhin erfolgten explorative Prüfungen der Veränderungen in den einzelnen Therapiegruppen mit dem Wilcoxon-Vorzeichenrangtest. Für die qualitativen Kriterien wurden explorative Symmetrie-Tests nach McNemar und im Gruppenvergleich exakte rxc-Kontingenztafeltests analog dem Fisher-Test durchgeführt.

Ergebnisse

Ruheschmerz

Beide Behandlungsformen führten zu einer Verringerung des Ruheschmerzes am Ende der Behandlungsphase. Unter der PGE_1-Behandlung kam es zu einer Verringerung des Score von im Mittel 6 auf 2,5 und unter der ATP-Behandlung von im Mittel 6 auf 3,0. Ein signifikanter Gruppenunterschied besteht nicht.

Stratifiziert man nachträglich die verschiedenen Stadien der arteriellen Verschlußkrankheit, so ergibt sich im Stadium III ein signifikanter Unterschied zugunsten von PGE_1. In der PGE_1-Gruppe fiel der Score von im Mittel 6 auf 0 am Ende der Behandlungsphase, in der ATP-Gruppe hingegen nur von im Mittel 6 auf 3,5. Im Stadium IV ging unter PGE_1-Behandlung der Score von im Mittel 5 auf 3 zurück und unter der ATP-Behandlung ebenfalls von im Mittel 5,0 auf 3,0 (Abb. 1).

Analgetikaverbrauch

Der Analgetikaverbrauch konnte unter der Behandlung mit PGE_1 bei 16 Patienten reduziert werden, davon bei 14 Patienten vollständig. Bei zehn Patienten blieb der Analgetikaverbrauch während der gesamten Behandlungsdauer unverändert, während er bei einem Patienten erhöht werden mußte.

Unter der Behandlung mit ATP konnte der Analgetikabedarf bei zehn Patienten reduziert werden, davon bei fünf Patienten vollständig. Bei neun Patienten blieb der Bedarf während der gesamten Behandlungsdauer unverändert, während

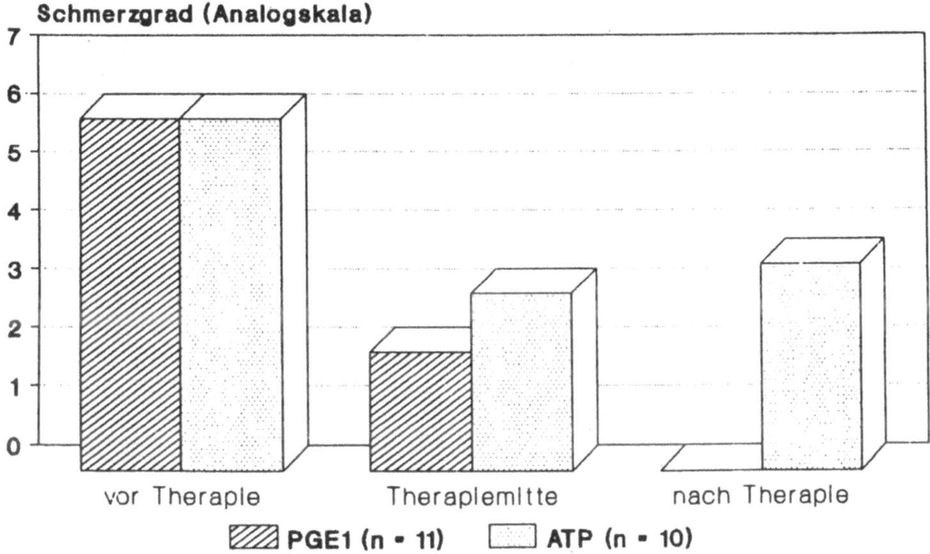

Abb. 1. Rückgang der Ruheschmerzen unter i.a. PGE_1 bzw. i.a. ATP im Stadium III

Tabelle 1. Analgetikaverbrauch unter der Therapie mit PGE_1 und ATP

Analgetika	PGE_1 (n = 31)	ATP (n = 26)
abgesetzt	14	5
reduziert	2	5
unverändert	10	9
zugenommen	1	5
keine	4	2

er bei fünf Patienten erhöht werden mußte. Der Gruppenunterschied ist signifikant zugunsten von PGE_1 ($p < 0,04$).

Werden die Diabetiker in der Bewertung nicht berücksichtigt, so ergibt sich ein hochsignifikanter Gruppenunterschied zugunsten von PGE_1 ($p < 0,01$) (Tabelle 1).

Ulkusheilung

Während der Behandlung mit PGE_1 trat bei 18 von insgesamt 20 Patienten eine Besserung des Ulkus ein; bei drei Patienten war das Ulkus vollständig abgeheilt und bei 15 Patienten kleiner geworden. Unter der Behandlung mit ATP trat bei acht von insgesamt 15 Patienten eine Besserung des Ulkus ein; bei drei Patienten

Tabelle 2. Ulkusheilung unter der Therapie mit PGE_1 und ATP

Ulkus	PGE_1 (n = 20)	ATP (n = 15)
abgeheilt	3	3
gebessert	15	5
unverändert	1	2
verschlechtert	1	5

war das Ulkus vollständig abgeheilt und bei fünf Patienten kleiner geworden. Eine Verschlechterung des Zustandes des Ulkus trat unter PGE_1-Behandlung bei einem Patienten ein, bei einem weiteren änderte sich der Zustand des Ulkus nicht. Eine Verschlechterung des Zustandes des Ulkus trat unter ATP-Behandlung bei fünf Patienten ein; bei zwei weiteren Patienten änderte sich das Ulkus nicht.

Bei Zusammenfassung der Kriterien Abheilung und Besserung sowie Gleichbleiben und Verschlechterung zeigt sich ein signifikanter Unterschied zugunsten von PGE_1 ($p = 0{,}02$) (Tabelle 2).

Veränderung der Stadien

Eine Verbesserung der Stadien konnte unter der PGE_1-Behandlung bei zehn Patienten und unter der ATP-Behandlung bei sieben Patienten erreicht werden. Stratifiziert man nach den Stadien, so ergibt sich folgende Konstellation: Von elf Patienten im Stadium III gingen unter der PGE_1-Behandlung sieben Patienten in das Stadium II b über, drei Patienten blieben unverändert im Stadium III, während ein Patient in das Stadium IV überging. Unter der ATP-Behandlung gingen von zehn Patienten im Stadium III vier Patienten in das Stadium II b über, drei Patienten blieben unverändert im Stadium III, während drei Patienten in das Stadium IV übergingen; bei zwei Patienten mußte eine Amputation durchgeführt werden (Tabelle 3).

Von 20 Patienten im Stadium IV gingen unter der PGE_1-Behandlung drei Patienten in das Stadium II b über, während 17 Patienten unverändert im Stadium IV blieben; bei drei Patienten mußte eine Amputation durchgeführt werden.

Tabelle 3. Änderung des Stadiums bei Patienten im Stadium III unter der Therapie mit PGE_1 und ATP

PGE_1 (n = 11)		ATP (n = 10)	
vor Therapie	nach Therapie	vor Therapie	nach Therapie
	7 II b		4 II b
11 III	3 III	10 III	3 III
	1 IV		3 IV
Amputationsrate	0	Amputationsrate	2

Tabelle 4. Änderung des Stadiums bei Patienten im Stadium IV unter der Therapie mit PGE_1 und ATP

PGE_1 (n = 20)		ATP (n = 16)	
vor Therapie	nach Therapie	vor Therapie	nach Therapie
20 IV	3 II b 0 III 17 IV	16 IV	2 II b 1 III 13 IV
Amputationsrate	3	Amputationsrate	7

Unter der ATP-Behandlung gingen von 16 Patienten im Stadium IV zwei Patienten in das Stadium II b und ein Patient ging in das Stadium III über; während 13 Patienten unverändert im Stadium IV blieben; bei sieben Patienten mußte eine Amputation durchgeführt werden (Tabelle 4).

Amputationen wurden unter der PGE_1-Behandlung in drei und unter der ATP-Behandlung in neun Fällen notwendig. Der Unterschied ist statistisch signifikant zugunsten von PGE_1 ($p = 0{,}02$). Eine Verschiebung der Amputationsgrenze nach distal konnte in der PGE_1-Gruppe bei zwei von drei Patienten und in der ATP-Gruppe bei einem von neun Patienten erreicht werden.

Nebenwirkungen und Komplikationen traten bei 15 Patienten der PGE_1-Gruppe und bei sechs Patienten der ATP-Gruppe auf. Bei zehn der 15 Patienten der PGE_1-Gruppe traten lokal im Bereich des Oberschenkels, in dessen Arterie infundiert wurde, Schmerzen auf, die bei zwei Patienten zum Abbruch der Therapie mit PGE_1 führten. Des weiteren kam es bei vier Patienten zu einer umschriebenen Rötung des entsprechenden Oberschenkels während der PGE_1-Infusion. Bei einem Patienten entwickelte sich ein ausgeprägtes Ödem des Unterschenkels und des Fußes der infundierten Seite, wobei eine tiefe Venenthrombose phlebographisch ausgeschlossen werden konnte; infolge der persistierenden Schwellung wurde die PGE_1-Therapie vorzeitig abgebrochen.

Bei vier der sechs mit ATP behandelten Patienten traten lokal im Bereich des Oberschenkels, in den infundiert wurde, Schmerzen auf; des weiteren stellte sich bei einem Patienten ein Wärmegefühl des entsprechenden Oberschenkels ein. Bei einem Patienten kam es zu einer Katheterinfektion, die zum Abbruch der ATP-Therapie führte.

Beurteilung des Behandlungserfolges

Die Parameter Ruheschmerz, Analgetikaverbrauch, Ulkusheilung, Veränderung der Stadien und Amputation wurden nach einer 5-Punkte-Skala vom behandelnden Arzt zusammengefaßt. Die Beurteilung des Behandlungserfolges ergab bei Zusammenfassung von sehr guten und guten sowie mittelmäßigen, mäßigen und schlechten Ergebnissen nach dem Fisher-Test einen signifikanten Unterschied ($p < 0{,}04$) zugunsten von PGE_1.

Diskussion

Die multizentrische kontrollierte Studie PGE_1 versus ATP bei Patienten mit arterieller Verschlußkrankheit im Stadium III und IV über 3 Wochen hat gezeigt, daß es unter der intraarteriellen Gabe von PGE_1 wie auch von ATP zu einer Besserung kam. Nachuntersuchungen über die dreiwöchige Therapiephase hinaus waren im Rahmen der Studie nicht vorgesehen. Am Ende der dreiwöchigen Behandlungsphase war es zu einer signifikanten Verringerung der Ruheschmerzen in beiden Gruppen gekommen; ein Gruppenunterschied bestand nicht. Stratifiziert man nachträglich jedoch in die verschiedenen Stadien der arteriellen Verschlußkrankheit, so ergibt sich im Stadium III ein signifikanter Unterschied im Rückgang der Ruheschmerzen zugunsten von PGE_1. Entsprechend kam es zu einer deutlichen Reduzierung des Analgetikaverbrauchs, wobei ein signifikanter Gruppenunterschied zugunsten von PGE_1 bestand.

Eine Besserung der Ulzera bzw. Nekrosen fand sich in beiden Gruppen bei der überwiegenden Anzahl der Patienten. Unter der Behandlung mit PGE_1 trat bei 18 von insgesamt 20 Patienten eine Besserung des Ulkus ein, bei drei Patienten heilte das Ulkus ab. Unter der Behandlung mit ATP trat bei acht von insgesamt 15 Patienten eine Besserung des Ulkus ein, bei drei Patienten heilte das Ulkus ab. Der Unterschied zwischen beiden Gruppen ist signifikant zugunsten von PGE_1. Eine Verbesserung des Stadiums konnte in der PGE_1-Gruppe bei zehn Patienten und in der ATP-Gruppe bei sieben Patienten erreicht werden. Amputationen wurden unter PGE_1 bei drei Patienten und unter ATP bei neun Patienten notwendig; der Unterschied ist statistisch signifikant zugunsten von PGE_1. Eine Verschiebung der Amputationsgrenze nach distal konnte in der PGE_1-Gruppe bei zwei von drei Patienten und in der ATP-Gruppe bei einem von neun Patienten erreicht werden. Diese Ergebnisse, die auf die Wirksamkeit von PGE_1 in der akuten Behandlung der fortgeschrittenen arteriellen Verschlußkrankheit schließen lassen, entsprechen den Ergebnissen anderer Untersucher bei Patienten mit arterieller Verschlußkrankheit im Stadium III und IV. So zeigte die kontrollierte Studie von Sakaguchi und Mitarb. [10], die die Wirkung einer zwei- bis sechswöchigen kontinuierlichen intraarteriellen PGE_1-Behandlung in niedriger Dosierung (0,05 ng/kg · min) und in hoher Dosierung (0,15 ng/kg · min) mit Inositolniacinat (dreimal 1 Kapsel à 200 mg/d) verglichen, einen guten Effekt von PGE_1 in hoher Dosierung auf die Ulkusheilung und den Rückgang der Ruheschmerzen.

Gruß und Mitarb. [7] zeigten in ihren Untersuchungen, daß bei vergleichbarer intraarterieller Dosierung von PGE_1 (0,01–0,02 ng/kg · min) und einer mittleren Perfusionsdauer von 38 Tagen (2–345 Tage) die Amputationsrate bei Patienten im Stadium IV gesenkt werden konnte und daß 30 %, 47 % und 71 % der Patienten mit arteriosklerotischer Gefäßerkrankung und Diabetes mellitus, alleiniger arteriosklerotischer Gefäßerkrankung und Endangiitis obliterans im Stadium III und IV in das Stadium II b überführt werden konnten. Shionoya [15] fand in seinen Untersuchungen an Patienten im Stadium IV, daß bei wechselnder Dosierung von PGE_1 (0,1–0,6 ng/kg · min) und einer mittleren Perfusionsdauer von 38 Tagen (9–135 Tage) 28 von 36 arteriellen Ulzerationen abheilten und bei

33 Ulzerationen eine wesentliche Besserung eintrat. Ähnliche Berichte liegen auch über Untersuchungen an einer geringeren Zahl von Patienten vor [1, 3].

Die in unserer Studie verabreichte Tagesdosis von 20 µg PGE_1 intraarteriell/ 60 min entspricht in etwa den Dosierungsempfehlungen anderer Autoren, die als Dauerinfusion meist 0,1–2,0 ng/kg · min PGE_1 intraarteriell verabreichten [7, 10, 13, 17], wobei die Therapiedauer im allgemeinen in Abhängigkeit vom klinischen Befund zwischen 2 und 6 Wochen, gelegentlich auch darüber lag [3, 7, 10, 11, 15]. Neuere Untersuchungen zeigen, daß offenbar niedrigere Dosierungen von 10 µg PGE_1/die, intraarteriell gegeben, auch wirksam sind [3].

Die bei 15 der 31 mit PGE_1 behandelten Patienten aufgetretenen Nebenwirkungen in Form von Brennen, Rötung, Schmerzen und einmaliger Schwellung des Beines führten bei drei Patienten zu einem vorzeitigen Abbruch der Therapie. Diese Nebenwirkungen sind auch von anderen Untersuchern beobachtet worden und klangen meist nach einer Dosisreduktion ab [7, 10]. Ähnliche Nebenwirkungen traten bei 5 der 26 mit ATP behandelten Patienten auf. Bei einem Patienten kam es infolge Katheterinfektion zu einem vorzeitigem Abbruch der Therapie.

Zusammenfassend kann festgehalten werden, daß PGE_1, intraarteriell in einer täglichen Dosierung von 20 µg über 3 Wochen gegeben, bei Patienten mit arterieller Verschlußkrankheit im Stadium III und IV zu einer klinischen Besserung führt. Die mit PGE_1 erzielten Ergebnisse waren bezüglich der Ruheschmerzen im Stadium III, des Analgetikaverbrauchs, der Abheilung der Nekrosen und der Amputationsrate signifikant besser als mit ATP.

Literatur

1. Biedermann H (1984) Results of intra-arterial long-term infusion therapy with prostaglandin E_1 (PGE_1) for arterial circulatory disturbances in the extremities in stages III and/or IV. Inter Angio Suppl 3:59
2. Carlson LA, Eriksson I (1973) Femoral-artery infusion of prostaglandin E_1 in severe peripheral vascular disease. Lancet I:155
3. Creutzig A, Lux M, Dau D, Alexander K (1985) Intermittent intraarterial short-time infusion of prostaglandin E_1 for treatment of arterial occlusive disease. In: Schrör K (ed): Prostaglandins and other Eicosanoids in the Cardiovascular System. Proc. 2nd International Symposion, Nürnberg-Fürth 1984 (Karger: Basel), 341
4. Creutzig A, Caspary L, Alexander K (1986) Prospective Open Pilot Study to Investigate the Effect of Intermittent Intra-Arterial Infusion Treatment with Prostaglandin E_1 in Patients with Intermittent Claudication. In: Sinzinger H, Rogatti W (eds): Prostaglandin E_1 in Atherosclerosis. Springer, Berlin–Heidelberg–New York, 57
5. Diehm C, Stammler F, Hübsch C, Wilhelm C, Eckstein HH (1987) Behandlung von Ruheschmerzen bei peripherer arterieller Verschlußkrankheit (PAVK) mit intravenösen Prostaglandin-Infusionen. In: Ehringer H, Holzner JH, Heidrich H, Mahler F, Minar E (eds): Fortschritte der Angiologie. Wien 1987. VASA, Suppl 20:204
6. Gruß JD, Kawai S, Karadedos C, Bartels D (1978) Erste Erfahrungen mit der intraarteriellen Langzeitperfusion von Prostaglandin E_1 bei fortgeschrittener arterieller Verschlußkrankheit der unteren Extremitäten im Stadium IV. Dtsch med Wschr 103:1624
7. Gruß JD, Vargas-Montano H, Bartels D, Simmenroth HW, Sakurai T, Schäfer G, Fietze-Fischer B (1984) Use of prostaglandins in arterial occlusive diseases. Inter Angio Suppl 3:7
8. Heidrich H, Dimroth H, Gutmann M, Helmis J, Peters A, Ranft J (1986) Long-term intravenous infusion of PGE_1 in peripheral arterial blood flow disorders. Results of an

open screening study with patients in Fontaine's stages III and IV. In: Sinzinger H, Rogatti W (eds): Prostaglandin E_1 in Atherosclerosis. Springer, Berlin–Heidelberg–New York, 92
9. Pardy BJ, Lewis HD, Eastcott HHG (1980) Preliminary experience with prostaglandins E_1 and I_2 in peripheral vascular disease. Surgery 88:826
10. Sakaguchi S, Kusaba A, Mishima Y, Kamiya E, Nashimura A, Furukawa K, Shionoya S, Kawashima M, Katsumara T, Sakuma A (1978) A multi-clinical double blind study with PGE_1-(α-cyclodextrin clathrate) in patients with ischemic ulcer of the extremities. VASA 7:263
11. Sakaguchi S (1984) Prostaglandin E_1 intraarterial infusion therapy in patients with ischemic ulcer of the extremities. Inter Angio Suppl 3:39
12. Sakaguchi S, Ohsawa M, Takenaka M, Ione A, Akiyama F, Kaburagi T, Wani T, Hosoi Y (1985) Intravenous drip of prostaglandin E_1 in the treatment of peripheral ischaemic diseases with special reference to its indication and administration period. Gendai Iryo 17:664
13. Sethi GK, Scott SM, Takaro T (1980) Effect of intra-arterial infusion of PGE_1 in patients with severe ischemia of lower extremity. J Cardiovasc Surg 21:185
14. Sethi GK, Scott SM, Bridgeman AH, Takaro T (1984) Long-term results of infusion of PGE_1 in patients with severe peripheral vascular insufficiency. Inter Angio Suppl 3:29
15. Shionoya S (1984) Clinical experience with prostaglandin E_1 in occlusive arterial disease. Inter Angio Suppl 3:99
16. Shionoya S, Matsubara J, Hirai M, Kawai S (1976) Intraarterielle Dauerperfusion mit Prostaglandin E_1 bei peripheren arteriellen Verschlußkrankheiten. Gekachiryo 213:34
17. Shohtsu A, Matsumoto A, Aso K, Noguchi T, Hori A, Kobayashi A, Korehisa H, Yoshida S (1984) Intravenous drip of prostaglandin E_1 in patients with arterial occlusion in the extremities. Gendai Iryo 16:1023

Intravenöse Prostaglandin E_1-Therapie bei Patienten mit peripherer arterieller Verschlußkrankheit (AVK) im Stadium III – eine doppelblinde, plazebo-kontrollierte Studie

C. Diehm, C. Hübsch-Müller und *F. Stammler*

Einleitung

Seit Prostaglandin E_1 (PGE_1) zur intraarteriellen Therapie fortgeschrittener Stadien der arteriellen Verschlußkrankheit eingesetzt wird, haben mehrere Arbeitsgruppen eine gute klinische Wirksamkeit nachgewiesen [3, 5, 8, 17, 20].

In den letzten Jahren wurden jedoch zunehmend auch bei intravenöser Gabe von PGE_1 positive Wirkungen auf das Gefäßsystem und die periphere Durchblutung bei Patienten mit AVK beobachtet. So fanden mehrere Untersucher einen Anstieg des transkutanen Sauerstoffpartialdrucks bei intravenöser Applikation [6, 9, 23]. Hirai et al. beschrieben sowohl eine signifikante Erhöhung des peripheren Blutflusses als auch der Hauttemperatur an den Zehen [11]. Kapillarmikroskopisch konnte eine signifikante Zunahme der mit Erythrozyten gefüllten Kapillaren und auch eine Abnahme der pathologischen Kapillarstadien nach Fagrell nachgewiesen werden [9].

Außerdem verlängerte sich die ergometrische Belastungsdauer unter Ischämiebedingungen signifikant nach intravenöser Gabe von PGE_1 [16].

Prostaglandin E_1 ist derzeit in der Bundesrepublik Deutschland das einzige zugelassene Medikament zur Therapie der AVK im Stadium III und IV nach Fontaine, so daß für eine klinische Prüfung keine Referenzsubstanz zur Verfügung steht. Anders als im Stadium IV, in dem der Patient unter Umständen durch eine Amputation bedroht sein kann, ist eine Plazebomedikation im Stadium III unter stationären Bedingungen bei ausreichender Schmerzmedikation ethisch vertretbar, sofern revaskularisierende bzw. lumeneröffnende Maßnahmen nicht möglich sind. Daher wurde in der vorliegenden Studie erstmals doppelblind gegen Plazebo die klinische Wirksamkeit von PGE_1 bei intravenöser Gabe im Stadium III der AVK überprüft.

Patienten und Methodik

Patienten

Insgesamt wurden 50 Patienten in die Untersuchung aufgenommen, von denen schließlich 46 statistisch ausgewertet werden konnten. Die Dauer der Studie erstreckte sich über einen Zeitraum von 2,5 Jahren.

Die PGE_1-Gruppe bestand aus 22 Patienten (18 Männer und 4 Frauen; Durchschnittsalter 65,0 Jahre), die Plazebo-Gruppe aus 24 Patienten (16 männliche und 8 weibliche; Durchschnittsalter 66,0 Jahre).

Die Patienten wurden entsprechend der folgenden Kriterien in die Studie aufgenommen:

a) Einschlußkriterien
- Periphere arterielle Verschlußkrankheit im stabilen Stadium III nach Fontaine. Das Stadium III mußte klinisch in einem steady state über 14 Tage vor Behandlungsbeginn sein. Die Doppler-Drucke in der A. tibialis posterior der betroffenen Extremitäten durften nicht über 60 mmHg in Ruhe liegen. Obligatorisch gefordert waren nächtliche Ruheschmerzen, die sich nach Lagewechsel besserten.
- Ätiologie: obliterierende Arteriosklerose
- Einverständniserklärung des Patienten
- Höchstalter 70 Jahre

b) Ausschlußkriterien
- Gefäßchirurgische Versorgung möglich
- Vollkommener Verschluß der Beckenarterien
- Schwangerschaft und Stillzeit
- Dekompensierte Herzinsuffizienz
- Myokardinfarkt innerhalb der letzten 6 Monate
- Dekompensierte Niereninsuffizienz
- Thrombozytose > 400 000/µl
- Akute oder dekompensierte Lebererkrankung
- Nicht eingestellter Diabetes mellitus
- Nachgewiesene periphere Polyneuropathie bzw. anderweitiges neurologisches Leiden
- Gleichzeitige Behandlung mit vasoaktiven oder rheologisch wirksamen Medikamenten.

Um die genaue Verschlußlokalisation zu bestimmen, wurde bei allen Patienten eine Arteriographie durchgeführt (Tabelle 1).

Nachdem alle vasoaktiven und rheologisch wirksamen Pharmaka abgesetzt worden waren, wurde nach einer Auswaschphase von 3 Tagen eine vollständige klinische Untersuchung durchgeführt sowie das Ausmaß der Ruheschmerzen mittels Analogskala bestimmt.

Tabelle 1. Verschlußlokalisation

	n (gesamt) 45 (100,0 %)	PGE_1 n = 22	Plazebo n = 24
Oberschenkel	16 (34,7 %)	7	9
Unterschenkel	4 (8,7 %)	3	1
Oberschenkel und Unterschenkel	17 (36,9 %)	8	9
Becken und Oberschenkel	6 (13,0 %)	3	3
Becken, Oberschenkel und Unterschenkel	3 (6,7 %)	1	2

Studienmedikation

Jeder Patient erhielt während drei Wochen (auch am Wochenende) entweder einmal täglich über 4 Stunden eine intravenöse Infusion von 3 Ampullen Prostavasin (≙ 60 µg PGE_1) oder 3 Ampullen Placebo (≙ 1 940,1 µg α-Cyclodextrin) jeweils gelöst in 250 ml NaCl.

Studienüberwachung

Die Stärke der Ruheschmerzen wurde während der 3wöchigen Therapiephase täglich auf einer Analogskala mit 10 Punkten bestimmt. Ebenso erfolgte eine Dokumentation des täglichen Analgetikaverbrauchs (Tilidin-HCl und Naloxon-HCl [Valoron-N] und Tramadol-HCl [Tramal]) sowie der applizierten Dosis von PGE_1 bzw. Plazebo.

In die wöchentlichen klinischen Untersuchungen wurden eine vollständige Bestimmung des Gefäßstatus, Dopplerultraschalluntersuchungen, Laboruntersuchungen, Bestimmungen der Gerinnungsparameter und – falls möglich – ergometrische Untersuchungen einbezogen.

Neben der Dokumentation allgemeiner Intoleranzerscheinungen wurden während der Infusion auftretende unerwünschte Arzneimittelwirkungen (wie z. B. lokale Schmerzen, Spannungsgefühl oder Brennen) aufgeführt.

4 Wochen nach Therapieende erfolgte eine Kontrolluntersuchung, die eine Bestimmung des Ruheschmerzes, des Analgetikaverbrauches, Dopplerultraschalluntersuchungen und – soweit möglich – eine Bestimmung der maximalen Gehstrecke auf dem Laufband einschloß (3,5 km/h bei 10%iger Steigung).

Statistische Auswertung

Als Hauptzielkriterium wurde die Veränderung des Ruheschmerzes festgelegt.

Neben der elementaren Datenanalyse erfolgte der Vergleich der quantitativen Parameterveränderungen mit dem Mann-Whitney-Test. Es wurden die Gesamtveränderungen zum Ende der Therapiephase zwischen den Gruppen verglichen. Für die qualitativen Kriterien erfolgte ein 2 × c-Kontingenztafeltest. Als Signifikanzniveau wurde einheitlich 5 % bei einseitiger Fragestellung verwendet. Weitere explorative Tests wurden gruppenweise für die Parameterveränderungen im Vergleich zum Ausgangsbefund mit dem Wilcoxon-Vorzeichenrangtest durchgeführt.

Ergebnisse

Ruheschmerz

Im Stadium III nach Fontaine beeinträchtigt der häufig nachts auftretende Ruheschmerz das Befinden der Patienten mit arterieller Verschlußkrankheit am

Tabelle 2. Veränderung des Ruheschmerzes (Analog-Score) unter dreiwöchiger PGE_1- bzw. Plazebo-Therapie

Ruheschmerz		vor Therapie	Mitte d. Therapie	Ende d. Therapie
PGE_1	Median	6,0	3,5	2,0
	1. Quartal	5,0	1,0	0,0
	3. Quartal	7,0	6,0	6,0
	n	22	22	22
Plazebo	Median	6,0	6,0	5,5
	1. Quartal	4,5	3,0	3,0
	3. Quartal	8,0	7,5	7,0
	n	24	24	24

Ergebnisse des Gruppenvergleichs mit dem Wilcoxon-Mann-Whitney-Test:
Vor Therapie: N. S.; Mitte d. Therapie: p = 0,00393; Ende d. Therapie: p = 0,03797

stärksten. Nach dreiwöchiger Therapie mit intravenös appliziertem PGE_1 kam es bei den 22 beobachteten Patienten zu einem signifikanten Abfall des Ruheschmerzes (Analog-Score) von 6,0 auf 2,0 (Median). Dies entspricht einem Rückgang von 66,7 %.

Im gleichen Zeitraum verringerte sich der Ruheschmerz bei den Patienten der Plazebogruppe (n = 24) lediglich um 0,5 Punkte von 6,0 auf 5,5 (−8,3 %) (Tabelle 2).

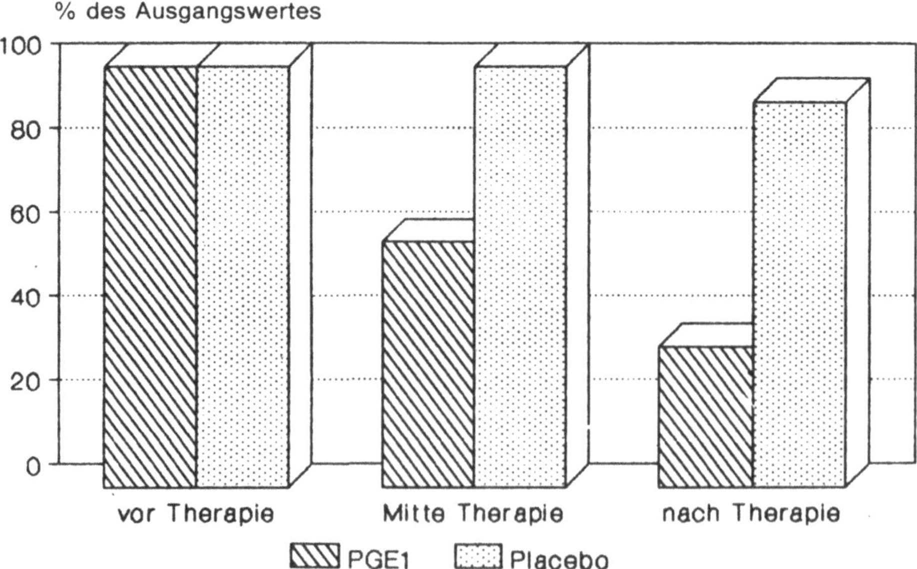

Abb. 1. Höhe der Ruheschmerzen in Prozent des Ausgangswertes bei dreiwöchiger PGE_1-bzw. Plazebo-Therapie

Tabelle 3. Veränderung des Ruheschmerzes 4 Wochen nach Therapieabschluß bezogen auf die Schmerzintensität am Therapieende

Ruheschmerz 4 Wochen n. Therapie	PGE_1 n = 22	Plazebo n = 24
vermindert	1	1
gleich	14	11
erhöht	7	12

Der Unterschied zwischen beiden Patientenkollektiven ist mit $p = 0{,}038$ statistisch signifikant (Abb. 1).

Vier Wochen nach Abschluß der Therapie konnten alle 46 in die Studie einbezogenen Patienten nochmals nach ihrem subjektiven Schmerzempfinden befragt werden (Tabelle 3). Hierbei ergab sich, daß immerhin bei 14 von 22 mit PGE_1 therapierten Patienten die Besserung der Ruheschmerzsymptomatik angehalten hatte und bei einem Patienten eine weitere Verbesserung erzielt worden war. Bei 7 Patienten nahmen die Schmerzen nach vier Wochen wieder zu.

Im gleichen Untersuchungszeitraum verschlimmerte sich die Schmerzsituation bei 12 von 24 Patienten der Plazebogruppe, während bei 11 Patienten die Schmerzen unverändert stark waren. Ein Rückgang der Schmerzen war in der Plazebogruppe nur bei einem Patienten zu verzeichnen.

Beim Vergleich beider Kollektive ist beachtenswert, daß unter PGE_1 in 64 % das positive Therapieergebnis weiterhin bestand. Dagegen hatten die Schmerzen bei 12 von 24 Patienten der Plazebogruppe nochmals zugenommen, obwohl die subjektive Schmerzstärke am Ende der dreiwöchigen Therapie schon um 3,5 Scorepunkte über der PGE_1-Gruppe lag.

Analgetika-Verbrauch

Die von den Patienten subjektiv empfundene vollständige oder teilweise Reduktion des Ruheschmerzes unter PGE_1-Therapie läßt sich auch am objektiv meßbaren Analgetikaverbrauch nachvollziehen (Abb. 2).

Zu Beginn der Therapie nahmen 19 Patienten der PGE_1-Gruppe und 16 Patienten der Plazebogruppe Analgetika ein.

Während der dreiwöchigen PGE_1-Therapie konnte die Schmerzmedikation bei 9 Patienten ($\triangleq$ 47,4 %) vollständig und bei 3 Patienten teilweise abgesetzt werden (Tabelle 4).

Bei der Untersuchung vier Wochen nach Therapieende gaben 14 Patienten der PGE_1-Gruppe einen weiterhin niedrigeren Schmerzmittelverbrauch als vor der Therapie an. Außerdem konnte bei einem Patienten die Schmerzmitteldosis nochmals reduziert werden.

Im Gegensatz hierzu konnten unter Plazebo lediglich bei einem von 16 Patienten die Analgetika ganz abgesetzt sowie bei 5 Patienten reduziert werden

Tabelle 4. Änderung des Analgetika-Verbrauchs nach dreiwöchiger Therapie mit PGE_1 bzw. Plazebo

Analgetika bei Therapieabschluß	PGE_1 n = 19	Plazebo n = 16
vollständig abgesetzt	9	1
teilweise reduziert	3	5
gleich	6	9
erhöht	1	1

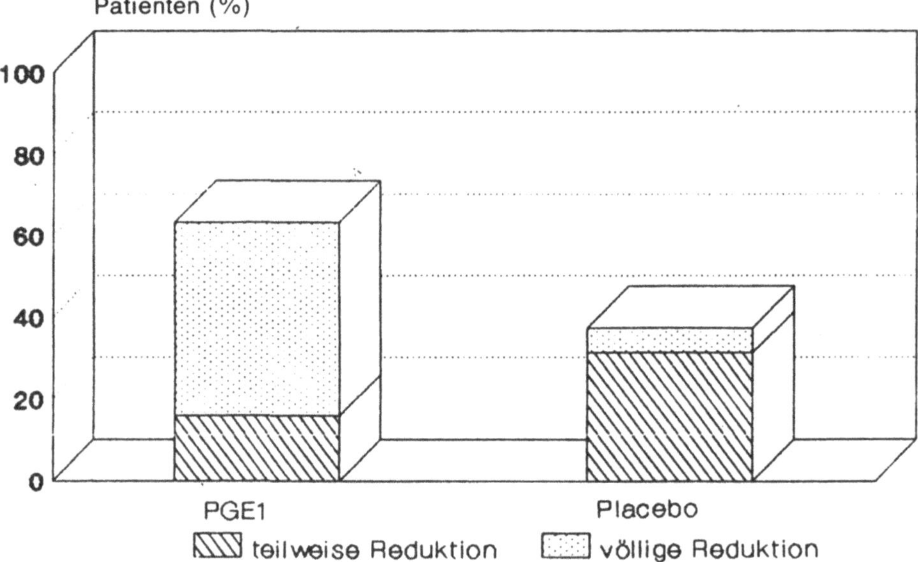

Abb. 2. Veränderung des Analgetikaverbrauchs nach dreiwöchiger Therapie mit PGE_1 bzw. Plazebo

(Tabelle 4). Der Unterschied zwischen beiden Kollektiven ist mit p = 0,038 statistisch signifikant.

Verglichen mit dem Therapieende mußte während der nachfolgenden vier Wochen bei 10 Patienten der Plazebogruppe entweder die Analgetikadosis erhöht bzw. auf ein stärkeres Analgetikum umgestellt werden.

Maximale Gehstrecke

Aufgrund der klinischen Symptomatik konnte bei 11 Patienten der PGE_1-Gruppe und 9 Patienten der Plazebogruppe wöchentlich die maximale Gehstrecke mittels

Tabelle 5. Veränderung der maximalen Gehstrecke in Relation zur Therapiedauer

Max. Gehstrecke in Metern		Vor Therapie	1. Ther.-Woche	2. Ther.-Woche	3. Ther. Woche	4. Wo. nach Ther.
PGE_1	$\bar{x}$	60	75	92	111	120
	± sn	32	33	52	73	81
	n	11	11	11	11	11
Plazebo	$\bar{x}$	64	74	76	85	84
	± sn	30	41	41	42	36
	n	9	9	9	9	9

Laufbandergometrie (3,5 km/h bei 10%iger Steigung) bestimmt werden (Tabelle 5).

Wegen der geringen Patientenzahlen und der relativ großen Streuung in beiden Gruppen erreichen die Unterschiede keine statistische Signifikanz, obwohl sich die maximale Gehstrecke in der PGE_1-Gruppe am Therapieende von 60 auf 111 m erhöhte und damit um 85 % verbessert wurde.

Im gleichen Zeitraum nahm die Gehstrecke bei den Patienten mit Plazebomedikation nur um 32,8 % von 64 auf 85 m zu. Nimmt man die Untersuchung nach 4 Wochen hinzu, so hatte sich die maximale Gehstrecke unter PGE_1 nochmals um 15 % verbessert, so daß insgesamt eine Steigerung um 100 %, ausgehend von der Situation vor Therapie, erzielt werden konnte. Ebenfalls 4 Wochen nach Therapieende hatte die maximale Gehstrecke der Patienten mit Plazebotherapie dagegen leicht abgenommen, so daß die Zunahme insgesamt lediglich 31,3 % betrug (Abb. 3).

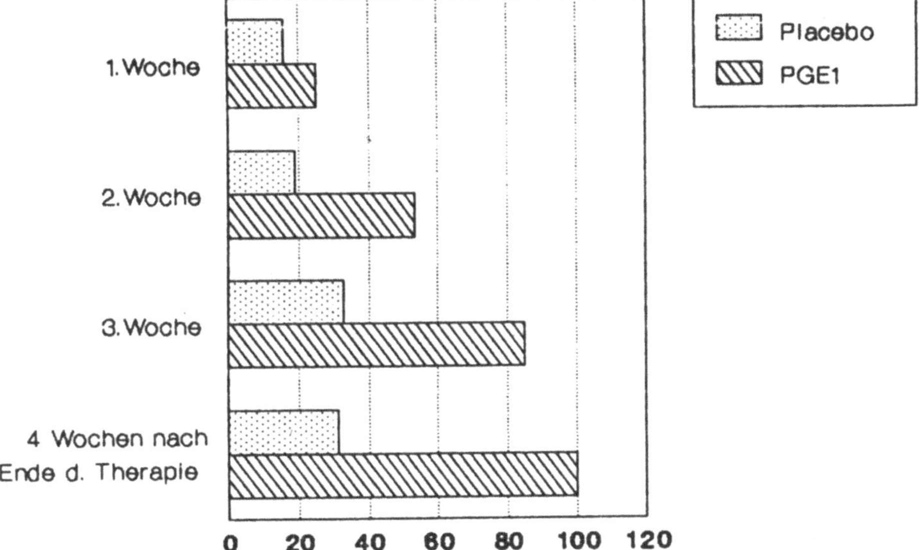

Abb. 3. Zunahme der maximalen Gehstrecke in Prozent des Ausgangswertes unter dreiwöchiger Therapie mit PGE_1 bzw. Plazebo

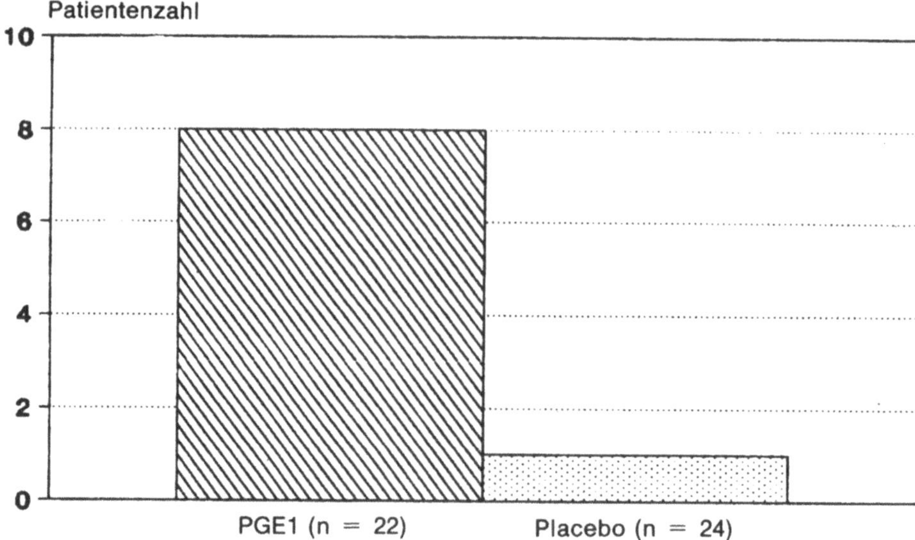

Abb. 4. Übergang vom Stadium III in ein Stadium IIb nach Fontaine am Ende einer dreiwöchigen Therapie mit PGE_1 bzw. Plazebo

AVK-Stadium

Die positiven Effekte der PGE_1-Therapie (Abnahme bzw. Verschwinden des Ruheschmerzes, Reduktion bzw. Absetzen der Analgetikamedikation, Zunahme der maximalen Gehstrecke) spiegeln sich auch im Stadium der AVK am Ende der Therapie wider (Abb. 4).

Durch dreiwöchige Therapie mit PGE_1 konnten 8 von 22 Patienten in ein Stadium II b nach Fontaine überführt werden.

In der Plazebogruppe gelang dies nur bei 1 von 24 Patienten. Der Unterschied zwischen beiden Gruppen ist mit $p = 0{,}007$ statistisch signifikant.

Labor

Bei den routinemäßig bestimmten Laborwerten fanden sich in beiden Gruppen keinerlei klinisch relevante Veränderungen während der dreiwöchigen Therapieperiode.

Knöcheldrucke

Die mit Hilfe der Ultraschalldopplersonographie bestimmten Knöcheldrucke blieben unter der Therapie ebenfalls in beiden Gruppen unverändert.

Nebenwirkungen

Unerwünschte Arzneimittelwirkungen traten unter i.v. PGE_1 in 9 Fällen und unter Plazebo in 2 Fällen auf.

Die häufigsten Nebenwirkungen in der PGE_1-Gruppe waren Hautrötungen, Wärmegefühl und Kribbeln sowie schmerzlose phlebitisartige Rötungen der infundierten Vene. Die Veränderungen können allerdings nicht als Phlebitis, sondern eher als eine Hyperämiereaktion beschrieben werden. Sie verschwanden in der Regel unmittelbar nach Beendigung der Infusion.

In der Plazebogruppe trat in einem Fall ein Wärmegefühl in Bauchhaut und Oberschenkel und in einem zweiten Fall eine Verstärkung von pektanginösen Beschwerden sowie Taubheitsgefühl des kollateralen Armes und Schweregefühl im betroffenen Bein auf.

Diskussion

Seit PGE_1 1973 zum ersten Mal von Carlson [4] zur intraarteriellen Therapie bei Patienten mit fortgeschrittener arterieller Verschlußkrankheit eingesetzt wurde, berichteten mehrere Arbeitsgruppen über positive Behandlungserfolge bei intraarterieller Applikation, auch an der kontralateralen Extremität [3, 8, 13, 18, 19, 20].

Mit der vorliegenden Studie konnte erstmals in einer doppelblinden, plazebokontrollierten Studie die Wirksamkeit von PGE_1 bei intravenöser Applikation nachgewiesen werden. Der doppelblinde Charakter der Studie wird auch durch die niedrige Nebenwirkungsrate unterstrichen. Bei der in dieser Untersuchung eingesetzten Dosis war in den meisten Fällen nicht zu erkennen, ob der jeweilige Patient im Einzelfall Plazebo oder Verum erhielt.

Gegenüber der Plazebomedikation wurde sowohl eine signifikante Reduktion des Ruheschmerzes (– 41,7 %), als auch eine signifikante vollständige oder partielle Abnahme des Analgetikaverbrauchs (– 47,4 %) erzielt. Die Verringerung des Ruheschmerzes war bei einem großen Anteil der Patienten auch noch 4 Wochen nach Therapieabschluß nachweisbar.

Insgesamt konnten unter PGE_1-Therapie 36,4 % der Patienten in ein Stadium II b nach Fontaine überführt werden. Dem steht ein Prozentsatz von nur 4,2 % bei Plazebomedikation gegenüber.

Im Vergleich dazu sahen Böhme et al. [3] mit der intraarteriellen Applikation bei 14 von 18 Patienten im Stadium III und IV nach Fontaine eine Beseitigung bzw. deutliche Verringerung des Ruheschmerzes. Trübestein et al. [20] zeigten in einer multizentrischen Studie, daß bei 16 von 31 Patienten mit fortgeschrittener AVK im Stadium III und IV die Analgetikadosis reduziert werden konnte, dabei bei 14 Patienten vollständig.

Trotz der gesicherten Akutwirkung von PGE_1 bei intravenöser Applikation, gibt es bisher wenig Hinweise auf die Mechanismen, die diesen Wirkungen zugrunde liegen.

Während in der Vergangenheit davon ausgegangen wurde, daß PGE_1 bei der ersten Lungenpassage vollständig in den Metaboliten 13, 14-Dihydro-15-Keto-

PGE_1 transformiert wird [2, 14, 21], konnten Golub et al. [7] zeigen, daß nur ca. ⅔ der intravenös gegebenen PGE_1-Menge sehr schnell abgebaut wird. Das im Systemkreislauf verbleibende Drittel ist jedoch biologisch aktiv. Es gibt außerdem mehrere Hinweise darauf, daß auch die PGE_1-Metaboliten biologische Aktivitäten aufweisen [1, 12, 22]. Nach Robertson [15] hängt die Metabolisierungsrate darüber hinaus direkt von der verabreichten Dosis ab.

Systemische Nebenwirkungen im Hinblick auf die Kreislaufparameter sind aus den bislang vorliegenden klinischen Studien mit intraarterieller Applikation von PGE_1 [3, 8, 20] nicht bekannt. Die 22 in dieser Studie mit intravenöser PGE_1-Gabe therapierten Patienten zeigten ebenfalls in keinem Fall eine systemische Nebenwirkung wie z. B. Blutdruckabfall oder Tachykardie. Dies stimmt mit einer Untersuchung von Wilkens und Mitarbeiter [23] überein., die erst ab 64 ng/kg · min i.v. einen leichten, nicht signifikanten Blutdruckabfall und ab 128 ng/kg · min i.v. signifikante Auswirkungen auf das kardiovaskuläre System (Verkürzung der RR-Intervalle und der PEP) sahen.

Nachdem in einer offenen Studie (10) bereits positive klinische Wirkungen bei intravenöser Applikation dargestellt wurden, konnte erstmalig in einer doppelblinden und plazebokontrollierten Studie die klinische Wirksamkeit von intravenös verabreichtem PGE_1 im Stadium III der AVK nachgewiesen werden. Berücksichtigt man darüber hinaus die gute Verträglichkeit und die einfache Handhabung auch bei Gefäßersatz oder nicht tastbarem Leistenpuls, so stellt die intravenöse Applikationsform von Prostaglandin E_1 – selbst bei Beachtung der etwas besseren Wirkungen bei intraarterieller Gabe – insgesamt eine sinnvolle Alternative zur intraarteriellen Therapie dar.

Obwohl es, wie diskutiert, Hinweise darauf gibt, daß die Metaboliten des Prostaglandin-Stoffwechsels ebenfalls biologisch aktiv sind, müssen die Mechanismen, die zu dieser klinischen Wirksamkeit führen, sicher noch weiter untersucht werden.

Literatur

1. Änggard E (1966) The biological activities of the three metabolites of prostaglandin E_1. Acta physiol scand 66:509–510
2. Bito LZ, Baroody RA, Reitz ME (1977) Dependence of pulmonary prostaglandin metabolism on carrier mediated transport processes. Amer J Physiol 232:E 382
3. Böhme H, Brülisauer M, Härtel U, Bollinger A (1987) Kontrollierte Studie zur Wirksamkeit von i. a. PGE_1-Infusionen bei peripherer arterieller Verschlußkrankheit im Stadium III und IV. VASA, Suppl 20:206–208
4. Carlson LA, Eriksson I (1973) Femoral artery infusion of prostaglandin E_1 in severe peripheral vascular disease. Lancet I:155
5. Creutzig A, Caspary L, Alexander K (1987) Intermittent intra-arterial prostaglandin E_1 therapy of severe claudication. VASA, Suppl 17:44–46
6. Ehrly AM, Schenk J, Saeger-Lorenz K (1987) Einfluß einer intravenösen Gabe von Prostaglandin E_1 auf den Muskelgewebesauerstoffdruck, die transkutanen Gasdruckwerte und die Fließeigenschaften des Blutes von Patienten im Stadium III und IV der chronischen arteriellen Verschlußkrankheit. VASA, Suppl 20:196–198
7. Golub M, Zia P, Matsund M, Horton R (1975) Metabolism of prostaglandins A_1 and E_1 in man. J Clin Invest 56:1404

8. Gruß JD, Vargas-Montano H, Bartels D, Simmenroth HW, Sakurai T, Schäfer G, Fietze-Fischer B (1984) Use of prostaglandins in arterial occlusive diseases. Inter Angio, Suppl Vol 3:7–17
9. Heidrich H, Lammersen T (1985) Vitalkapillarmikroskopische Untersuchungen und transkutane pO_2-Messungen bei intravenöser Prostaglandin E_1 Infusion. Dtsch med Wschr 110:1283–1285
10. Heidrich H, Dimroth H, Gutmann M, Helmis J, Peters A, Ranft J (1986) Long-term intravenous infusion of PGE_1 in peripheral arterial blood flow disorders: results of an open screening study with patients in fontaine's stages III and IV. In: Prostaglandin E_1 in Atherosclerosis, Sinzinger H, Rogatti W (Hrsg). Springer Verlag, S 92
11. Hirai M, Nanki M, Nakayama R (1985) Hemodynamic effects of intravenous PGE_1 on patients with arterial occlusive disease of the leg. Angiology 36:407–413
12. Nakano J (1971) Effects of the metabolites of prostaglandin E_1 of the systemic and peripheral circulation in dogs. Proc Soc Exp Biol Med 136, 4:1265–1268
13. Pardy BJ, Lewis HD, Eastcott HHG (1980) Preliminary experience with prostaglandins E_1 and I_2 in peripheral vascular disease. Surgery 88:826
14. Piper PJ, Vane JR, Wyllie JH (1970) Inactivations of prostaglandins by the lung. Nature (Lond) 225:600
15. Robertson, RP (1975) Differential in vivo pulmonary degradation of prostaglandin E_1, B_1 and A_1. Amer J Physiol 228:68
16. Rudofsky G (1986) The effect of intra-arterial and intravenous prostaglandin E_1 in a model of ischemia in healthy volunteers. In: Prostaglandin E_1 in Atherosclerosis. Sinzinger H, Rogatti W (Hrsg). Springer Verlag, S. 49
17. Rudofsky G, Altenhoff B, Meyer P, Lohmann A (1987) Intra-arterial perfusion with prostaglandin E_1 in patients with intermittent claudication. VASA, Suppl 17:47–51
18. Sethi GK, Scott SM, Takaro T (1980) Effect of intra-arterial infusion of PGE_1 in patients with severe ischemia of lower extremity. J cardiovasc Surg 21:185
19. Sethi GK, Scott SM, Bridgeman AH, Takaro T (1984) Long-term results of infusion of PGE_1 in patients with severe peripheral vascular insufficiency. Inter Angio, Suppl, Vol 3:29–32
20. Trübestein G, Ludwig M, Diehm C, Gruß JD, Horsch S (1987) Prostaglandin E_1 bei arterieller Verschlußkrankheit im Stadium III und IV – Ergebnisse einer multizentrischen Studie. Dtsch med Wschr 112:955–959
21. Vane JR (1969) The release and fate of vasoactive hormones in the circulation. Brit J Pharmacol 35:209
22. Westwick J (1976) The effect of pulmonary metabolites of prostaglandins E_1, E_2 and $F_{2\alpha}$ on ADP-induced aggregation of human and rabbit platelets. Proceeding of the B.P.S. 7:297
23. Wilkens JH, Wilkens H, Elger B, Cassidy F, Caspary L, Creutzig A, Frölich JC (1987) Cardiac and microcirculatory effects of different doses of prostaglandin E_1 in man. Eur J Clin Pharmacol 33:133–137

Zur Wirkung von Prostaglandin E_1 auf Kollateralarterien bei arterieller Verschlußkrankheit

G. Rudofsky

Einleitung

Als wesentliche Wirkung von intraarteriell appliziertem Prostaglandin E_1 (PGE_1) kann die Steigerung der Durchblutung angesehen werden. Verschiedene Studien zeigen, daß unter intraarterieller Infusion von Prostaglandin E_1 sowohl die Durchblutungsreserve als auch die Ruhedurchblutung ansteigen [2, 3, 4]. Der Angriffspunkt dabei ist bislang noch unklar. Denkbar wäre eine ungezielte Vasodilatation an den Arteriolen und kleinkalibrigen Arterien. Dies hätte jedoch poststenotisch nicht unbedingt positive Effekte, da bei ungenügend angelegten Kollateralen, d. h. Kollateralen mit geringer Transportkapazität und hohem Strömungswiderstand sowie poststenotischer arteriolärer Dilatation der Blutfluß in den weitgestellten poststenotischen Gefäßen eher abnehmen würde (regionales Stealphänomen). Ebenso könnte eine regionale Vasodilatation in einem, dem Verschluß vorgeschalteten gesunden Strombahngebiet zu einer Mehrperfusion führen und damit den Kollateralen mit hohem Strömungswiderstand Blut entziehen [7].

Eigene klinische Beobachtungen sowie Studien [5, 6] deuten auf eine direkte Wirkung von PGE_1 auf die Kollateralen hin. Wir entschlossen uns daher, mittels angiographischer Untersuchungen zu prüfen, ob es unter i.a. PGE_1-Infusion zu einer meßbaren Dilatation der Kollateralarterien kommt. Darüber hinaus war es für uns von klinischem Interesse, ob bei ungenügender angiographischer Darstellung der Peripherie durch zusätzliche Applikation von PGE_1 eine bessere Dokumentation des „run off" erreicht werden kann, um so die Indikationsstellung zu invasivem Vorgehen (femoro-cruralem oder -plantarem Bypass) zu erleichtern.

Patienten und Methodik

In einer offenen, nicht kontrollierten Beobachtungsstudie wurden 30 Patienten mit Verschlüssen distal des Leistenbandes und akuter Verschlechterung ihres Krankheitsbildes aufgenommen. Risikofaktoren und anamnestische Daten sind Tabelle 1, AVK-Stadium und Verschlußlokalisation Tabelle 2 zu entnehmen. Von den 6 Patienten mit Diabetes mellitus wurden 2 mit Insulin, die restlichen

Tabelle 1. Risikofaktoren und anamnestische Daten

Anamnese	Patienten (n = 30)
mittleres Alter mittlere Größe mittleres Körpergewicht	68,5 Jahre 173,5 cm 74,5 kg
Risikofaktoren	
Nikotinabusus Hypertonie Fettstoffwechselstörung Diabetes	19 8 6 6

Tabelle 2. Verschlußlokalisation und AVK-Stadium

Verschlußlokalisation	Patienten (n = 30)
OS POP	6 1
Isolierter Verschlußtyp	7
OS + POP OS + US POP + US OS + POP + US	8 8 5 2
Mehretagentyp	23
AVK Stadium	
IIb III IV	11 10 9

OS: Oberschenkelverschluß; US: Unterschenkelverschluß; POP: Popliteaverschluß

4 mit oralen Antidiabetika behandelt. Bei keinem Diabetiker fand sich ein Anhalt für eine Mikroangiopathie am Augenhintergrund. Die Nierenfunktion war unauffällig und Polyneuropathien nicht nachzuweisen. Bei 4 Patienten des Kollektivs war als weitere Manifestation der Arteriosklerose eine koronare Herzkrankheit mit Belastungsangina zu verzeichnen.

Vor Beginn der Therapie erfolgte eine Dopplerdruckmessung an den Knöchelarterien und eine angiographische Dokumentation des Ausgangsbefundes, wobei jeweils an der betroffenen Extremität eine Angiographie der A. femoralis unter standardisierter Aufnahmetechnik (Kontrastmittelmenge und Injektionsgeschwindigkeit, Abstand der Röntgenröhre, Belichtungszeit und -intensität sowie standardisierte Zeitabfolge bei der Serienangiographie) durchgeführt wurde.

Anschließend wurde über die gleiche Punktionsstelle ein Kunststoffverweilkatheter eingeführt und eine Dauerperfusion mit initial 2 Ampullen Prostavasin/die, entsprechend 40 µg Prostaglandin E_1, eingeleitet. Nach 4–24 Std. mußte die Dosis auf ½ Ampulle Prostavasin/die, entsprechend 10 µg PGE_1, reduziert werden, da die Patienten über Brennen in den Fußsohlen und den Zehen klagten oder kaum mehr tolerierbare Hyperämien in der perfundierten Extremität auftraten. Die Infusion wurde über 48 Stunden, in 7 Fällen auch über 72 Stunden, durchgeführt. 2 Stunden nach Beendigung der Infusion erfolgte die Kontrollangiographie unter den vorher genannten Bedingungen, und 24 Stunden später wurde erneut der Ultraschalldopplerwert der Knöchelarterien gemessen.

Als Zielkriterium wurde jeweils der gesamte Querschnitt der Gefäße in 3 Beinregionen herangezogen, und zwar 15 cm und 5 cm proximal sowie 5 cm distal des Kniegelenkspaltes. Mittels eines Stechzirkels wurden die einzelnen Gefäßquerschnitte auf einen in mm graduierten Zahlenstrahl aufgetragen und die Gesamtsumme in mm abgelesen. Des weiteren wurde bei den Patienten der klinische Verlauf bewertet und anhand klinischer Kriterien (Ruheschmerz, Analgetikaverbrauch, Veränderung trophischer Läsionen, Übergang in ein leichteres AVK-Stadium) beurteilt, ob direkt nach Beendigung der Infusion oder auch im weiteren Verlauf (follow-up-Untersuchung 3 Wochen bis 3 Monate) eine Besserung auftrat. Als Besserung des Krankheitsbildes galt im Stadium IIb die Zunahme der Gehstrecke und in den Stadien III und IV der Übergang in ein günstigeres AVK-Stadium.

Statistische Methodik

Die Veränderungen vom Ausgangswert wurden explorativ mit dem Wilcoxon-Vorzeichenrangtest geprüft.

Ergebnisse

An allen 3 Meßorten nahm der kollaterale Gesamtgefäßquerschnitt signifikant zu ($p < 0{,}001$, Tabelle 3, Abb. 1 und 2). 15 cm proximal des Kniegelenkes fand

Tabelle 3. Gesamtgefäßquerschnitte vor und nach i.a. PGE_1-Infusion (in mm)

	A		B		C	
	vor Inf.	nach Inf.	vor Inf.	nach Inf.	vor Inf.	nach Inf.
M	12,4	20,8	12,3	20,0	11,5	20,2
SDEV	5,7	4,6	5,1	5,5	4,0	4,9
n	30		30		30	
p	< 0,001		< 0,001		< 0,001	

Meßorte: A 15 cm, B 5 cm proximal, C 5 cm distal des Kniegelenkspaltes

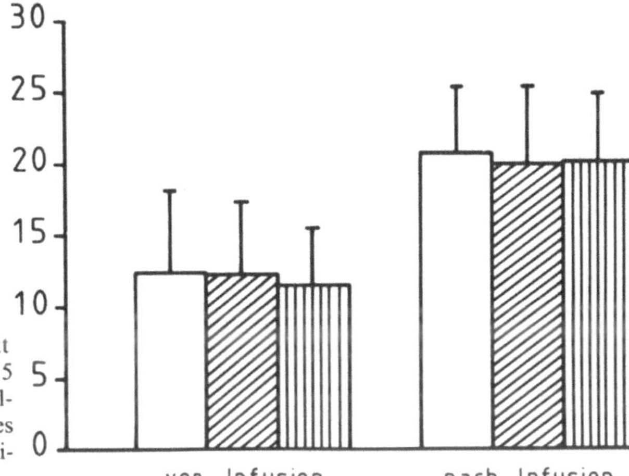

Abb. 1. Kollateralenquerschnitt nach i.a. PGE_1-Infusion. □ = 15 cm proximal des Kniegelenkspaltes; ▨ = 5 cm proximal des Kniegelenkspaltes; ▥ = 5 cm distal des Kniegelenkspaltes

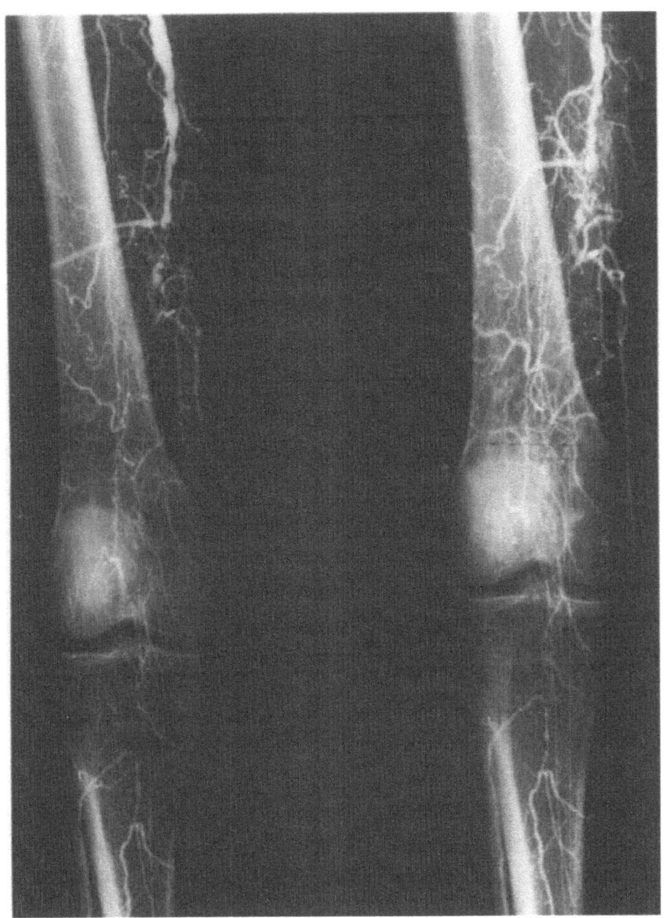

Abb. 2. Eröffnung präformierter Kollateralen nach 48- bzw. 72stündiger i.a. PGE_1-Infusion

sich ein Anstieg von im Mittel 12,4 mm auf 20,8 mm. 5 cm proximal des Kniegelenkspaltes wurde eine Zunahme von im Mittel 12,3 mm auf 20,0 mm registriert, während 5 cm distal des Kniegelenkes eine Vergrößerung des Gesamtgefäßquerschnittes von im Mittel 11,5 mm auf 20,2 mm beobachtet wurde. Die Standardabweichungen zeigten keine nennenswerte Streuung, so daß von einem fast einheitlichen Verhalten ausgegangen werden kann.

Wurden in den einzelnen Meßabschnitten die eigentlichen früheren Transportarterien (A. femoralis superficialis und A. poplitea) mit Kontrastmittel perfundiert, so zeigten diese regelmäßig keine Kaliberzunahme.

Der postokklusive Ultraschalldopplerdruck stieg unter der Infusion signifikant um 45 %, von durchschnittlich 40 mmHg vor Therapie auf 58 mmHg 24 Stunden nach Infusionsende an ($p < 0{,}001$). Der systemische Druck blieb dagegen praktisch unverändert (Tabelle 4).

Tabelle 4. Veränderung der Ultraschalldopplerdrucke

n = 30	USD vor Infusion	USD 24 Std. nach Infusion
systemisch	137 ± 14	135 ± 16
postokklusiv	40 ± 22	58 ± 17***

*** $p < 0{,}001$

Bei 8 von 10 Patienten mit Ruheschmerzen war unmittelbar nach PGE_1-Infusion der Ruheschmerz beseitigt. Ein weiterer Patient wurde nach 2 Wochen schmerzfrei. Gangränöse Veränderungen waren bei 4 von 9 Patienten nach 3 Wochen abgeheilt. In 4 Fällen kam es zu einer deutlichen Demarkation der Nekrosen, so daß Grenzzonenamputationen durchgeführt werden konnten.

Die schmerzfreie Gehstrecke konnte bei den 11 Patienten im Stadium II b von durchschnittlich 78 m auf durchschnittlich 219 m nach Therapieende gesteigert werden (Gehstrecke auf dem Klinikflur, Schrittempo 90/min). Bei der follow-up-Untersuchung betrug die Gehstrecke sogar im Mittel 484 m. Beide Veränderungen waren signifikant.

Abgesehen von Nebenwirkungen im Rahmen der Hyperämie (Brennen, Kribbeln, Druckgefühl), die zu einer Dosisreduktion auf 10 µg PGE_1/die führten, traten keine unerwünschten Wirkungen auf.

Diskussion

Für die hämodynamische Bedeutung eines Verschlusses ist neben seiner Lokalisation und Ausdehnung der Grad der Kollateralisierung entscheidend [7]. Die klinische Symptomatik wird um so geringer ausgeprägt sein, je höher die Anzahl der den Verschluß überbrückenden Kollateralen und je größer deren gesamter Querschnitt ist, da die Transportkapazität bei guter Kollateralisierung weniger eingeschränkt wird als bei schlechten oder gar fehlenden Kollateralen. Daher ist es das Ziel der konservativen Therapie, den kollateralen Blutfluß zu verbessern und die Ausbildung präformierter Strombahnen zu fördern. Im Organismus selbst besteht die Tendenz, Kollateralbahnen aufzubauen. Diese bilden sich jedoch nur langsam aus und sind nur selten in der Lage, die durch den Verschluß entstandene Einschränkung der Transportkapazität zu kompensieren. Bislang waren keine Möglichkeiten zur direkten Beeinflussung des Kollateralwachstums oder der gezielten Erweiterung vorhandener Kollateralen bekannt.

Da die Kollateralen im Vergleich zu den Hauptstrombahnen einen höheren Gefäßwiderstand aufweisen, verschlechterte sich nach systemischer Gabe von gefäßerweiternden Substanzen häufig auch der Blutfluß in den Kollateralen. Die i.a.-Gabe von kurzwirkenden Nukleotid/Nukleosid-Gemischen zur regionalen Durchblutungsverbesserung dilatiert u. a. die Arteriolen und führt zu einer Abnahme des peripheren Widerstandes. Bei ausreichendem Kollateralsystem kann der poststenotische Einstrom ansteigen. Ist jedoch der Widerstand der Kollateralen hoch oder sind nur wenige kleinkalibrige Umgehungsgefäße vorhanden, wird der Anstieg des Einstroms in das dilatierte Gefäßbett gering sein oder völlig ausbleiben und der Blutfluß in den dilatierten Arealen weiter abnehmen. Die Versorgung des Gewebes verschlechtert sich (regionales Stealphänomen). Aufgrund dieser Erwägungen wäre der direkte Angriff eines Pharmakons an den Kollateralen im Sinne einer Weitstellung wünschenswert.

Die Ergebnisse dieser ersten offenen angiographischen Beobachtungsstudie belegen eindeutig, daß die intraarterielle PGE_1-Infusion zu einer individuell zwar unterschiedlichen, jedoch eindeutig nachweisbaren Zunahme des Kollateralquerschnittes führt. Dabei fällt auf, daß Patienten mit bereits größeren Gesamtkollateralquerschnitten weniger gut ansprechen als Patienten mit kleineren Gesamtquerschnitten. Bisherige Literaturrecherchen haben keine Hinweise auf Arbeiten mit ähnlichen Beobachtungen und gleicher Meßanordnung für andere Pharmaka oder auch für andere Maßnahmen ergeben.

Natürlich ist die Beurteilung des Gefäßdurchmessers mit der Angiographie problematisch, da möglicherweise durch Kontrastmittelreiz nicht sicher abschätzbare Veränderungen des Gefäßdurchmessers induziert werden. Allerdings sind die modernen Kontrastmittel wesentlich indifferenter, so daß die in den früheren Jahren zu beobachtenden Nebenwirkungen nahezu verschwunden sind. Des weiteren spricht für eine PGE_1-Wirkung, daß in allen Fällen eine Zunahme des Kalibers zu verzeichnen war.

Der signifikante Anstieg des postokklusiven Ultraschalldopplerdruckes bei gleichzeitig unveränderten systemischen Werten läßt zwar als rein qualitatives Verfahren keinen direkten Rückschluß auf die Durchblutungsverbesserung zu, beweist jedoch, daß es sich nicht nur um eine kurzfristige medikamentöse Wirkung handelt, da eine direkte PGE_1-Wirkung 24 Stunden nach Infusionsende nicht mehr angenommen werden kann.

Die klinische Verlaufsuntersuchung zeigt darüber hinaus, daß die Zunahme des kollateralen Gesamtquerschnittes einer Extremität auch in einer Besserung der Symptomatik resultiert.

Sieht man von Nebenwirkungen im Rahmen der Hyperämie wie Brennen in den Fußsohlen sowie Kribbeln, Wärmegefühl und Drucksymptomatik in der

Wadenmuskulatur ab, so fanden sich bei keinem Patienten erfaßbare Begleitreaktionen.

Die Ergebnisse unserer Studie deuten darauf hin, daß PGE_1 direkt an den Kollateralen angreift und u. a. über eine Erweiterung dieser Gefäße die Durchblutung verbessert. Eine direkte Wirkung von PGE_1 auf die Kollateralen würde auch die in kontrollierten klinischen Studien nachgewiesene therapeutische Überlegenheit dieser Substanz bei AVK, Stadium III/IV, gegenüber herkömmlichen Nukleotid/Nukleosid-Gemischen erklären [1, 8].

Ein weiterer Vorteil der Applikation dieser Substanz vor einer angiographischen Untersuchung liegt in der verbesserten Darstellung der distal des Verschlusses gelegenen Arterien, wodurch die exakte Indikationsstellung für einen femoro-cruralen oder -plantaren Bypass erleichtert wird. Möglicherweise können so auch die Frühergebnisse bei Katheterdilatation und/oder lokaler Fibrinolyse bei schlechtem run off verbessert werden, wie eigene erste Ergebnisse nahelegen.

Literatur

1. Böhme H, Brülisauer M, Härtel U, Bollinger A (1987) Kontrollierte Studie zur Wirksamkeit von i.a. Prostaglandin E_1-Infusion bei peripherer arterieller Verschlußkrankheit im Stadium III und IV. VASA Suppl 20:206–208
2. Brecht Th, Ayaz M (1985) Circulation parameters during intra-venous and intra-arterial administration of increasing doses of prostaglandin E_1 in healthy subjects. Klin Wochenschr 63:1201–1204
3. Caspary L, Creutzig A, Alexander K (1987) Reaction of transcutaneous PO_2 and laser doppler flow signal on intra-arterial infusion of PGE_1 and nucleotide phosphates in patients with peripheral arterial occlusive disease. VASA Suppl 17:17–22
4. Gruss JD, Vargas-Montano H, Bartels D, Simmenroth HW, Sakurai T, Schäfer G, Fietze-Fischer B (1984) Use of prostaglandins in arterial occlusive diseases. Inter Angio Suppl 3:7–17
5. Rudofsky G (1986) The effect of intra-arterial and intravenous prostaglandin E_1 in a model of ischaemia in healthy volunteers. In: Prostaglandin E_1 in Atherosclerosis, Eds. Sinzinger H, Rogatti W, Springer Verlag, Berlin: 49–53
6. Rudofsky G, Altenhoff B, Meyer P, Lohmann A (1987) Intra-arterial perfusion with prostaglandin E_1 in patients with intermittent claudication. VASA Suppl 17:47–51
7. Rudofsky G (1988) Kompaktwissen Angiologie, Perimed Verlag, Erlangen
8. Trübestein G, Diehm C, Gruss JD, Horsch S (1987) Prostaglandin E_1 in chronic arterial disease – a multicenter study. VASA Suppl 17:39–43

Die adjuvante PGE_1-Therapie bei femoro-distalen Rekonstruktionen

J. D. Gruss und *B. Fietze-Fischer*

Einleitung

Die klinische Wirksamkeit von Prostaglandin E_1 (PGE_1) bei der fortgeschrittenen arteriellen Verschlußkrankheit ist durch zahlreiche offene sowie kontrollierte Studien belegt [1, 4, 5, 8, 9, 10, 11, 12, 14]. Nach der Zulassung der Substanz für die Therapie der arteriellen Verschlußkrankheit im Stadium III und IV durch das Bundesgesundheitsamt im Jahre 1984 hat PGE_1 breiten Eingang in viele angiologische und gefäßchirurgische Kliniken gefunden. Erwiesene pharmakologische Eigenschaften von PGE_1 wie periphere Vasodilatation, Hemmung der Thrombozytenaggregation und Verbesserung der Fließeigenschaften des Blutes lassen es denkbar erscheinen, daß durch den simultanen Einsatz von PGE_1 bei peripheren arteriellen Rekonstruktionen eine Therapieverbesserung erzielt werden kann.

Lange femoro-popliteale, femoro-crurale und femoro-pedale Bypasses sind in der ersten postoperativen Phase von Sofort- und Frühverschlüssen bedroht. Definitionsgemäß spricht man von einem Sofortverschluß während der ersten 3 postoperativen Tage, Verschlüsse zwischen dem 3. postoperativen Tag bis zum Ende des 1. Jahres nach der Operation werden als Frühverschlüsse bezeichnet. Trotz korrekter Indikationsstellung und sorgfältiger Operationstechnik stellen Sofort- und Frühverschlüsse eine unvermeidbare Komplikation bei allen Formen femoro-distaler Rekonstruktionen dar. Auch bei schonendster Präparation läßt sich eine mechanische Alteration des arteriellen Anschlußsegmentes am Unterschenkel nicht vermeiden (Anschlingtrauma, Klemmtrauma), ebenso nicht die spastische Reaktion einer Transplantatvene, auch wenn die in situ Technik zur Anwendung kommt. Jede Arteriotomie und jede Gefäßnaht bedingt an Arterie und Vene eine Endothelläsion mit nachfolgender Thrombozytenaggregation. Sofort- und Frühverschlüsse zeigen steigende Häufigkeit je peripherer der distale Anschluß liegt, je eingeschränkter die Ausstrombahn ist, je schlechter die Qualität der Transplantatvene ist und natürlich je weniger gewebsschonend operiert wird. Ziel der hier vorgelegten Studie war, zu untersuchen, ob durch die simultane Gabe von PGE_1 bei peripheren Rekonstruktionen eine Verbesserung der Ergebnisse durch Reduzierung der Sofort- und Frühverschlüsse erreicht werden kann.

Patienten und Methoden

Alle kniegelenksüberschreitenden Rekonstruktionen werden bei uns mit der autologen vena saphena magna durchgeführt. Wir verwenden hierbei seit 1974 routinemäßig die in situ Technik. Gegenüber dem klassischen Venenbypass hat der in situ Bypass folgende Vorteile:

1. Höhere Verwendbarkeitsrate der vena saphena magna
2. Kaliberkongruenz im Anastomosenbereich
3. Weniger ausgedehnte Freilegung der Vene mit Schonung der vasa vasorum und der Lymphbahnen
4. Weitgehende Erhaltung des Endothels
5. Aufrechterhaltung einer dikroten Strömungscharakteristik

Die Ausschaltung der Venenklappen wird mit dem von uns entwickelten Instrumentarium, dem *Insitucut* nach Gruß, vorgenommen. Bei Verwendung des *Insitucut* werden die Venenklappen weitgehend atraumatisch, d. h. endothelschonend, zerschnitten. Nach Fertigstellung der Anastomosen ist die intraoperative Angiographie obligatorisch. Die Angiographiekanüle wird durch einen hohen, lang belassenen Venenast eingeführt. Der gleiche Venenast wird später für die Einführung des intraarteriellen Katheters für die adjuvante PGE_1-Therapie verwendet. Die bei der intraoperativen Angiographie erkennbaren technischen Fehler werden sofort korrigiert, alle dargestellten größeren afferenten und efferenten Venenäste werden verschlossen.

Studienplan

Um eine statistisch überprüfbare Aussage über den Effekt einer adjuvanten intraarteriellen Prostaglandin E_1 Behandlung bei femoro-distalen in situ Bypasses treffen zu können, wird die Untersuchung prospektiv randomisiert, kontrolliert angelegt. In die Studie aufgenommen wurden alle Patienten, bei denen in unserer Klinik ab Januar 1984 die Indikation zur Anlage eines femoro-distalen vena saphena magna in situ Bypass gestellt wurde. Die Probandenzahl war für das gesamte Kollektiv auf 100 Patienten festgelegt, wobei 50 Patienten der PGE_1-Gruppe und 50 Patienten der Kontrollgruppe zugeordnet wurden. Die Rekrutierung der Patienten war im Juni 1985 abgeschlossen. Bei 9 Patienten fand sich keine transplantatgeeignete vena saphena magna. Diese Patienten wurden unverzüglich aus der Registrierung herausgenommen und die entsprechende Probandennummer auf den nächsten zur Rekonstruktion anstehenden Patienten übertragen. Insgesamt wurden in dem genannten Zeitraum 1 368 arterielle Rekonstruktionen in unserer Abteilung durchgeführt.

Die PGE_1-Gruppe erhielt permanent über einen intraarteriellen Katheter 0,2 ng Prostaglandin E_1/kg Körpergewicht/min (Prostavasin) mit 15 000 IE Heparin/24 Std. Die Kontrollgruppe erhielt ebenfalls 15 000 IE Heparin/24 Std. und daneben 3 × 0,5 g Acetylsalicylsäure/die. Die genannte Therapie wurde jeweils über 10 Tage durchgeführt. Für beide Kollektive wurde eine medizinisch indizierte Begleitmedikation zugelassen.

Im Falle des Eintretens von Bypassverschlüssen mit anschließenden operativen Revisionen wurde das Therapieschema ohne Unterbrechung fortgeführt. Dies gilt sowohl für die PGE_1-Gruppe als auch für die Kontrollgruppe. In Abweichung vom Prüfplan erhielt 1 Proband der Kontrollgruppe ab dem 3. Tage im Zusammenhang mit einer Bypassrevision ebenfalls Prostaglandin intraarteriell. Aufgrund dieser Besonderheit blieb er bei der statistischen Analyse unberücksichtigt. 4 Patienten wurden beidseitig durch einen in situ Bypass rekonstruiert. Ihre Zuordnung zur PGE_1-Gruppe oder zur Kontrollgruppe erfolgte für jeden Eingriff gesondert, wobei darauf geachtet wurde, daß mindestens 10 Tage nach der ersten Operation vergangen waren und das Therapieschema gemäß Prüfplan abgeschlossen war.

Patienten

In die PGE_1-Gruppe wurden 34 männliche und 16 weibliche Patienten mit einem mittleren Lebensalter von 65,5 Jahren aufgenommen. In der Kontrollgruppe waren 38 Patienten männlich, 11 weiblich und das mittlere Lebensalter betrug 69,0 Jahre. In der PGE_1-Gruppe befanden sich 11 Extremitäten im Stadium II, 18 im Stadium III und 21 im Stadium IV nach Fontaine-Ratschow. In der Kontrollgruppe lag das Verhältnis mit 10, 15 und 24 in einer vergleichbaren Größenordnung. Ebenfalls keine signifikanten Unterschiede bestanden in der Dauer des aktuellen Stadiums. Bei den Risikofaktoren steht in beiden Gruppen der Nikotinabusus an erster Stelle, in der PGE_1-Gruppe mit 25 und in der Kontrollgruppe mit 27 Patienten. An zweiter Stelle folgt der Diabetes mellitus mit 16 Patienten in der PGE_1-Gruppe und 20 Patienten in der Kontrollgruppe. Ebenfalls keine Gruppenunterschiede ließen sich für die angewandten Rekonstruktionsverfahren und die Qualität der Ausstrombahn gemessen an der Zahl der offenen Unterschenkelarterien feststellen. In über 50 Prozent des Gesamtkollektivs (PGE_1-Gruppe 26mal, Kontrollgruppe 27mal) war nur noch eine einzige offene Unterschenkelarterie vorhanden. 2 offene Unterschenkelarterien fanden sich in der PGE_1-Gruppe 9mal, in der Kontrollgruppe 11mal.

Es kann festgestellt werden, daß durch die Randomisierung zwei absolut vergleichbare Kollektive geschaffen wurden.

Bewertungsparameter

Zur Beurteilung der Wirksamkeit einer adjuvanten intraarteriellen PGE_1-Therapie wurden die Zahl der Sofortverschlüsse, der Rezidiv-Sofortverschlüsse sowie die Zahl der Frühverschlüsse und der Rezidiv-Frühverschlüsse bis zum Zeitpunkt der Klinikentlassung herangezogen. Außerdem wurde die Rate großer Gliedmaßenamputationen und peripherer Amputationen (Zehen- und Vorfußamputationen, Grenzzonenamputationen) bewertet. Daneben erfolgte die sorgfältige Registrierung von Laborparametern, Dopplerverschlußdrucken und eventuellen Nebenwirkungen.

Statistik

Die Ergebnisse werden zunächst durch deskriptive Darstellungen der Häufigkeiten wiedergegeben. Zur Klärung der Frage nach der Sofortverschlußhäufigkeit werden induktive Verfahren angewendet. Für die Zeiten bis zum Auftreten eines Sofortverschlusses wurde eine Life-Table-Analyse vorgenommen und die Überlebenskurve (kumulierter Anteil der Patienten ohne Sofortverschluß) nach Kaplan-Meier abgeleitet. Die Gruppenunterschiede der Überlebenskurven wurden mit den Tests nach Breslow und Mantel-Cox statistisch überprüft. Darüber hinaus wurden Gruppenvergleiche für das Stadium der arteriellen Verschlußkrankheit, für die Nekrosen, für die Veränderungen der Dopplerdrucke und der Laborparameter durchgeführt. Über die Anwendung des Chi-Quadrat-Tests wurden die notwendigen Amputationen beider Gruppen verglichen.

Ergebnisse

Nur in 9 Fällen erwies sich die vena saphena magna als nicht transplantatgeeignet, d. h. die Venenverwendbarkeit liegt in der beschriebenen Serie bei 91 Prozent. Die 9 Fälle, bei denen dann ein alternatives Transplantatmaterial zur Anwendung kam, wurden nicht in die Studie aufgenommen.

Die Operationsletalität betrug im Gesamtkollektiv 0 %.

Während des Klinikaufenthaltes traten im Gesamtkollektiv bei 16 Patienten 23 Bypassverschlüsse auf. Davon fanden sich in der PGE_1-Gruppe 5 Patienten mit 7 Verschlüssen und in der Kontrollgruppe 9 Patienten mit 16 Verschlüssen.

Sofortverschlüsse

Verschlüsse bis zum 3. postoperativen Tag ergaben sich bei 2 Patienten (4 %) in der PGE_1-Gruppe, während sich bei 7 Patienten (14,3 %) Sofortverschlüsse in der Kontrollgruppe ereigneten. Zu einem Rezidiv-Sofortverschluß nach Revision kam es in 1 Fall in der PGE_1-Gruppe und in 3 Fällen im Kontrollkollektiv. Bei der Life-Table-Analyse für die Dauer bis zum ersten Sofortverschluß zeigt sich ein signifikanter ($p = 0{,}05$) Gruppenunterschied zu Gunsten der mit PGE_1 therapierten Patienten (Tabelle 1, Abb. 1).

Frühverschlüsse

Insgesamt 6 Patienten des Gesamtkollektivs wurden von Frühverschlüssen betroffen. Für die PGE_1-Gruppe und die Kontrollgruppe traten diese in gleicher Häufigkeit bei jeweils 3 Patienten auf. Ein Rezidiv-Frühverschluß (nach operativer Bypassrevision) wurde bei einem Patienten der PGE_1-Gruppe und bei allen 3 Patienten der Kontrollgruppe registriert. Der Gruppenvergleich zeigt keinen signifikanten Unterschied ($p = 0{,}10$). Betrachtet man jedoch die Rate der Re-

Tabelle 1. Ergebnisse der Life-Table-Analyse für die Dauer bis zum ersten Sofortverschluß

		Verschlußhäufigkeit		Patienten ohne Sofortverschluß	
	n	abs.	%	abs.	%
PGE_1-Gruppe	50	2	4,0	48	96,0
Kontrollgruppe	49	7	14,3	42	85,7

P (Breslow) = 0,0559; P (Mantel-Cox) = 0,0777

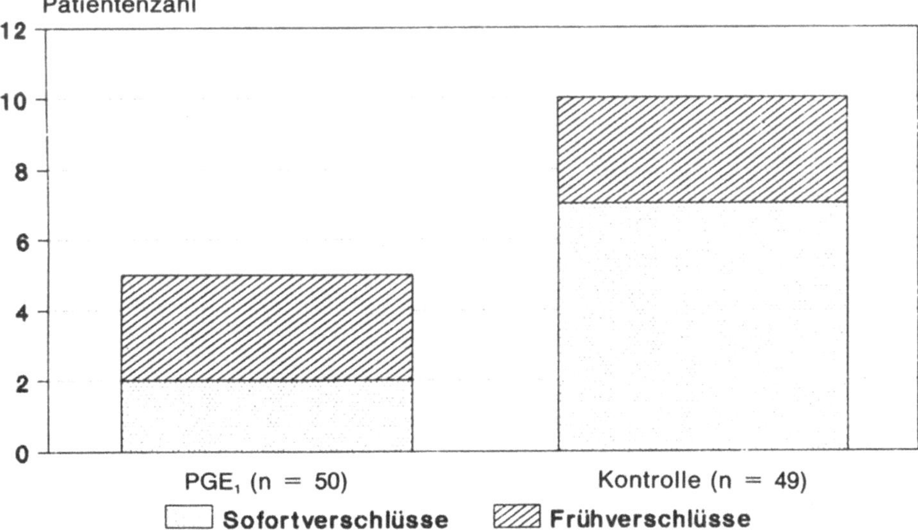

Abb. 1. Verschlußrate nach adjuvanter i.a. PGE_1-Therapie. Sofortverschlüsse: bis zum 3. postoperativen Tag, Frühverschlüsse: ab 4. postoperativem Tag

zidiv-Frühverschlüsse, so wird zumindest eine Tendenz zu Gunsten der PGE_1-Gruppe erkennbar.

Während sämtliche Sofortverschlüsse in beiden Gruppen am 1. postoperativen Tag eintraten, wurden die Frühverschlüsse im PGE_1-Kollektiv zwischen dem 4. und 7. postoperativen Tag, im Kontrollkollektiv zwischen dem 6. und 12. postoperativen Tag beobachtet.

Bei den insgesamt 23 aufgetretenen Bypassverschlüssen während des Klinikaufenthaltes wurden im Gesamtkollektiv 22 Revisionen durchgeführt. Hiervon waren 19 erfolgreich, 3 erfolglos. In einem Falle lehnte der Patient die Zweitoperation ab. Zum Zeitpunkt der Klinikentlassung waren im Gesamtkollektiv 89,9 % der in situ Bypasses permeabel. In der PGE_1-Gruppe betrug die Permeabilität 92 %, in der Kontrollgruppe 87,8 %. Diese Auswertung schließt die erfolgreich revidierten Venentransplantate mit ein. Der Unterschied ist statistisch nicht signifikant und läßt lediglich eine Tendenz zu Gunsten der PGE_1-Gruppe erkennen.

Amputationen

Überraschend waren für uns die Unterschiede in der Häufigkeit peripherer Amputationen. Sowohl in der PGE_1-Gruppe als auch in der Kontrollgruppe kam es jeweils zu einer Ablatio femoris. In der PGE_1-Gruppe mußte lediglich 1mal eine Grenzzonenamputation vorgenommen werden, die danach gute Heilungstendenz zeigte. In der Kontrollgruppe waren 9mal periphere Amputationen (Vorfuß, Grenzzonenamputationen) notwendig. Diese zeigten 6mal gute, 3mal schlechte, d. h. verzögerte Heilungstendenz. Die Unterschiede zwischen beiden Gruppen erwiesen sich als statistisch signifikant ($p = 0{,}0308$) (Tabelle 2, Abb. 2).

Tabelle 2. Amputationen

	PGE_1-Gruppe		Kontrollgruppe	
	abs.	%	abs.	%
Ablatio femoris	1	2	1	2
Vorfuß-Zehen-Grenzzonenamputation	1	2	9	18,4
Keine Amputation	48	96	39	79,6

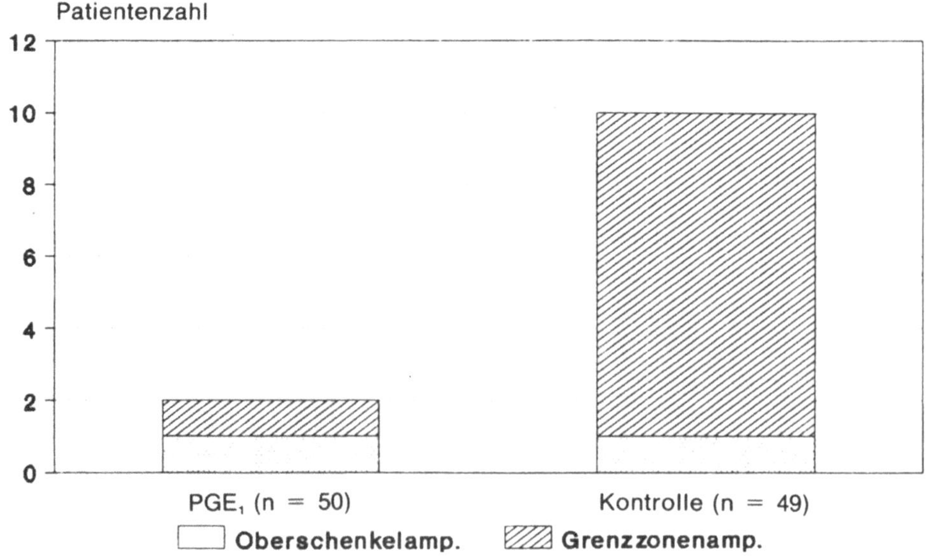

Abb. 2. Amputationsrate nach adjuvanter i.a. PGE_1-Therapie

Doppler

Entsprechend der Randomisierung zeigten beide Gruppen präoperativ keine signifikanten Unterschiede ihrer Dopplerverschlußdrucke. P a. radialis betrug im PGE_1-Kollektiv durchschnittlich 154 mmHg und im Kontrollkollektiv 156 mmHg. Die Knöchelarteriendrucke lagen in beiden Kollektiven durchschnittlich zwischen 20 und 47 mmHg. Nach der Rekonstruktion sank in beiden Kollektiven der gemittelte systolische Radialisdruck statistisch signifikant ab ($p < 0{,}001$). In der PGE_1-Gruppe betrug die Differenz 16,5 %, in der Kontrollgruppe 9,7 %. In beiden Gruppen kam es postoperativ zu einem hochsignifikanten Anstieg der Knöchelarteriendrucke ($p < 0{,}001$). Signifikante Unterschiede zwischen der PGE_1-Gruppe und der Kontrollgruppe ergaben sich nicht.

Labor

Während der 10tägigen Therapiephase zeigten beide Gruppen einen analogen Abfall der Erythrozytenzahl, des Hämoglobins und des Hämatokrits. Statistisch signifikante Gruppenunterschiede wurden nicht festgestellt. Dagegen wurde in der PGE_1-Gruppe ein Anstieg der Thrombozytenzahl um durchschnittlich 15 % zwischen dem Operationstag und dem 10. postoperativen Tag beobachtet. In der Kontrollgruppe blieben die Thrombozytenwerte mit durchschnittlich 252 000/ cm^3 konstant. Der Gruppenunterschied ist hochsignifikant ($p < 0{,}001$).

Elektrolyte, Leberwerte, Blutzucker und Blutfette wiesen während des Beobachtungszeitraumes im Gruppenvergleich keine Unterschiede auf.

Die hier dargestellten Ergebnisse wurden in einer Dissertation ausführlich dargestellt und sind dieser entnommen [2, 3].

Diskussion

Im Rahmen einer prospektiven randomisierten kontrollierten Studie konnten zwei vergleichbare Patientenkollektive erstellt werden. Bei beiden Kollektiven wurde von den gleichen Operateuren das gleiche Konstruktionsverfahren des vena saphena magna in situ Bypass mit identischem Instrumentarium zur Anwendung gebracht. Es kann deshalb festgestellt werden, daß Unterschiede im Behandlungsergebnis auf Unterschiede in der adjuvanten Therapie – einmal mit Prostaglandin E_1, zum anderen mit Acetylsalicylsäure – zurückgeführt werden müssen. Hervorstechendstes Ergebnis unserer Untersuchung ist die signifikante Verringerung der Sofortverschlußhäufigkeit in der Prostaglandin E_1-Gruppe sowie die zumindest tendenziell erkennbare Verringerung von Rezidiv-Frühverschlüssen. Diese Beobachtung bestätigt die Ergebnisse einer Multicenter-Studie, welche von Tanabe zwischen 1977 und 1979 in Japan durchgeführt wurde [13]. Tanabe hat den Einfluß einer postoperativen intravenösen PGE_1-Therapie auf die Permeabilitätsrate von femoro-poplitealen und femoro-cruralen Bypasses untersucht. Er fand eine signifikant höhere Permeabilitätsrate seiner femoro-cruralen Bypasses, einmal zum Zeitpunkt der Klinikentlassung und zum anderen zum Zeitpunkt einer Nachuntersuchung durchschnittlich 7 Monate postoperativ.

Als weiteres positives Ergebnis der adjuvanten Prostaglandin E_1-Therapie ist die geringere Häufigkeit peripherer Amputationen bemerkenswert. Für beide Kollektive wurde vor Rekonstruktion kein Unterschied hinsichtlich der Häufigkeit eines Stadiums IV festgestellt. Auch waren Nekrosen und Ulzera in ihrem Ausprägungsgrad und der Dauer ihres Bestehens präoperativ vergleichbar, so daß angenommen werden muß, daß über die Rekonstruktion hinaus die intraarterielle PGE_1-Therapie zu einer günstigen lokalen Beeinflussung der erheblich ischämisch geschädigten Gewebszonen geführt hat [2, 3, 6, 7].

Diese Beobachtung ist um so bemerkenswerter, als in der hier vorgelegten Studie die intraarterielle adjuvante PGE_1-Gabe kontinuierlich über 10 Tage erfolgte und nicht, wie bei der intraarteriellen PGE_1-Therapie üblich, intermittierend. Entsprechend der permanenten Applikationsform kam es in der PGE_1-Gruppe zu einem durchschnittlichen Anstieg der Thrombozytenwerte um 15 %. In keinem Fall war es erforderlich, die adjuvante Therapie wegen des Thrombozytenanstiegs abzubrechen. Auch anderweitige schwerwiegende generalisierte oder lokale Nebenwirkungen kamen weder in der PGE_1-Gruppe, noch in der Kontrollgruppe zur Beobachtung. Bei 3 Patienten der PGE_1-Gruppe mußte wegen einer schmerzhaften lokalen Rötung im Bereich der Katheterspitze die PGE_1-Dosierung auf die Hälfte reduziert werden.

Aufgrund der hier vorgelegten günstigen Erfahrungen mit der adjuvanten intraarteriellen PGE_1-Therapie haben wir diese nach Abschluß der Studie auch bei Verwendung anderer Transplantatmaterialien (PTFE-Prothesen, Nabelschnurvenen und ovine Transplantate) eingesetzt. Unsere bisherigen Erfahrungen scheinen die Ergebnisse der Studie zu bestätigen.

Literatur

1. Creutzig A, Lux M, Dau D, Alexander K (1985) Intermittent intraarterial short-time infusion of prostaglandin E_1 for treatment of arterial occlusive disease. In: Schrör K (ed) Prostaglandins and other Eicosanoids in the Cardiovascular System. Proc. 2nd International Symposion, Nürnberg-Fürth 1984. Karger, Basel, 341
2. Fietze-Fischer B (1986) Prostaglandin E_1 als adjuvante Therapie beim femoro-poplitealen und cruralen vena saphena magna in situ Bypass. Med. Dissertation, Universität Marburg
3. Fietze-Fischer B, Gruß JD, Bartels D, Vargas-Montano H, Stritter W (1987) Prostaglandin E_1 as an adjuvant therapy in the event of femoropopliteal and crural great saphenous vein in situ bypass surgery. Vasa (Suppl) 17:23
4. Gruß JD, Kawai S, Karadedos C, Bartels D (1978) Erste Erfahrungen mit der intraarteriellen Langzeitperfusion von Prostaglandin E_1 bei fortgeschrittener arterieller Verschlußkrankheit der unteren Extremitäten im Stadium IV. Dtsch med Wschr 103:1624
5. Gruß JD, Bartels D, Ohta T, Machado JL, Schlechtweg B (1982) Conservative treatment of inoperable arterial occlusions of the lower extremities with intraarterial prostaglandin E_1. Br J Surg 69:11
6. Gruß JD, Vargas-Montano H, Bartels D, Simmenroth HW, Sakurai T, Schäfer G, Fietze-Fischer B (1984) Use of prostaglandins in arterial occlusive disease. Inter Angio (Suppl) 3:7
7. Gruß JD, Vargas-Montano H, Bartels D, Simmenroth HW, Sakurai T, Schäfer G (1985) Über die Prostaglandine bei den arteriellen Verschlußkrankheiten. In: Schrey A (ed) Therapie der arteriellen Verschlußkrankheit. Universitätsdruckerei und Verlag Dr. C. Wolf und Sohn, München, 91
8. Pardy BJ, Lewis HD, Eastcott HHG (1980) Preliminary experience with prostaglandins E_1 and I_2 in peripheral vascular disease. Surgery 88:826

9. Sakaguhi S, Kusaba A, Mishima Y, Kamiya E, Nashimura A, Furukawa K, Shionoya S, Kawashima M, Katsumura T, Sakuma A (1978) A multi-clinical double blind study with PGE_1 (α-cyclodextrin clathrate) in patients with ischemic ulcer of the extremities. Vasa 7:263
10. Sakaguhi S (1984) Prostaglandin E_1 intraarterial infusion therapy in patients with ischemic ulcer of the extremities. Inter Angio (Suppl) 3:39
11. Sethi GK, Scott SM, Bridgeman AH, Takaro T (1984) Long-term results of infusion of PGE_1 in patients with severe peripheral vascular insufficiency. Inter Angio (Suppl) 3:29
12. Shionoya S (1984) Clinical experience with prostaglandin E_1 in occlusive arterial disease. Inter Angio (Suppl) 3:99
13. Tanabe T, Mishima Y, Shionoya S, Katsamura T, Kusaba A (1984) Effect of intravenous drip infusion of Prostaglandin E_1 on peripheral vascular reconstruction. Inter Angio (Suppl) 3:63
14. Trübestein G, Ludwig M, Diehm C, Gruß JD, Horsch S (1987) Prostaglandin E_1 bei arterieller Verschlußkrankheit im Stadium III und IV. Dtsch med Wschr 112:955

Stellenwert von Prostaglandin E_1 (PGE_1) in der Diagnostik und Therapie der erektilen Dysfunktion

H. Porst und *W. Rogatti*

Einleitung

Die intrakavernöse Testung mit vasoaktiven Substanzen wie Papaverin bzw. Papaverin/Phentolamin ist seit der Publikation von Virag 1982 im Lancet [27] zunehmend in den Mittelpunkt des diagnostischen und auch therapeutischen Interesses bei erektiler Dysfunktion (ED) gerückt [1, 2, 4, 5, 7–9, 16–19, 22–24, 26, 28–30]. Bisheriges Hauptproblem in der intrakavernösen Applikation vasoaktiver Substanzen stellte die Induktion interventionsbedürftiger Priapismen von über 6 h Dauer dar, deren Häufigkeit eine deutliche Abhängigkeit von der jeweiligen Patientenselektion zeigt und deshalb in der Literatur zwischen 2 % und 15 % schwankt [5, 9, 10, 18, 24, 26, 30].

Die verzögerte Therapie pharmakon-induzierter Priapismen kann hierbei nicht nur zu irreversiblen Schwellkörperfibrosen [8], sondern auch zu einem fatalen Verlauf führen [11]. Zusätzlich wird den bislang verwendeten Substanzen ein mehr oder weniger ausgeprägtes fibrosierendes Potential im Tierversuch zuerkannt [2, 7], was mittlerweile bei klinischer Langzeitanwendung am Menschen auch von mehreren Autoren beschrieben wurde [8, 13, 15, 18, 24]. Die Forderung nach neuen nicht-priapismogenen und vielleicht auch weniger fibrosierenden Substanzen ist deshalb unüberhörbar insbesondere vor dem Hintergrund, daß sich die intrakavernöse Applikation vasoaktiver Substanzen einer zunehmenden und teilweise auch unkritischen Akzeptanz erfreut. Aus diesem Grunde wurde deshalb PGE_1 in einer prospektiven kontrollierten Studie bezüglich des Wirkprofils und der Nebenwirkungsrate den bereits seit längerem im Einsatz befindlichen Substanzen Papaverin und Phentolamin bei 105 Patienten mit ED gegenübergestellt.

Material und Methodik

Im Zeitraum 7/87–12/87 wurden an der Urologischen Universitätsklinik Bonn 105 Patienten mit ED einer eingehenden stationären Diagnostik und Therapie unterzogen. Das Durchschnittsalter betrug 49,8 Jahre (22–69 Jahre). Bei allen Patienten wurde eine Penis-Dopplersonographie, eine Bulbocavernosusreflex (BCR)-Latenzzeitmessung mit Ableitung der Somatosensorisch evozierten Potentiale (SSEP), eine Dynamische oder Pharmakonkavernosographie, eine eingehende Labordiagnostik, beinhaltend einen kompletten Hormonstatus und ein Blutzuckertagesprofil sowie eine vergleichende Schwellkörper-Pharmakontestung mit den Substanzen Papaverin, Papaverin/Phentolamin und Prostaglandin E_1 durchgeführt. Bei einem Teil der Patienten wurden zusätzlich nächtliche penile Tumeszenzmessungen (NPT) mit dem Rigiscan (n = 21/105) sowie in Ausnahmefällen (n = 6) eine Penisangiographie durchgeführt.

Die technischen Details der Penis-Dopplersonographie, der BCR-Latenzzeitmessung und SSEP sowie der dynamischen Kavernosographie und Penisangiographie wurden bereits früher an anderer Stelle ausführlich dargestellt [19–23].

Schwellkörper-Pharmakontestung

Die Schwellkörper-Pharmakontestung bestand in der Durchführung eines Papaverintestes in der Dosierung 25 und 50 mg, bei negativem Ausfall zusätzlich eines Papaverin/Phentolamintestes in der Dosierung 50 mg + 2 mg sowie bei allen Patienten in der Durchführung eines Prostaglandin E_1-Testes (Prostavasin) in der Eingangsdosis 10 µg. Bei negativem Ausfall erfolgte eine nochmalige Testung mit 20 µg PGE_1. Begonnen wurde die Testreihe bei jedem Patienten entweder mit 25 mg Papaverin oder 10 µg PGE_1 mit individuell unterschiedlicher Reihenfolge. Die intrakavernösen Injektionen wurden am liegenden Patienten in einem gut temperierten Raum (25–28 °C) durchgeführt und die Zeitdauer bis zum Reaktionseintritt sowie die Zeitdauer der maximalen Reaktion protokolliert. Vor und 10 min nach intrakavernöser Injektion des Pharmakons wurde eine Puls- und Blutdruckkontrolle vorgenommen. Die Beurteilung der maximalen Testreaktion erfolgte am stehenden Patienten, indem dieser aufgefordert wurde, nach Eintritt der maximalen Reaktion kurz aufzustehen. Zwischen den einzelnen Testungen wurde ein zeitliches Intervall von mindestens 24 h gewahrt.

Ergebnisse

Die ätiologische Zuordnung der ED richtete sich nach den Ergebnissen der multidisziplinären Diagnostik und ist summarisch in Abbildung 1 zusammengefaßt.

Die einzelnen Komponenten gingen dann mit in die Diagnose ein, wenn folgende Kriterien erfüllt waren:

Arterielle ED

Dopplersonographisch eine Schwellkörperarterie stark oder beide Schwellkörperarterien zumindest leicht bis mäßiggradig durchblutungseingeschränkt.

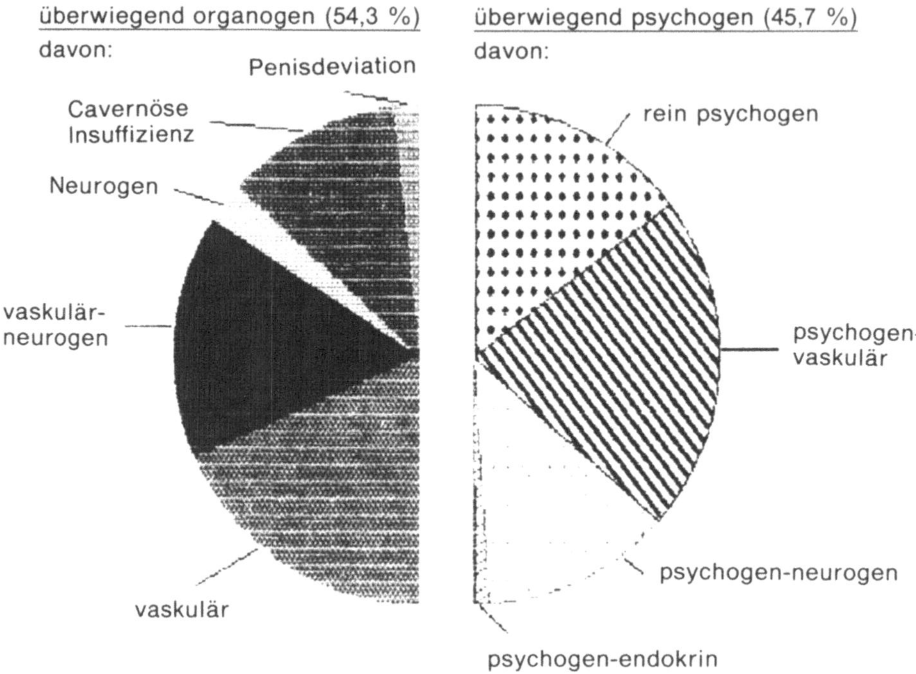

Abb. 1. Ursachenspektrum der ED bei 105 Patienten. Überwiegend psychogen 48/105 (45,7 %):
rein psychogen 14 (29,2 %), psychogen vaskulär 21 (43,8 %), psychogen-neurogen 12 (25 %), psychogen-endokrin 1 (2 %).
Überwiegend organogen 57/105 (54,3 %):
vaskulär 21 (36,8 %), vaskulär-neurogen 18 (31,5 %), neurogen 3 (5,3 %), kavernöse Insuffizienz 13 (22,8 %), Penisdeviation 2 (3,5 %)

Venöse Komponente

Erhaltungsflow über 80 ml/min. bei der dynamischen bzw. über 25 ml bei der Pharmakonkavernosographie bei Schwellkörperdrucken von zumindest 80 mmHg.

Neurogene Komponente

Pathologische BCR-Latenz (über 42 msec) oder fehlende bzw. pathologische SSEP.

Endokrine Komponente

Hyperprolaktinämie (über 15 ng%) bzw. relevantes Testosterondefizit (unter 300 ng%).

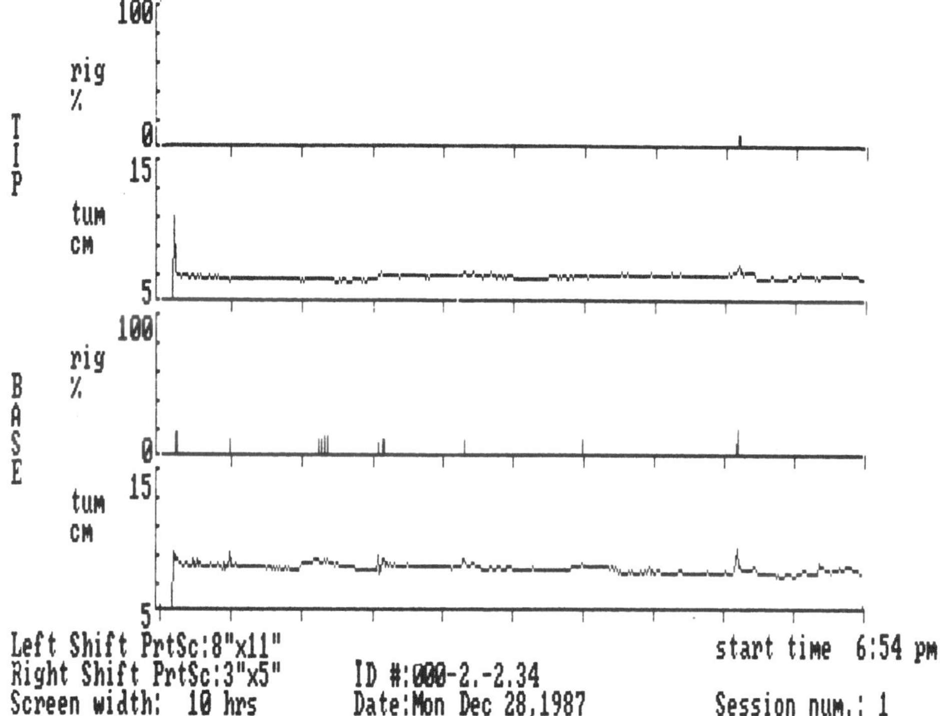

Abb. 2. NPT-Messung mit dem Rigiscan bei 52jährigem Patient mit kompletter ED. Nullmessung, d. h. keine relevanten Erektionen bei kavernöser Insuffizienz (Schwellkörper-Pharmakontestung negativ)

Die Diagnose *„Kavernöse Insuffizienz"* wurde dann gestellt, wenn die Ergebnisse der multidisziplinären Diagnostik weitgehend unauffällig (mit Ausnahme der NPT-Messungen, Abb. 2), die Schwellkörper-Pharmakontestung aber deutlich pathologisch ausfiel.

Insgesamt zeigten 48/105 (45,7 %) Patienten mehr psychogene und 57/105 (54,3 %) überwiegend organogene Gründe für die Manifestation der ED (Abb. 1).

Schwellkörper-Pharmakontestung

Die Ergebnisbeurteilung erfolgte anhand der Erektionsqualität, welche in 4 Kategorien eingeteilt wurde:

0 = keine nennenswerte Tumeszenz
1 = Tumeszenz ohne Rigidität
2 = Semirigide Erektion (Winkel $< 90°$)
3 = komplette Erektion (Winkel $\geq 90°$)

Papaverintest

15/105 (14,3 %) Patienten zeigten auf 25 mg und weitere 19/105 (18,1 %) Patienten auf 50 mg Papaverin eine kohabitationsfähige Erketion. Insgesamt verlief der Papaverintest also bei 34/105 (32,4 %) Patienten eindeutig positiv. 24 (70,6 %) dieser 34 Patienten wiesen in der multidisziplinären Diagnostik überwiegend psychogene und 10 (29,4 %) überwiegend organogene Momente auf.

Papaverin/Phentolamintest

30 (42,2 %) der 71 Patienten mit negativem Papaverintest reagierten auf die Kombinationslösung aus Papaverin (50 mg) und Phentolamin (2 mg) doch noch mit einer kohabitationsfähigen Erektion.

Prostaglandin E_1-Test

74 (70,5 %) der 105 Patienten mit ED reagierten auf die intrakavernöse Injektion von PGE_1 mit einer kohabitationsfähigen Erektion, wobei diese bei 51 (68,9 %) der 74 Patienten bereits bei einer Dosierung von 10 µg und bei weiteren 23 (31,1 %) Patienten erst bei einer Dosierung von 20 µg zu beobachten war (Abb. 3).

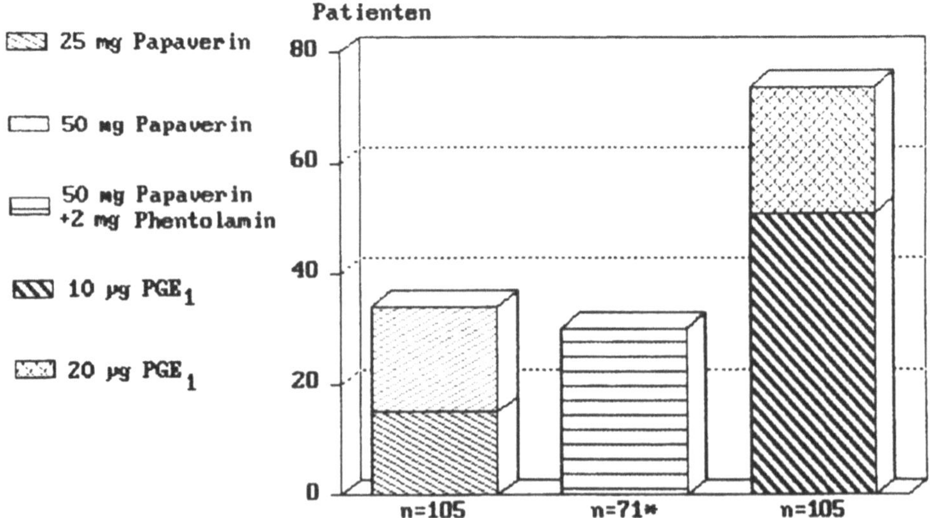

Abb. 3. Anzahl der kompletten Erektionen unter den verschiedenen Testsubstanzen.
* Papaverin/Phentolamin wurde nur bei den Patienten appliziert, bei denen Papaverin alleine nicht wirksam war

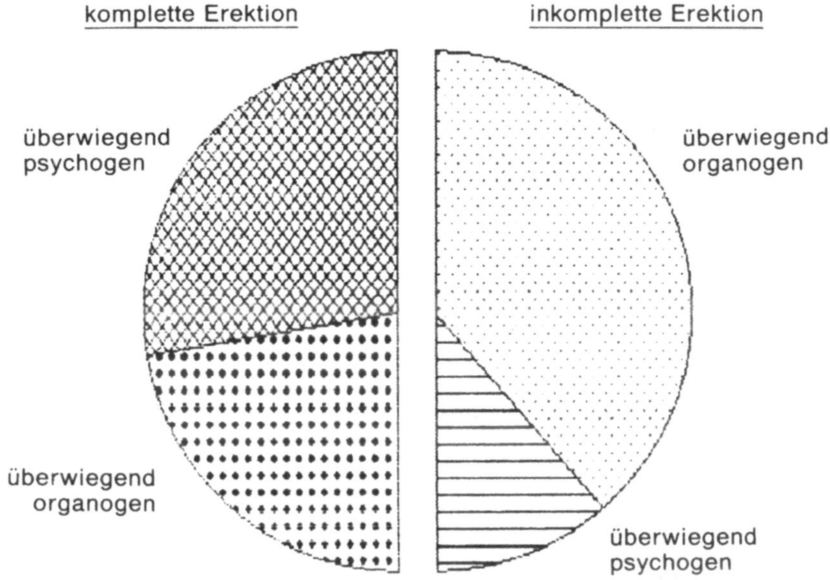

Abb. 4. Ursachenspektrum der ED in Korrelation zu den Ergebnissen des PGE_1-Testes

41 (55,4 %) der 74 PGE_1-positiven Patienten zeigten in der multidisziplinären Diagnostik überwiegend psychogene und 33 (44,6 %) Patienten mehr organogene Komponenten (Abb. 4):

29/31 (93,5 %) der PGE_1-negativen Patienten hatten ein venöses Leak. Im Vergleich zu den anderen getesteten Substanzen hatten 33 (44,6 %) der PGE_1-positiven Patienten auch bei Papaverin eine Vollerektion und weitere 26 (63,4 %) der verbliebenen 41 Papaverin-negativen Patienten eine solche auf die Kombinationslösung aus Papaverin und Phentolamin. Umgekehrt reagierte nur 1 (3,3 %) Patient der 31 PGE_1-negativen Patienten auf Papaverin mit einer Vollerektion und nur weitere 4 (13,3 %) der verbliebenen 30 Patienten auf die Kombinationslösung aus Papaverin und Phentolamin (Abb. 5).

Komplikationen der Schwellkörper-Pharmakontestung (Tabelle 1)

9/105 (8,6 %) Patienten entwickelten auf die intrakavernöse Injektion von Papaverin (n = 7) bzw. der Kombinationslösung aus Papaverin/Phentolamin (n = 2) interventionsbedürftige Priapismen von über 6 h Dauer, die durch Evakuation des Staseblutes und Metaraminolinjektion ohne nachteilige Folgen beherrscht werden konnten. Dieselben 9 Patienten zeigten auf die intrakavernöse Injektion von PGE_1 komplette Erektionen von 2–5 h Dauer, welche aber alle spontan sistierten. Bei 2/71 getesteten Patienten traten nach Papaverin/Phentolamingabe vorübergehend kardiale Sensationen auf (Tachykardie, retrosternales Druckgefühl). 21/105 (20 %) Patienten empfanden die PGE_1-induzierte Erektion

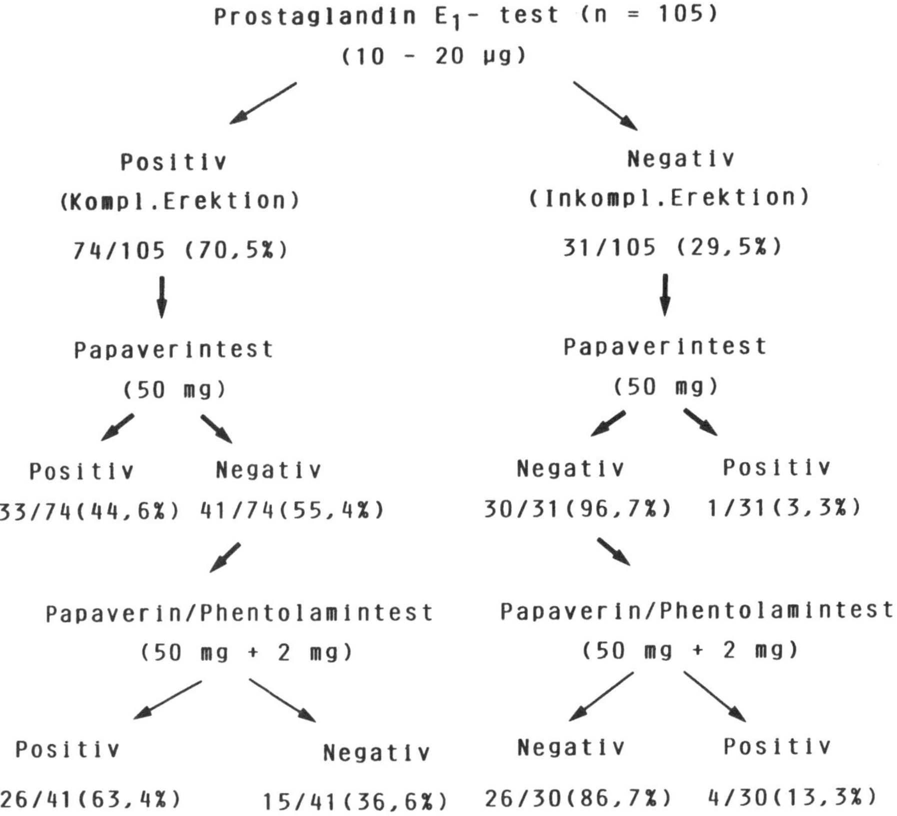

Abb. 5. Ergebnisse des PGE_1-Testes in Relation zu Papaverin und Papaverin/Phentolamin

Tabelle 1. Komplikationen und Nebenwirkungen der Schwellkörper-Pharmakontestung bei erektiler Dysfunktion (n = 105)

1. Therapiebedürftige Priapismen: 9/105 (8,6 %)		
Prostaglandin E_1 (10–20 µg)	Papaverin (25–50 mg)	Papaverin/Phentolamin (50 mg + 2 mg)
0/105	7/105	2/71
2. Hämatom (Papaverin/Phentolamin): 1/105		
3. Tachykardie, retrosternales Druckgefühl (Papaverin/Phentolamin): 2/105		
4. Stärkere Schmerzsymptomatik (PGE_1): 21/105 (kohabitationshindernd)		
5. Spannungsgefühl (PGE_1): 27/105 (nicht kohabitationshindernd)		

als unangenehm schmerzhaft und somit kohabitationshindernd. Weitere 27/105 (25,7 %) Patienten berichteten über ein leichtes Spannungs- und Druckgefühl in der Penisbasis nach der PGE_1-Injektion ohne weitere Beeinträchtigung der Kohabitationsfähigkeit. Systemische Nebenwirkungen, wie Veränderung von Blutdruck und Herzfrequenz, traten unter PGE_1 nicht auf.

Bei einem Patienten entwickelte sich nach der Schwellkörpertestung unter Papaverin/Phentolamin ein größeres Hämatom, welches aber spontan sistierte und ohne nachteilige Folgen resorbiert wurde.

Therapeutische Konsequenzen

15/74 (20,2 %) der PGE_1-positiven Patienten wurden mittlerweile in die Schwellkörperautoinjektionstherapie eingewiesen und weitere 20/74 (27 %) einer intervallmäßigen Schwellkörperstimulanstherapie mit PGE_1 zugeführt, wobei aufgrund des kurzen Beobachtungszeitraumes eine endgültige Beurteilung des Therapieerfolges zum jetzigen Zeitpunkt noch nicht möglich ist, die vorläufigen Ergebnisse aber durchaus erfolgversprechend erscheinen.

Diskussion

Die Bedeutung der Schwellkörper-Pharmakontestung mit vasoaktiven Substanzen in der Differentialdiagnostik der ED ist in der Literatur weitestgehend unumstritten [4, 7, 16, 24, 28, 30]. Die eigenen umfangreichen Erfahrungen auf diesem Gebiet haben gezeigt, daß die Schwellkörperpharmakontestung insbesondere bei negativem Testausfall, d. h. bei Ausbleiben der Erektion, ein sehr zuverlässiges Differentialdiagnostikum im Hinblick auf den Nachweis einer sogenannten venösen (kavernösen) Insuffizienz darstellt [19, 22], (Tabelle 2). Die gleichzeitige Kombination von Schwellkörper-Pharmakontestung und Dopplersonographie des Penis erlaubt außerdem die zuverlässige Erfassung hämodynamisch relevanter arterieller peniler Durchblutungsstörungen [16, 22, 23].

Einen wesentlichen Nachteil der bislang verwendeten Substanzen Papaverin und Phentolamin stellte die Tatsache dar, daß hierbei in Abhängigkeit von der jeweiligen Patientenselektion in 2–15 % mit der Induktion therapiebedürftiger Priapismen gerechnet werden mußte [5, 9, 10, 18, 24, 26, 30]. Außerdem konnten bis zu 3–6 Testungen erforderlich werden, bis die adäquate therapeutische Dosis gefunden wurde, was sowohl für den Arzt als auch für den Patienten einen entsprechenden Zeitaufwand bedeutete.

Der Einsatz von PGE_1 bei erektiler Dysfunktion wurde in der Literatur nur vereinzelt berichtet [3, 12, 14, 29]. Hierbei konnten Hedlund und Andersson [12] anhand von experimentellen Untersuchungen nachweisen, daß von den Prosta-

Tabelle 2. Korrelation des PGE_1-Testes mit den Ergebnissen der Kavernosographie (n = 105)

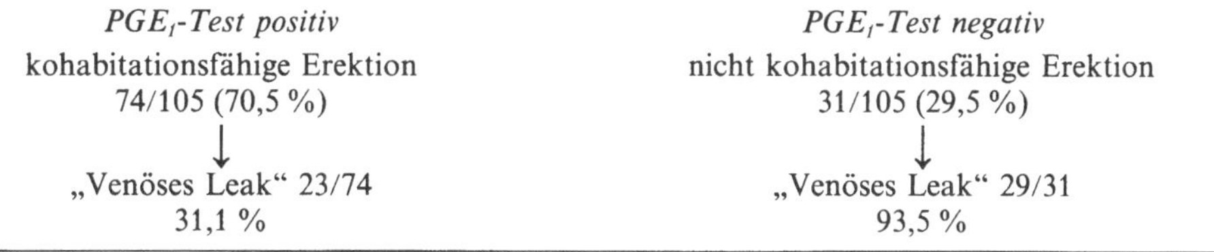

PGE_1-Test positiv	*PGE_1-Test negativ*
kohabitationsfähige Erektion	nicht kohabitationsfähige Erektion
74/105 (70,5 %)	31/105 (29,5 %)
↓	↓
„Venöses Leak“ 23/74	„Venöses Leak“ 29/31
31,1 %	93,5 %

glandinen PGE_1 wohl den ausgeprägtesten relaxierenden Effekt auf die glatte Schwellkörpermuskulatur besitzt. Adaikan et al. [3] vermuteten anhand ihrer Untersuchungsergebnisse, daß PGE_1 zusätzlich zum relaxierenden Effekt einen inhibitorisch-modulatorischen Effekt auf die alpha-adrenergen Rezeptoren der Corpora cavernosa besitzt und somit einem übermäßigen, die Erektion verhindernden Sympathikotonus entgegensteht. Diese für die Erektionsinduktion ideale Kombination, bestehend aus Relaxation der glatten Schwellkörpermuskulatur und gleichzeitiger Blockade alpha-adrenerger Schwellkörperrezeptoren wurde bislang nur durch die Kombinationslösung aus Papaverin/Phentolamin erreicht.

Die in dieser Arbeit vorgelegten Daten des PGE_1-Testes, ermittelt an einer repräsentativen Fallzahl von 105 Patienten mit ED, belegen überzeugend die hervorragende erektile Potenz von PGE_1 im Vergleich zu Papaverin und Papaverin/Phentolamin. Zusätzlich trat bei keinem der getesteten Patienten nach intrakavernöser PGE_1-Applikation ein therapiebedürftiger Priapismus von mehr als 6 h Dauer auf, wohingegen dies nach Papaverin bzw. Papaverin/Phentolamin in 9/105 Fällen (8,6 %) zu beobachten war.

Die therapeutische Effizienz von PGE_1 bei der arteriellen Verschlußkrankheit der unteren Extremitäten wurde in der jüngsten Vergangenheit ausführlich dokumentiert [6]. Über den therapeutischen Einsatz von PGE_1 bei ED wurde nur vereinzelt berichtet [14, 19]. Die vorliegende Untersuchungsserie hat gezeigt, daß bei einer Mehrzahl der Patienten mit ED auch PGE_1 erfolgversprechend zum Einsatz kommen kann, wobei sich hier insbesondere die Patienten mit einer relevanten arteriellen Minderperfusion als besonders geeignete Zielgruppe herauszukristallisieren scheinen (Abb. 6).

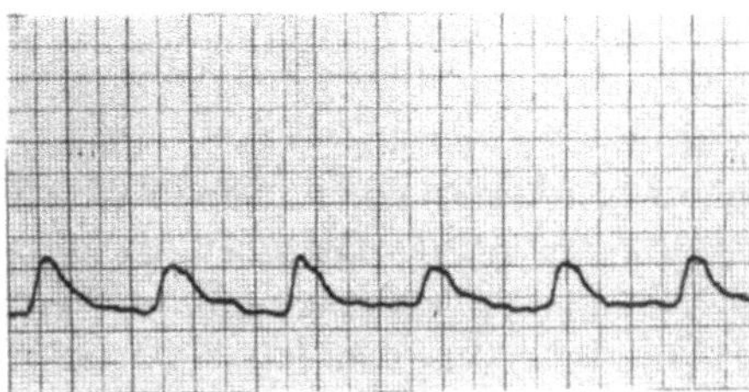

Li.A.profunda 10' nach 10 µg PGE_1 (4.9.1987)

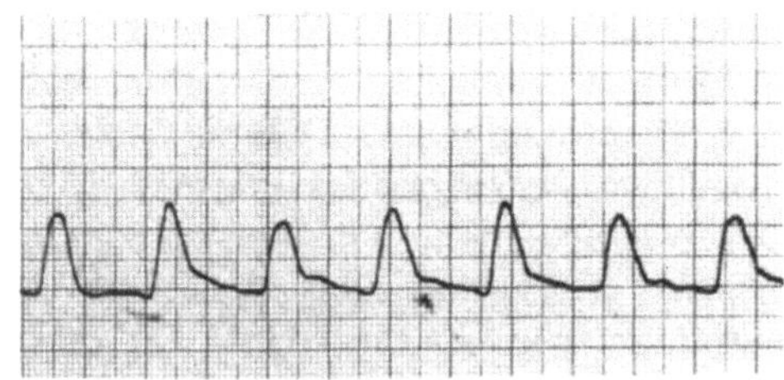

Li.A.profunda 10' nach 10 µg PGE_1 (16.12.1987)

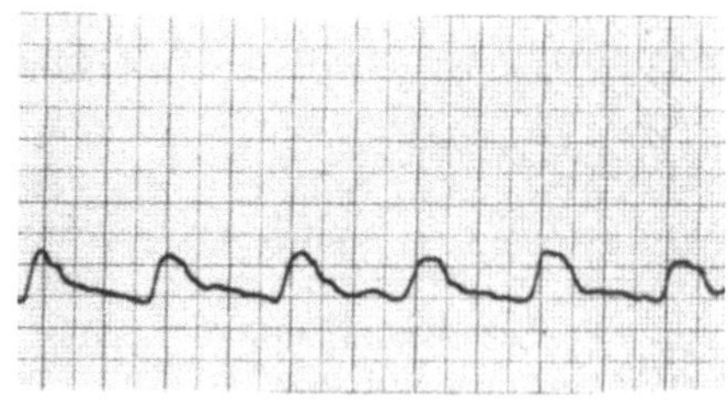

Re.A.profunda 10' nach 10 µg PGE_1 (4.9.1987)

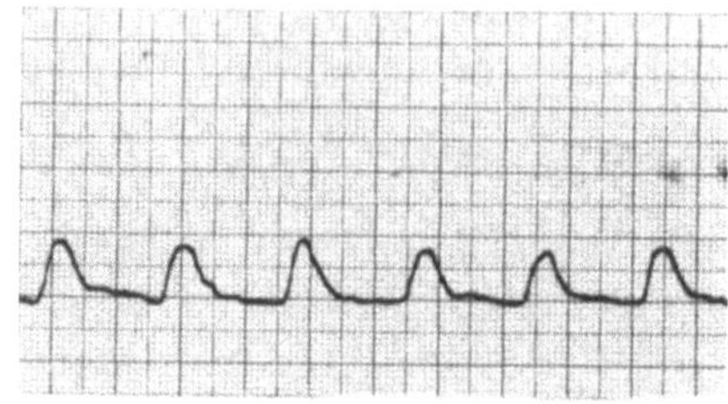

Re.A.profunda 10' nach 10 µg PGE_1 (16.12.1987)

Abb. 6. Dopplersonographie beider Schwellkörperarterien bei 58jährigem Patienten mit arterieller ED. Deutliche Durchblutungsbesserung (re. Bildhälfte) nach 6 intrakavernösen PGE_1-Injektionen in 14tägigen Abständen

Bei einer Minderheit der Patienten geht die PGE_1-induzierte Erektion mit einem unangenehm empfundenen Spannungsschmerz einher und kann deshalb hier insbesondere nicht zur Autoinjektion zur Anwendung gelangen. Die Zukunft wird außerdem zeigen müssen, ob bei längerfristiger intrakavernöser PGE_1-Applikation ebenfalls mit Schwellkörperfibrosen gerechnet werden muß, wie sie in letzter Zeit wiederholt in der Literatur bei längerfristiger Gabe von Papaverin bzw. Papaverin/Phentolamin beschrieben worden sind [2, 8, 13, 15, 18, 24]. Zusammenfassend läßt sich anhand der vorliegenden Ergebnisse feststellen, daß PGE_1 aufgrund seiner hervorragenden erektilen Potenz und insbesondere im Hinblick auf das zu vernachlässigende priapismogene Potential in der Schwellkörperinjektionstherapie bei ED eine wichtige Rolle spielen wird.

Literatur

1. Abber JC, Lue TF, Orvis BR, McClure RD, Williams RD (1986) Diagnostic tests for impotence: A comparison of papaverine injection with the penile brachial index and nocturnal penile tumescence monitoring. J Urol 135:923–925
2. Abozeid M, Juenemann K-P, Luo J-A, Lue TF, Yen T-SB, Tanagho EA (1987) Chronic papaverine treatment: The effect of repeated injections on the Simian erectile response and penile tissue. J Urol 138:1263–1266
3. Adaikan PG, Kottegoda SR, Ratnam SS (1986) A possible role for prostaglandin E_1 in human penile erection. Abstract 2.6, Second World Meeting on Impotence, Prag.
4. Bähren W, Stief Ch, Scherb W, Gall H, Gallwitz A, Altwein JE (1986) Rationelle Diagnostik der erektilen Dysfunktion unter Anwendung eines pharmakologischen Tests. Aktuel Urol 17:177–180
5. Bodner DR, Lindan R, Leffler E, Kursh ED, Resnick MI (1987) The application of intracavernous injection of vasoactive medications for erection in men with spinal cord injury. J Urol 138:310–311
6. Bollinger A, Rogatti W (1987) Clinical relevance of prostaglandin E_1. Vasa, Supplement 17
7. Brindley GS (1983) Cavernosal alpha blockade: A new technique for investigating and treating erectile impotence. Br J Psych 143:332–335
8. Buvat J, Lemaire A, Marcolin G, Dehaene JL, Buvat-Herbaut M (1987) Intracavernous injection of papaverine (ICIP). Assessment of its diagnostic and therapeutic value in 100 impotent patients. World J Urol 5:150–155
9. Gasser TC, Roach RM, Larsen EH, Madsen PO, Bruskewitz RC (1987) Intracavernous self-injection with phentolamine and papaverine for the treatment of impotence. J Urol 137:678–680
10. Halsted DS, Weigel JW, Noble MJ, Mebust WK (1986) Papaverine induced priapism: 2 case reports. J Urol 136:109–110
11. Hashmat AI, Abraham J (1987) Papaverine induced priapism, a letal complication. J Urol 137 Number 4, Part 2:201 A
12. Hedlund A, Andersson K-E (1985) Contraction and relaxation induced by some prostanoids in isolated human penile erectile tissue and cavernous artery. J Urol 134:1245–1250
13. Hue K-N, Burks C, Christy WC (1987) Fibrosis of tunica albuginea: Complication of long-term intracavernous pharmacological self-injection. J Urol 138:404–405
14. Ishii N, Watanabe H, Irisawa C, Kikuchi Y (1986) Therapeutic trial with prostaglandin E_1 for organic impotence. Abstract 11.2, Second World Meeting on Impotence, Prag
15. Larsen EH, Gasser TC, Bruskewitz RC (1987) Fibrosis of corpus cavernosum after intracavernous injection of phentolamine/papaverine. J Urol 137:292–293
16. Lue TF, Tanagho EA (1987) Physiology of erection and pharmacological management of impotence. J Urol 137:829–836
17. Nellans RE, Ellis LR, Kramer-Levien D (1987) Pharmacological erection: Diagnosis and treatment applications in 69 patients. J Urol 138:52–54

18. Padma-Nathan H, Goldstein I, Payton T, Krane RJ (1987) Intracavernosal pharmacotherapy: The pharmacologic erection program. World J Urol 5:160–165
19. Porst H, van Ahlen H (1987) Dynamische Cavernosographie und Schwellkörper-Pharmakontestung in der Diagnostik der erektilen Dysfunktion. Urologe A 26:152–157
20. Porst H, Tackmann W, van Ahlen H (1987) Bulbokavernosusreflex-Latenzzeitmessung (BCR) und somatosensorisch evozierte Potentiale (SSEP) in der Diagnostik der erektilen Dysfunktion. Aktuel Urol 18:198–202
21. Porst H, van Ahlen H, Vahlensieck W (1987) Relevance of dynamic cavernosography to the diagnosis of venous incompetence in erectile dysfunction. J Urol 137:1163–1167
22. Porst H (1987) Erektile Impotenz. Ätiologie, Diagnostik, Therapie. Ferdinand Enke Verlag, Stuttgart
23. Porst H, van Ahlen H, Köster O, Schlolaut K-H (1988) Vergleich von Papaverininduzierter Doppler-Sonographie und Angiographie in der Diagnostik der erektilen Dysfunktion. Urologe A, 27:8–13
24. Sidi AA, Chen K-K (1987) Clinical experience with vasoactive intracavernous pharmacotherapy for treatment of impotence. World J Urol 5:156–159
25. Stackl W, Loupal G, Holzmann A (1986) Intracavernous injection of vasoactive drugs in the rabbit. Abstract 11.16, Second World Meeting on Impotence, Prag
26. Stief CG, Bähren W, Gall H, Scherb W, Gallwitz A, Altwein JE (1986) Schwellkörper-Autoinjektionstherapie (SKAT): Erste Erfahrungen bei erektiler Dysfunktion. Urologe A 25:63–66
27. Virag R (1982) Intracavernous injection of papaverine for erectile failure. Lancet II:938
28. Virag R, Sussman H, Floresco J, Shoukry K (1987) Late results on the treatment of neurogenic impotence by self-intracavernous-injection (SICI) of vasoactive drugs. World J Urol 5:166–170
29. Virag R, Adaikan PG (1987) Effects of prostaglandin E_1 on penile erection and erectile failure. Letters to the editor. J Urol 137:1010
30. Zorgniotti AW, Lefleur RS (1985) Auto-injection of the corpus cavernosum with a vasoactive drug combination for vasculogenic impotence. J Urol 133:39–41

Einsatz von Prostaglandin E_1 bei Patienten mit extrakorporalem Langzeitorganersatz – klinische Ergebnisse bei Hämofiltration und respiratorischem Unterstützungssystem

U. Kroh, M. Knoch und *H. Lennartz*

Einleitung

Patienten, deren Organfunktionen extrakorporal ersetzt werden müssen, haben die höchste Letalität auf Intensivstationen. Die Überlebensrate bei akutem Nierenversagen (ANV) wird nach Literaturangaben mit 10–30 % beziffert [2, 10, 16]. Bei diesen Patienten liegt in der Regel ein septisches Krankheitsbild als Auslöser des Organversagens zugrunde [2, 16]. Als Organersatz wird heute überwiegend die kontinuierliche Hämofiltration in der pumpengestützten Form (Continuous volume constant hemofiltration, CVHF) eingesetzt [3, 14, 16].

Die Letalität des akuten progredienten Lungenversagens (ARDS) war vor Therapie mit dem extrakorporalen respiratorischen Unterstützungssystem (ERSS) [17] bei über 90 % anzusetzen. Durch Einsatz dieses Verfahrens konnte die Überlebensrate bei schwerem ARDS in zwei europäischen Zentren auf ca. 60 % gesteigert werden [7, 11].

Beide Verfahren führen trotz Anwendung biokompatibler Membranen (Polysulfon bei CVHF und Silikonmembranen bei ERSS) zu Adhäsion und Aggregation korpuskulärer Blutbestandteile. Zur Hemmung der plasmatischen Gerinnung wurde bisher Heparin hochdosiert bei ERSS und mit einer PTT im hochnormalen Bereich bei CVHF verwendet.

Da die Thrombozytenzahl in zahlreichen Arbeiten als prognostischer Index bei Sepsis und Multiorganversagen angesehen wird [6, 20, 21], kommt ihrer Protektion bei diesen Patienten besondere Bedeutung zu.

Es wurde daher nach Substanzen gesucht, die ohne weitere Schädigung des Organismus zu einer stabilen Thrombozytenzahl durch Minderung der Adhäsion im extrakorporalen Kreislauf führen. Ausgangspunkt waren zahlreiche Arbeiten zum Einsatz von Prostanoiden bei kardiopulmonalem Bypass [5, 8, 9].

Seit Ende 1985 setzen wir auch auf der anästhesiologischen Intensivstation Prostaglandin E_1 (PGE_1) in der Cyclodextrin stabilisierten Form (Prostavasin) bei ANV und ARDS ein.

In einer ersten Untersuchung konnte bereits auf den möglichen Nutzen von PGE_1 bei CVHF hingewiesen werden [13]. Gleichzeitig existieren Arbeiten zur Anwendung bei Rechtsherzinsuffizienz und Veränderungen der pulmonalen Strombahn [4, 18].

Ziel der vorliegenden Arbeit war es, bei vergleichbarem Krankengut und Therapieregime retrospektiv den Nutzen dieser Substanz bezüglich Thrombozytenzahl, klinischem Verlauf und Überleben zu untersuchen.

Patienten, Material und Methoden

Patienten

Zur Auswertung kamen alle Patienten, die routinemäßig mit CVHF und ERSS behandelt wurden. Sie wurden unterteilt in je zwei Gruppen vor und seit Einsatz von PGE_1. CVHF wurde nach 1985 auf der chirurgischen Intensivstation weiter ohne PGE_1 verwendet. Da das Verfahren auf beiden Stationen nach gleichen Prinzipien, bzw. gleichem Erfahrungsstand eingesetzt wurde und unter derselben Supervision stand, konnte auf eine Untergruppierung verzichtet werden.

Gruppe I (CVHF) bestand aus 25 Patienten, Gruppe II (CVHF plus PGE_1) aus 34 Patienten. Für die Vergleichbarkeit wurden die biometrischen Parameter vor Beginn der Therapie gegenübergestellt. Um dabei den Schweregrad der Grundkrankheit einheitlich zu erfassen, wurde der septic severity score (SSS) von Stevens [20] eingesetzt. Dieser Score erlaubt, bei unterschiedlichen Grundkrankheiten verbunden mit septisch-toxischer Permeabilitätsstörung ein Maß für den Organzustand zu geben. Weiterhin wurden partielle Thromboplastinzeit (PTT) und Heparinverbrauch vor und nach Therapie untersucht.

Bei den ARDS-Patienten konnten nur 7 Patienten als Kontrollgruppe (Gr. III) und 24 Patienten als Therapiegruppe (Gr. IV) ausgewertet werden.

Verfahren

CVHF wurde seit 1983 mit unveränderten Indikationen und Einschlußkriterien durchgeführt. Es wurden mit einer Blutpumpe 100 ml/min durch einen Polysulfonfilter gepreßt und dabei eine Filtrationsrate von 20 ml/min angestrebt. Filterwechsel wurden bei drastischem Abfall der Filtration auf 50 % oder bei Druckanstieg im System durchgeführt. Das genaue Verfahren ist an anderer Stelle beschrieben [14].

ERSS wurde in Marburg erstmals am 5. 10. 1984 durchgeführt [11]. Bisher konnten insgesamt 38 Patienten behandelt werden. Für die Indikation wurden die Schweregrade nach Pontopiddan [17] zugrundegelegt. Das Verfahren wurde erstmals von Gattinoni [7] beschrieben.

Dosierung von Prostavasin

80 µg/50 ml Alprostadil wurden mit einer Perfusorspritze zu 2 ml/Std. unmittelbar in den zuführenden Schenkel der extrakorporalen Kreislaufsysteme infundiert, so daß eine Dosis von 0,5–1,0 ng/kg/min resultierte.

Thrombozyten

Die Thrombozytenzahl wurde unmittelbar vor und nach Anschluß sowie täglich als Median von 3–6 Messungen bestimmt. Die Zählung erfolgte mittels Zählkammer im Klinischen Labor bzw. mikroskopisch ab Werten < 100 G/l. Substitution fand nach strenger klinischer Indikation bei drastischem Abfall (30–50 %/Tag) und bei Werten um 50 G/l statt.

Auswertungsverfahren

Es wurden ausschließlich der Wilcoxon-Test für Paardifferenzen und der U-Test für Vergleiche zwischen den Gruppen angewendet, da die Daten nicht randomisiert sind. Der Alpha-Fehler wurde auf 5 % festgelegt.

Ergebnisse

Biometrische Parameter der CVHF-Patienten (Gr. I und II)

Für den historischen Vergleich der CVHF-Patienten wurden Thrombozytenzahl, PTT und Heparingabe in Tabelle 1 gegenübergestellt. Die Ausgangswerte der Thrombozyten waren in Gr. I im Mittelwert zwar etwas niedriger, jedoch unterschieden sich die Mediane nicht.

Thrombozytenzahl. In Abbildung 1 sind die Mediane der Thrombozytenzahl für die CVHF-Gruppen im Verlauf dargestellt. Gruppe I zeigte einen stetigen Abfall trotz Substitution. 16 (73 %) der Patienten erhielten zwischen dem 1. und 5. Tag Thrombozytenkonzentrate. Die Werte des 5. Tages und zum Zeitpunkt der Beendigung der Therapie unterscheiden sich deutlich ($p < 0,05$). Im Paardifferenztest (Wilcoxon) unterschieden sie sich mit $p = 0,001$ (1. Tag) und $p = 0,0048$ (Therapieende) gegenüber dem Beginn. Gruppe II hatte initial zwar einen ähnlichen Abfall ($p < 0,05$), jedoch kam es zum Therapieende zu einer Stabilisierung ($p = 0,2672$). Substitutiert wurde hier nur bei 7 Patienten (19 %).

Hämofilterwechselrate. Wider Erwarten kam es trotz erhöhter Thrombozytendurchschnittswerte bei Gruppe II deutlich seltener zum Filterwechsel (42,1 ± 18,8 Std.) als bei Gruppe I (28,3 ± 11,5 Std.) ($p < 0,05$).

Gerinnung und Heparinverbrauch. Die notwendige Heparinmenge für eine hochnormale PTT ging in Gruppe I nicht zurück. In Gruppe II wurde die Heparindosis von 546 E/h (Median 500) auf 411 E/h (Median 400) reduziert ($p = 0,01$).

Letalität. In Gruppe I verstarben 21 Patienten (84 %), davon 8 (90 %) auf der chirurgischen und 12 (80 %) auf der anästhesiologischen Station. Aus Gruppe II überlebten 9 Patienten (Letalität 73,5 %).

Tabelle 1. Biometrische Parameter der Patienten mit CVHF
Gruppe I (Gr. I): historische Kontrollgruppe, Gruppe II (Gr. II): 0,5–1,0 ng/kg/min PGE_1 (Prostavasin)

	Alter (J)	Thromboz.[a] (G/l)	PTT[a] (sec)	Heparin[a] (E/h)	SSS[a,b]		Alter (J)	Thromboz.[a] (G/l)	PTT[a] (sec)	Heparin[a] (E/h)	SSS[a,b]	
Gr I	54	127	50	507	24.1	$\bar{x}$	50	162	52	546	23.9	Gr II
n = 25	18	75	2	303	2.8	± SD	19	131	8	398	2.8	n = 34
W/m:	21	15	45	100	18	Minimum	22	44	40	100	18	w/m:
5/20	60	123	50	500	23	Median	52	123	50	500	24	6/28
20 % w	81	339	60	1 200	29	Maximum	79	802	80	2 000	30	21,4 % w

[a] bei Therapiebeginn [b] SSS = septic severity score n. Stevens [20]

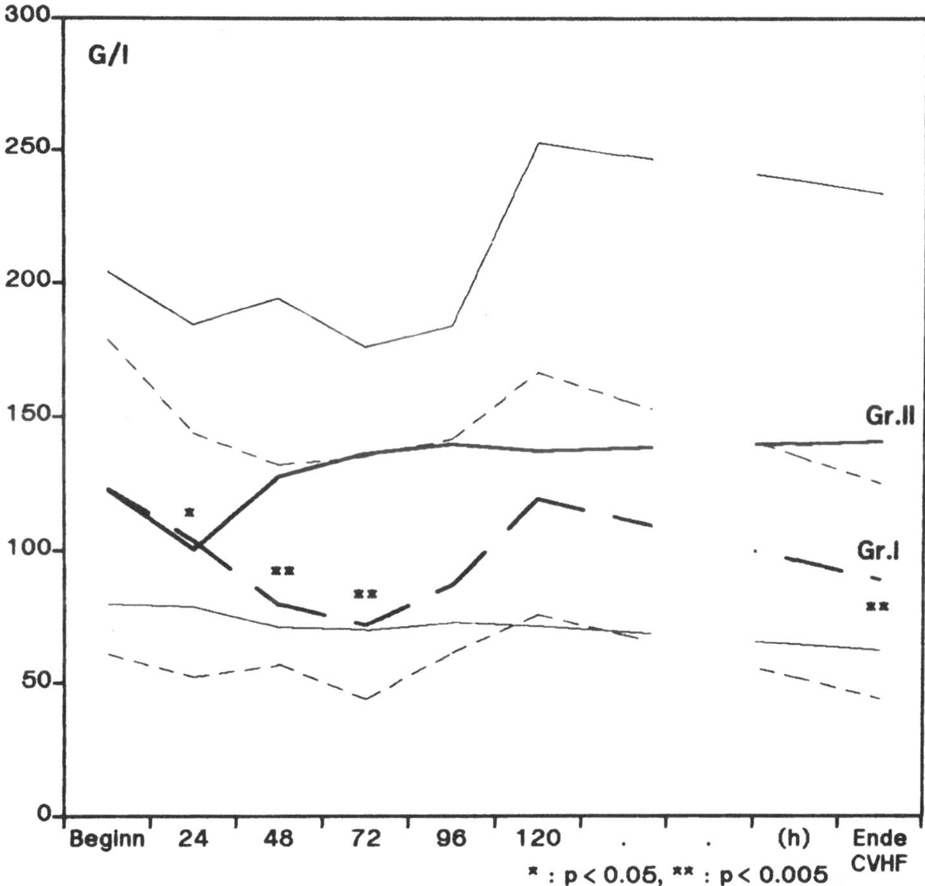

Abb. 1. Verhalten der Thrombozytenmediane ohne (Gr. I) und mit PGE_1 (Gr. II) während CVHF. Eingezeichnet sind neben Medianen die 1. und 3. Quartile

Biometrische Parameter der ERSS-Patienten (Gruppe III und IV)

Bei den ARDS-Patienten ergab sich ein zeitliches Zusammentreffen der Zulassung von Prostavasin und dem Ersteinsatz von ERSS. Dadurch wurden nur 7 Patienten (Gruppe III) ohne dieses Medikament behandelt.

In Tabelle 2 sind die sicherlich nur schwer vergleichbaren Gruppen vor und seit Beginn der PGE_1-Substitution (Gruppe IV) aufgelistet. Alle hatten ein akutes progredientes Lungenversagen und wurden von anderen Kliniken zugewiesen. Noch vor Anschluß an ERSS wurde eine PTT > 70 sec. angestrebt mit Heparindosen von 1 000 bis 2 000 E/Std.

Thrombozytenzahl. Auffällig ist hier ein initialer Abfall, der den maximalen Verdünnungseffekt des Blutvolumens und 2 l (Füllung der Maschine mit Frischplasma und Erythrozytenkonzentraten) überschreitet (Abb. 2). Dieser läge bei einem angenommenen Blutvolumen von 6–7 l bei ca. 75 % des Ausgangswertes:

Tabelle 2. Biometrische Daten der Patienten mit ERSS
Gruppe III (Gr III): historische Kontrollgruppe, Gruppe IV (Gr IV): 0.5–1.0 ng/kg/min PGE_1 (Prostavasin)

	Alter	Thromboz.[a]		Alter	Thromboz.[a]	
Gr III						Gr. IV
n = 7	26	119	Median	26	244	n = 24
w/m:	21	30	Minimum	13	100	w/m:
2/5	59	701	Maximum	57	590	13/12

[a] bei Therapiebeginn

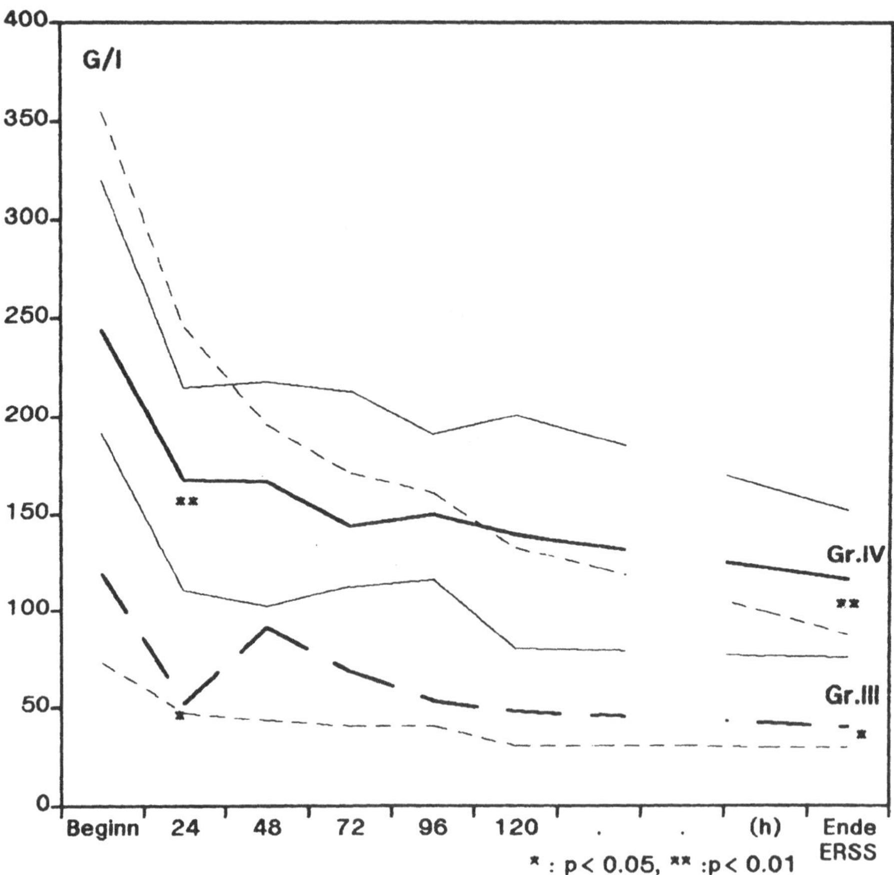

Abb. 2. Verhalten der Thrombozytenmediane ohne (Gr. III) und mit PGE_1 (Gr. IV) während ERSS, jeweils mit 1. und 3. Quartil

65 % in Gruppe III und 61 % in Gruppe IV. Zum Therapieende sanken die Thrombozyten bei Gruppe III ($p < 0,05$) weiter ab, in Gruppe IV kam es dagegen nur zu einer abnehmenden Tendenz ($p = 0,066$). Eine Thrombozytensubstitution war in Gruppe III bei 4 der Patienten = 57 % innerhalb der ersten 5 Tage notwendig. Gruppe IV bedurfte lediglich bei 3 Patienten im Gesamtverlauf einer

Substitution (12,5 %). Damit ähneln die Ergebnisse denen der CVHF-Patienten. Hinzuzufügen ist, daß bei 2 Patienten von Gruppe III und bei 7 von Gruppe IV zusätzlich der Einsatz von CVHF notwendig war (28,6 % bzw. 29,2 %), so daß hier zusätzliche vergleichbare Noxen für korpuskuläre Blutbestandteile mit berücksichtigt werden mußten.

Diskussion

Bei einem multimorbiden Krankengut kommen zahlreiche Faktoren für die Beeinflussung der Thrombozyten in Frage. Bei ANV, das in der Regel durch Sepsis, Homöostasestörung und Schock bedingt ist, werden Abnahme der Thrombozytenfunktion und -zahl durch Katecholamininduktion, DIC, Störungen der pulmonalen Strombahn und Aktivierung weiterer Mediatoren wie Komplementsystem und der Eicosanoidkaskaden beobachtet [15]. Beim ARDS kommt zu den oben genannten Faktoren noch die Hypoxämie mit konsekutiv anaerober Situation vieler Organe wie z. B. des Splanchnicus, der Niere und der Lungenstrombahn. Bei Hämofiltration ist die Kontaktaktivierung bzw. Adhäsion von Thrombozyten im System bekannt [12]. Da die Heparindosis bei CVHF aufgrund des Blutungsrisikos von Intensivpatienten wesentlich geringer sein muß als bei konventioneller Hämofiltration, ist mit stärkerer Aktivierung durch den permanenten Einsatz des extrakorporalen Systems zu rechnen.

Um den klinischen Nutzen einer Substanz (hier PGE_1) bei den o. g. Verfahren für die Aufrechterhaltung der Homöostase zu ermitteln, ist ein historischer Vergleich grundsätzlich problematisch: Bei den CVHF-Gruppen lag glücklicherweise ein ausreichend großes Krankengut vor, das sich in keinem der relevanten Parameter unterschied. Allerdings muß festgehalten werden, daß die Mittelwerte der Thrombozytenzahl bei zwar geringerer Streubreite von Gruppe II in der Kontrolle (Gruppe I) etwas niedriger lagen. Dies mag darin begründet sein, daß CVHF früher in einem fortgeschrittenen Stadium des ANV bzw. der Grundkrankheit zum Einsatz kam. So ist es vorstellbar, daß vor 1985 konservativen Verfahren und der Dialyse zunächst noch der Vorzug gegeben wurde. Die Patienten der hier untersuchten Intensivstationen unterschieden sich weder in den Ausgangswerten von Serumharnstoff noch im septic severity score (SSS). Mögliche Differenzen zwischen Gruppe I und II können jedoch im Erfahrungsgrad des Intensivmanagements begründet sein. So verfügt die anästhesiologische Intensivstation seit 1985 regelmäßig über mehr als 370 Einsatztage pro Jahr.

Vor diesem Termin wurden weniger als 10–20, seither mehr als 30 Patienten pro Jahr mit CVHF behandelt.

Um den Schweregrad der Grundkrankheit zu definieren, wurde mit dem SSS ein relativ einfaches und prognostisch wenig validiertes Verfahren ausgewählt [21]. Seine Anwendung war gerechtfertigt, weil es sowohl aufgrund der vorhandenen Dokumentation als auch bei Berücksichtigung des Organstatus anderen Intensivscores überlegen war. Im übrigen wird in der bisherigen Literatur zur Hämofiltration bei Intensivpatienten lediglich die Zahl der Organausfälle angegeben [2, 10, 16].

Die Veränderungen der Thrombozytenzahlen scheinen trotz erheblicher Variabilität der Einzelwerte die deutlichen Absenkungen ($p < 0,05$) der Kontrollgruppe zu bestätigen. Dies wird unterstützt durch die Tatsache, daß offensichtlich unter der niedrigen PGE_1-Substitution eine Thrombozytenprotektion auftritt. Trotz höherer Werte in Gruppe II im Therapieverlauf mit entsprechend höherem Flußwiderstand nahm hier die Filterwechselrate ab. Neben Thrombozytenprotektion wirkt sich hier offenbar die Steigerung der fibrinolytischen Aktivität durch niedrigere Dosen ($\leqslant$ 5 ng/kg/min) PGE_1 aus [19]. Dies bedingte geringere Verluste, und das Risiko notwendiger Thrombozytensubstitutionen sank erheblich. Damit könnten die Gefahren der Infektion und der Bildung von Antikörpern gegen Thrombozyten u. U. entscheidend gemindert werden. Inzwischen haben wir bei mehreren unserer Patienten Antikörper aufgrund früherer Massivtransfusionen feststellen können. In der vorliegenden Beobachtungsstudie wirkte sich die Substitution bzw. die Abnahme der Fallzahl im Verlauf bei Gruppe I auf die absoluten Werte aus. Wir haben hier auf einen Vergleich der Gruppen verzichtet; aus Abbildung 1 läßt sich die Absenkung während der ersten Behandlungstage leicht ablesen. Da die Letalität in Gruppe II um mehr als 10 % gefallen war, scheint den Autoren das therapeutische Gesamtkonzept mit der hier offensichtlich vorhandenen Thrombozytenprotektion bis zum Vorliegen weiterer Daten korrekt.

Wesentlich komplizierter waren die Verhältnisse für die Auswertung bei den Patienten mit ERSS. Aufgrund des vor 1985 noch geringen Bekanntheitsgrades dieser Behandlungstechnik kamen die Patienten – wenn überhaupt – erst bei voller Ausprägung des progredienten ARDS zur Aufnahme. Entsprechend lagen die Thrombozytenausgangswerte sehr niedrig. Durch Literaturhinweise, die eine Thrombozytenprotektion bei kardiopulmonalem Bypass beschrieben [1, 8, 9], wurde PGE_1 zum frühestmöglichen Zeitpunkt bei ARDS eingesetzt. Ein Vergleich ist daher schon allein aufgrund der Fallzahlen (Gruppe III) kaum möglich. Hinzu kommt, daß bei einem Patienten ein Non-Hodgkin-Lymphom mit Thrombozythämie vorlag.

Ähnlich wie beim kardiopulmonalen Bypass kam es bei beiden Gruppen zu einem im Vergleich zur Verdünnung überproportionalen Abfall der Thrombozyten unmittelbar nach Anschluß an den veno-venösen partiellen Lungenersatz. Im Verlauf war eine abnehmende Tendenz der Thrombozytenzahl bei allen Patienten zu beobachten.

Der klinische Eindruck positiver Effekte konnte bei CVHF durch den historischen Vergleich bestätigt werden: Die Thrombozytenzahl fällt im Therapieverlauf nicht weiter ab, Substitution ist seltener notwendig, die Filterwechselrate nahm ab und die Überlebensrate war besser. Mögliche Nachteile der PGE_1-Behandlung bei ANV könnten in einer Hemmung der Thrombozyten- wie auch der Leukozytenfunktion und auch in einer Beeinträchtigung der Infektabwehr liegen. So ist eine Beeinträchtigung der Infektabwehr durchaus vorstellbar. Daher haben wir bei schweren Blutungen die PGE_1-Zufuhr bisher sofort unterbrochen.

Bei ARDS könnte sich hingegen eine Hemmung von Leukozytensticking in den Lungengefäßen positiv auswirken auf den circulus vitiosus der Mediatorenkaskaden.

Aufgrund der geringen Aussagekraft eines historischen Therapievergleichs scheint den Autoren die Durchführung einer prospektiven kontrollierten randomisierten Doppelblindstudie vor allem im Hinblick auf ERSS gerechtfertigt.

Literatur

1. Addonizio VP, Macarak EJ, Niewiarowski S, Colman RW, Edmunds LH Jr. (1979) Preservation of human platelets with prostaglandin E_1 during in vitro simulation of cardiopulmonary bypass. Circ Res 44:350–357
2. Baldamus CA (1986) Hämofiltration als Behandlungsmethode des akuten Nierenversagens. Anästh Intensivmed 27:87–90
3. Bischoff K, Doehn M (1982) Kontinuierliche pumpengetriebene Ultrafiltration bei Nierenversagen. In: Kramer P (Hrsg) Arterio-venöse Hämofiltration. Vandenhoek Ruprecht, Göttingen Zürich, pp 227–234
4. D'Ambra MN, La Raia PJ, Philbin DM, Watkins WD, Hilgenberg AD, Buckley MJ (1985) Prostaglandin E_1. A new therapy for refractory right heart failure and pulmonary hypertension after mitral valve replacement. J Thorac Cardiovasc Surg 89:567–572
5. Dungen JJAM van den, Karliczek GF, Brenken U, Homan JN van der Heide, Wildevuur CRH (1983) The effect of prostaglandin E_1 in patients undergoing clinical cardiopulmonary bypass. Ann Thorac Surg 35:406–414
6. Elebute EA, Stoner HB (1983) The grading of sepsis. Br J Surg 70:29–31
7. Gattinoni L, Agostoni A, Pesenti A, Pelizzola A, Rossi G, Langer M, Vesconi S, Uziel L, Fox U, Longoni F, Kolobow R (1980) Treatment of acute respiratory failure with low frequency positive-pressure ventilation and extra-corporal removal of CO_2. Lancet 2:292
8. Karliczek G, Dungen JJAM van den, Brenken U, Eijsman L, Kootsta GJ, Homan JN van der Heide, Wildevuur CRH (1981) Hemodynamic side effects of prostaglandin E_1 in patients before and during cardiopulmonary bypass. J Thorac cardiovasc Surg 29:55–59
9. Kawamura M, Minamikawa O, Yokoshi H, Maki S, Yasua T, Mizukawa Y (1982) Hemodynamic effects of Prostaglandin E_1 during cardiopulmonary bypass in infants and children. Jpn J Surg 12:19–25
10. Kindler J, Rensing M, Sieberth HG (1984) Prognosis and mortality of acute renal failure. In: Sieberth HG (Hrsg) Continuous arteriovenous hemofiltration (CAVH). Karger, Basel New York, pp 129–142
11. Knoch M, Müller EE, Höltermann W, Konder H, Lennartz H (1987) Erfahrungen mit der extracorporalen CO_2-Elimination bei schwerem ARDS. Anästhesist 36:210–216
12. Koestering H, Girndt J, Matthaei R, Naidu R, Quellhorst E (1977) Alterations of clotting and platelets during hemofiltration. J Dial 1:607–617
13. Kroh U, Bittinger A, Lennartz H (1987) Kontinuierliche volumenkonstante Hämofiltration (CVHF) – Auswirkungen auf Hämodynamik, Gasaustausch, Thrombozyten und Letalität bei Intensivpatienten. In: Bergmann H (Hrsg) Beiträge zur Anästhesiologie und Intensivmedizin 19. Maudrich, Wien–München–Berlin, pp 192–197
14. Kroh U, Lennartz H (1986) Kontinuierliche volumenkonstante Hämofiltration (CVHF) – Alternatives Blutreinigungsverfahren bei operativen Intensivpatienten. In: Deutsch E (Hrsg) Akutes Nierenversagen und extrakorporale Therapieverfahren. Schattauer, Stuttgart–New York, pp 309–316
15. Lefer AM (1985) Role of eicosanoids in circulatory shock. In: Schrör (Hrsg) Prostaglandins and other eicosanoids in the cardiovascular system. Proc 2nd Int Symp, Nürnberg-Fürth 1984, Karger Basel pp 149–159
16. Mauritz W, Sporn P, Schindler J, Zadrobilek E, Roth E, Appel W (1986) Akutes Nierenversagen bei abdomineller Sepsis. Anästh Intensivther Notfallmed 21:212–217
17. Pontopiddan H, Hüttemeier PC, Quinn DA (1985) Etiology Demography and Outcome. In: Zapol WM, Falke KJ (Hrsg) Acute Respiratory Lung Biology Health and Disease. Marcel Dekker Inc., New York–Basel Vol 24

18. Szczeklik J, Dubiel JS, Mieczyslaw M, Pyzik Z, Krol R, Horzela T (1978) Effects of prostaglandin E_1 on pulmonary circulation in patients with pulmonary hypertension. Br Heart J 40:1397–1401
19. Simmet T, Fitscha P, Peskar BA, Sinzinger H, Rogatti W, Tilsner V (1987) Studies on pharmacokinetics, platelet function, and fibrinolytic activity under various prostaglandin E_1 infusion regimens. In: Prostaglandins in clinical research. Liss, New York pp 365–373
20. Stevens EL (1983) Gauging the severity of surgical sepsis (SSS) Arch Surg 118:1190–1192
21. Wacha H, Linder MM, Feldmann U, Wesch G, Gundlach E (1987) Der Mannheimer Peritonitis-Index. Chirurg 58:84–92

Sachverzeichnis